ロービジョンケアの実際
視覚障害者のQOL向上のために
第2版

編集	髙橋　広	北九州市立総合療育センター眼科部長

執筆	髙橋　広	北九州市立総合療育センター眼科部長
	山田信也	国立障害者リハビリテーションセンター自立支援局福岡視力障害センター支援課長
	川瀬芳克	愛知淑徳大学名誉教授・健康医療科学部医療貢献学科視覚科学専攻
	中野泰志	慶應義塾大学経済学部教授
	小杉眞司	京都大学大学院教授・医学研究科社会健康医学系専攻医療倫理学・遺伝医療学 京都大学医学部附属病院遺伝子診療部
	太田裕子	前・東京都品川区立第二延山小学校校長
	工藤正一	NPO法人タートル（中途視覚障害者の復職を考える会）副理事長
	工藤良子	医療法人翠明会山王看護専門学校教務長
	荒川和子	前・医療法人社団済安堂井上眼科病院看護部長
（執筆順）		

■編者紹介

髙橋　広 Takahashi, Hiroshi

1975年慶應義塾大学医学部卒業　医学博士
1989年産業医科大学医学部眼科学講座講師
1993年同大学助教授
2000年柳川リハビリテーション病院眼科部長
2008年より北九州市立総合療育センター眼科部長
2001年第2回日本ロービジョン学会学術総会会長

福岡教育大学視覚障害教育講座非常勤講師
産業医科大学医学部非常勤講師
慶應義塾大学医学部非常勤講師
日本ロービジョン学会理事（2010〜2012年理事長）
日本産業・労働・交通眼科学会理事
九州ロービジョンフォーラム会長

ロービジョンケアの実際−視覚障害者のQOL向上のために

発　行	2002年6月1日　第1版第1刷
	2004年8月1日　第1版第2刷
	2006年5月1日　第2版第1刷Ⓒ
	2019年1月15日　第2版第6刷

編　者　髙橋　広
発行者　株式会社　医学書院
　　　　代表取締役　金原　俊
　　　　〒113-8719　東京都文京区本郷1-28-23
　　　　電話　03-3817-5600（社内案内）

印刷・製本　大日本法令印刷

本書の複製権・翻訳権・上映権・譲渡権・貸与権・公衆送信権（送信可能化権を含む）は株式会社医学書院が保有します.

ISBN978-4-260-00216-5

本書を無断で複製する行為（複写, スキャン, デジタルデータ化など）は, 「私的使用のための複製」など著作権法上の限られた例外を除き禁じられています. 大学, 病院, 診療所, 企業などにおいて, 業務上使用する目的（診療, 研究活動を含む）で上記の行為を行うことは, その使用範囲が内部的であっても, 私的使用には該当せず, 違法です. また私的使用に該当する場合であっても, 代行業者等の第三者に依頼して上記の行為を行うことは違法となります.

JCOPY　〈出版者著作権管理機構　委託出版物〉
本書の無断複製は著作権法上での例外を除き禁じられています. 複製される場合は, そのつど事前に, 出版者著作権管理機構（電話 03-5244-5088, FAX 03-5244-5089, info@jcopy.or.jp）の許諾を得てください.

第2版序

　『ロービジョンケアの実際』の初版をだして，はや4年が経ちました．この間のロービジョンケアの発展はめざましく，その大きな入り口の1つである眼科領域ではロービジョンケアの考えはかなり浸透してきています．しかし，眼科で，実際にロービジョンケアを行っているところは少ないのが現状です．私たちは疾患の診断や治療することも広い意味ではロービジョンケアだと捉えています．また，診断・治療を受けた後にどのように生活すればよいか，どのように勉強すればよいのか，どのように仕事をすればよいかを問うために受診される方々が増えています．これらはいわばセカンドオピニオンを求めた受診です．ロービジョンケアは昨今大学病院などに設置されているセカンドオピニオン外来の生活支援版で，眼科医の役割は非常に大きく，重要です．そして，視能訓練士や看護師などのコメディカルとともにロービジョンケアを展開させていくことが大切です．しかし，他科の医師，看護師やリハビリ専門職のなかには，今なおロービジョンケアの存在を知らない方が多いのも事実です．したがって，医療内でも積極的に連携していかなければなりません．また，実際に視覚障害児・者に接することの多い教育や福祉関係者にもロービジョンケアを啓発していくことが必要です．

　以上のことより，第2版ではいかに連携をとっていくべきかを主題に構成しました．とくに，教育関係者との連携が重要な鍵となると考え，教育面での支援の充実に努めました．

　さて，現代は改革の時代といわれています．教育においては「特殊教育」から「特別支援教育」にかわり，個々のニーズに応じた教育をしていくことになりました．また，2003年までの福祉制度は措置制度でしたが，その後は支援費制度にかわり，2006年4月から障害者自立支援法が施行されます．その結果，障害者にもサービスに応じた経済的負担が求められるようになります．つまり，これまでは，行政主導で行なわれてきた我が国の福祉制度が患者主導のものに変わっていきます．今後は患者や障害者の方々が，受けるサービスを選択していきます．したがって，よりよいサービスやケアが求められるのは当然のことで，私たちもよりよいものを提供できるように日々，研鑽に励むべきです．そして，さらなるQOLの向上のためには多職種間の緊密な連携が必要なことは自明のことです．この連携も単に情報を伝達するだけの「情報連携」から具体的に生活を支援する「行動連携」へと発展

させていかなければなりません。

　本書は，支援者向けに書かれたものですが，初版は多くの視覚障害者の皆様にも読んでいただきました。この第2版もまた多くの方々にも活用していただくことを願い，テキストデータCD版を大活字社から出すことにいたしました。これからはユニバーサル・デザインの時代です。私たちは分け隔てない世の中で生きていくことを願っています。

　そのために，本書が役立てば私たちにとって望外の喜びです。

　　2006年春

髙橋　広

［追記］

　2016年2月の第5刷増刷に際しては，改版以降の統計や制度上の大きな変更を，できるだけ反映するべく修正を試みました。特に，「第6章G成人期のロービジョンケア」の加筆・修正にあたっては九州保健福祉大学大学院生杉田史子様から多大なご協力をいただきました。ここに厚く御礼申し上げます。

　現在，再生医学の進歩は目を見張るものがあります。しかし，これらの最新医療を駆使しても視力0.1を達成できれば大成功と聞き及んでいますので，この意味からもロービジョンケアは益々重要です。

　それゆえに，本書は第2版発行から約10年経た今も増刷を重ね続けています。

初版序

　ロービジョンケアについて，私たちは，「保有視覚を最大限に活用して QOL (Quality of Life) の向上を目指すケア」と定義しています。Life には「生命」，「生活」，「人生」の3つの意味があります。1番目は「生命」で，その Quality（質）を上げるのが医学です。絶え間ない努力により，医学の進歩は目覚しいものがあり，眼科領域でも近い将来，人工網膜や人工眼球などが実用化されると期待されています。しかし，現時点ではこれらは不可能なため，Life の第2の意味である「生活」の質を向上させるために，ロービジョンケアが注目され，わが国でも盛んに行われるようになりました。したがって，本書も，如何にすれば「生活の質の向上」ができるかを問う入門書です。

　私は，1992年に入院中に両眼失明に陥った患者さんの対応から，ロービジョンケアを知りました。当時，ロービジョンケアを単に「視覚的補助具の選定や訓練」で，医療の外で行われているものと考えていました。しかし，1人の訓練士がその患者に数回かかわっただけで，失明を何とか受け入れ，前向きに生きていこうとし始めました。この豹変に私は大変驚きました。それまで医療が2年間，どんなに努めてもできなかったことを，いとも容易に成し遂げたのです。このときの訓練士が山田信也氏です。

　私は彼と共に，1996年から，本格的にロービジョンクリニックを産業医科大学病院眼科に開設しました。山田氏を医療者に受け入れることを許可くださったのが，当時の病院長大里敬一先生と，恩師である秋谷　忍先生（前産業医科大学眼科学講座教授）です。このお2人の英断がなければ，私たちの医療内でのロービジョンケアの実践は不可能でした。

　ロービジョンケアの実践の中で，川瀬芳克氏や工藤正一・良子氏夫妻とも知り合い，視覚障害者の「生活の質」を向上させるためには，如何なるケアが必要かを大いに議論しました。その間，視覚障害者の方々との交流も深まり，彼らが何を望んでいるかを私たちは学びました。この結果，ロービジョンケアの目的も，Life の第3の意味である「人生」の質の向上へと拡がっていきました。こうして私たちの活動する場には，医療，教育，福祉などといった領域の境はなくなりつつあります。

　このような経験から，本書の基本的な考え方を次のように掲げました。

「視覚障害者がもつ能力を，視覚障害者自身が信じ行うことで，すばらしい人生が営むことができる。そのためには，視覚障害者を中心におき，専門家である自分たちが専門知識を用い支援していく。そして，視覚障害者が自ら選択した目標が達せられたときの喜びや彼らの笑顔を決して忘れない」。これらは筆者らの共通認識ですが，ロービジョンケアは視覚障害者のニーズに応じて，ダイナミックに変化する柔軟性も求められています。今後も視覚障害者の方々と共にロービジョンケアを推進したいと念じています。

最後に，筆者らが行ってきたロービジョンケアの中で知り合い，数々のことを教えてくださった多くの患者や視覚障害者の方々に衷心より御礼申し上げます。また，本書のきっかけをつくってくださった熊本大学教育学部看護科花田妙子先生，ロービジョンケアの応援団でもある医学書院野崎弘幸氏に心から感謝します。

そして，筆者らの活動を陰で支えてくれた家族に感謝の意を表します。

　2002年5月

髙橋　広

目次

カラー口絵 — 1

第1章 視覚障害者とQOL — 9

A．視覚障害者の実態 （髙橋　広）9
1. 北九州市内19病院眼科における視覚障害者の実態調査　10

B．ロービジョンケア（low vision care）とは （髙橋　広）15
1. ロービジョンケアの定義　15
2. 世界保健機関（WHO）の国際障害分類（ICIDH 1980）　17
3. 国際生活機能分類：国際障害分類改定版（ICF 2001）　19
4. 視覚障害者への対応　20

C．医療におけるロービジョンケアの担い手 （髙橋　広）22
1. 「医療におけるロービジョンケアの担い手」に関するアンケート調査　22
2. 「できる活動」と「している活動」　26
3. ロービジョンケアにおけるカウンセリングとコーチング　27
4. 「している活動」から「する活動」への展開　28
5. ロービジョンケアにおける眼科医の役割　28

D．ロービジョンケアとQOL （山田信也）29
1. QOLを高めるための方法　30
2. ライフステージに合ったロービジョンケア　30

第2章 ロービジョンケアに必要な基礎知識 — 34

A．眼の構造と機能 （髙橋　広）34
1. 眼の構造　34
2. 視覚の発達　36
3. 「みる」ことの意味　37
4. 視力1.0のもつ意味　37

B．視覚障害の検査 （川瀬・髙橋）38
1. 日常生活状況　38
2. 視力低下とその検査　40
3. 屈折異常と検査　47
4. 調節機能　49
5. 視野異常と検査　50
6. 固視検査　52
7. コントラスト感度　54
8. グレア検査　57
9. 色覚異常と検査　57
10. 両眼視機能と複視　60
11. 目の電気生理検査　60

C．教育や福祉の観点からの視機能評価 ……………………………〈中野泰志〉 67
　　　　1．教育や福祉では何のために視機　　　3．教育・福祉での視機能評価の基
　　　　　　能を評価するのか？ 67　　　　　　　　本的な考え方 69
　　　　2．教育や福祉での視機能評価の活　　　4．視機能評価の実際 70
　　　　　　用方法 67
　　D．遺伝の基礎知識と遺伝カウンセリング ……………………………〈小杉眞司〉 81
　　　　1．遺伝の基礎知識 81　　　　　　　　3．遺伝子診断について 89
　　　　2．遺伝カウンセリングとは 88
　　E．特殊教育から特別支援教育，そしてインクルーシブ教育へ ……〈太田裕子〉 90
　　　　1．特殊教育から特別支援教育へ 90　　3．ロービジョン児の教育の場 92
　　　　2．インクルーシブ教育に向けての就学　4．その他の支援・サービス 94
　　　　　　指導にかかわる制度改正の趣旨 91　5．個別の教育支援計画の活用 94
　　F．診断書の基礎知識 …………………………………………………〈髙橋　広〉 95
　　　　1．身体障害者手帳用診断書 95　　　　3．その他の診断書 101
　　　　2．年金用診断書 97

第3章　補助具の選択によるQOLと視機能の増強　104

　　A．矯正眼鏡およびコンタクトレンズ …………………………………〈川瀬芳克〉 104
　　　　1．矯正眼鏡の目的 104　　　　　　　3．コンタクトレンズの目的と利点 105
　　　　2．レンズ度数選択の留意点 105
　　B．光学的補助具 ………………………………………………………〈川瀬芳克〉 106
　　　　1．弱視レンズの定義と分類 106　　　3．視野拡大のための光学的補助具 116
　　　　2．代表的な弱視レンズ 108　　　　　4．弱視レンズ指導時の留意点 117
　　C．遮光眼鏡 ……………………………………………………………〈山田信也〉 118
　　　　1．遮光眼鏡とは 118　　　　　　　　4．まぶしさとクリアさの見分け方 120
　　　　2．遮光眼鏡が役立つ疾患 119　　　　5．その他の方法 121
　　　　3．遮光眼鏡選定の基準 119
　　D．非光学的補助具 ……………………………………………………〈髙橋　広〉 121
　　E．拡大読書器 …………………………………………………………〈山田信也〉 124
　　F．義眼 …………………………………………………………………〈髙橋　広〉 125

第4章　視覚障害者のQOL向上のための訓練と援助　127

　　A．偏心視訓練 …………………………………………………………〈山田信也〉 127
　　　　1．偏心視とは何か 127　　　　　　　3．偏心視をうまく行う3つのコツ 128
　　　　2．偏心視訓練の対象者 127
　　B．視野拡大のための訓練 ……………………………………………〈山田信也〉 132
　　　　1．視野を拡大するとは？ 132　　　　4．自験例 136
　　　　2．訓練対象者 133　　　　　　　　　5．訓練経験者からのメール：函館
　　　　3．視野拡大訓練をうまくする3つ　　　　の夜景が30年ぶりにパノラマ
　　　　　　のコツ 134　　　　　　　　　　　　で見えた！ 136

C．sensory awakening（感覚の目覚め）訓練 ･････････････････････(山田信也) 141
　　　　　1．sensory awakening とは　141
　　　　　2．感覚器と QOL　142
　　　　　3．行為の分析と感覚器　142
　　　　　4．訓練における注意点　143
　　　　　5．聴覚訓練　144
　　　　　6．触感覚訓練　145
　　　　　7．嗅覚訓練　146
　　　　　8．味覚訓練　147
　　　D．照明法 ･･･(山田信也) 148
　　　E．まぶしさの防御法 ･･･(山田信也) 148
　　　F．視覚障害者とコンピュータ ･････････････････････････････････(中野泰志) 149
　　　　　1．表示を見やすくする方法　150
　　　　　2．音声や点字の併用　152
　　　　　3．マウスやキー入力の操作に関するアクセシビリティ　154
　　　　　4．電子化された情報の活用　154

第5章　視覚障害者の日常生活援助 ──────────────(山田信也) 156

　　　A．歩行の訓練と援助の基本 ･･･ 157
　　　　　1．歩行の訓練と援助の基本　157
　　　　　2．歩行訓練の実際　157
　　　　　3．指導する側の留意点　159
　　　　　4．歩行訓練に積極的にならない人への働きかけ　160
　　　　　5．見え方によって異なる指導法　160
　　　B．食事の訓練と援助の基本 ･･･ 161
　　　　　1．食事の訓練と援助の基本　161
　　　　　2．食卓につく　162
　　　　　3．ランチョンマットでコントラスト　162
　　　　　4．位置：クロックポジション　162
　　　　　5．調味料，香辛料　162
　　　　　6．食物・食器の色のコントラスト　163
　　　　　7．食物の温度・種類　163
　　　　　8．食事用具　163
　　　　　9．既製の食品・飲料　164
　　　　　10．お茶，コーヒーなど　165
　　　C．調理と後かたづけ ･･･ 166
　　　　　1．調理の訓練と援助の基本　166
　　　　　2．食材の準備　166
　　　　　3．調理をする上でのくふう　167
　　　　　4．調理用具　168
　　　　　5．食事の後かたづけ　169
　　　　　6．調理用品・調味料・食器の整理　169
　　　　　7．残飯・ゴミの処理　170
　　　D．清潔と身だしなみ ･･･ 170
　　　　　1．洗顔　170
　　　　　2．歯磨き　171
　　　　　3．髭剃り　171
　　　　　4．髪の手入れ　172
　　　　　5．爪切り　172
　　　　　6．耳掃除　173
　　　　　7．化粧　173
　　　　　8．洗濯　174
　　　　　9．入浴（風呂）　174
　　　E．衣服の着脱・整理 ･･･ 175
　　　　　1．衣服の着脱　175
　　　　　2．コーディネート　175
　　　　　3．衣服の整理　176
　　　　　4．靴下の整理　177
　　　F．視覚障害者と居住環境 ･･･ 177
　　　　　1．居住環境　177
　　　　　2．掃除と整理整頓　177
　　　　　3．照明，照明器具　178
　　　　　4．修理，修繕　178

5. 文書などの管理　179

G. 排泄　179
　　1. 排泄の基本援助　179
　　2. トイレ，便器の種類　179

H. 就寝　180
　　1. 布団を敷く　180
　　2. ベッドの調整　180

I. コミュニケーション　180
　　1. 電話　180
　　2. スマホ／携帯電話　181
　　3. ベル，タイマー時計など　181
　　4. コンピュータ（パソコン）　181
　　5. ICレコーダー　182

J. 余暇　182
　　1. 読書　182
　　2. 音楽を聴く　183
　　3. その他　184

第6章　視覚障害者への年齢別対応　185

A. 乳幼児のロービジョンケア　（髙橋　広）　185
　　1. 視覚障害をもつ子どもには「ハビリテーション」が必要　185
　　2. まず，全身的な発達状況をみよう　186
　　3. 視力検査には感性が必要　186
　　4. 眼鏡は世界を広げる大切なもの　187
　　5. 視覚障害を告げるときは必ずその後のケアについての話もする　188
　　6. 大切にすべきは家族の愛情と自立心　188

B. 小児の視覚管理と教育の連携　（川瀬芳克）　189
　　1. 視覚の管理　189
　　2. 補助具の導入　194
　　3. 関係機関との連携　196

C. 学童期（含就学前）のロービジョンケア　（川瀬芳克）　199
　　1. ロービジョン児の就学　199
　　2. 学童期にあるロービジョン児の困難とその改善　200
　　3. ロービジョン児のケアの実際　202

D. 連携の橋渡しは眼科学校医と養護教諭の役目　（髙橋　広）　211
　　1. 学校現場での弱視は，「医学的弱視」でない　211
　　2. 就学時に重複障害児を診たとき　212
　　3. 視覚単独障害児の進路を相談されたとき　213
　　4. 学校健診で視覚障害児を発見できる　213
　　5. その後のロービジョンケア　214
　　6. 就学指導委員会　215

E. 中・高校生のロービジョンケア　（太田裕子）　215
　　1. 小学校から中学校へ　215
　　2. 中学校から高等学校等へ　216

F. 高等教育機関（大学・大学院・短期大学など）でのロービジョンケア　（中野泰志）　217
　　1. 受験準備　218
　　2. 予備校　218
　　3. 入試　219
　　4. 入学前の準備　219
　　5. 入学後の支援体制　220
　　6. 授業を受けるくふう　220
　　7. 大学院への進学や就職活動　221

G. 成人期のロービジョンケアと職業，雇用・就業 ……………………（工藤正一） 221
 1. 中途視覚障害者の現状とロービジョンケア　221
 2. 視覚障害者の職業と職業訓練　222
 3. 就労支援の実際：事例にみる問題点と課題　223
 4. 特定非営利活動法人タートル（中途視覚障害者の復職を考える会の紹介　231

H. 高齢者のロービジョンケア ……………………………………（髙橋・工藤） 233
 1. 高齢者の視覚的特徴と対策　233
 2. 高齢視覚障害者の実態　237
 3. 高齢視覚障害者におけるロービジョンケアの課題　238
 4. 老人保健施設や老人ホームのロービジョンケア　241
 5. 看護師からみた高齢ロービジョン者のもう1つの特徴　243

第7章　代表的な疾患とその対応 ――――――――――――（髙橋　広） 247

A. 糖尿病網膜症 ……………………………………………………………………… 247
B. 緑内障 ……………………………………………………………………………… 250
C. 網膜色素変性症 …………………………………………………………………… 253
D. 網脈絡膜萎縮 ……………………………………………………………………… 256
E. 網膜剝離 …………………………………………………………………………… 257
F. 白内障 ……………………………………………………………………………… 259
G. ベーチェット病 …………………………………………………………………… 262
H. 加齢黄斑変性 ……………………………………………………………………… 263
I. 黄斑ジストロフィ ………………………………………………………………… 265
J. 全色盲（杆体1色型色覚）………………………………………………………… 267
K. 白子症 ……………………………………………………………………………… 268
L. 先天無虹彩症 ……………………………………………………………………… 268
M. 未熟児網膜症 ……………………………………………………………………… 269
N. 視神経萎縮 ………………………………………………………………………… 270
O. その他 ……………………………………………………………………………… 272
 1. 無眼球・小眼球　272
 2. 水晶体位置異常　273
 3. VDT症候群（テクノストレス眼症），調節障害（外傷性頭頸部症候群：むち打ち症を含む）　274
 4. 突然1眼になった人へのケア　274

第8章　他の障害をもった人への対応 ――――――――――――（髙橋　広） 276

A. 視覚障害をもつ知的障害児・者 ………………………………………………… 276
 1. 高齢知的障害者の問題点　276
B. 視覚障害をもつ肢体不自由児・者 ……………………………………………… 278
C. 盲ろう者のロービジョンケア …………………………………………………… 279

D．脳梗塞・脳腫瘍患者（半盲および半側空間無視）のロービジョンケア ……… 283

第9章　看護・介護で必要な援助とくふう ―――――――――― 285
A．ロービジョンケアにおける看護の役割 …………………………（工藤良子）285
B．視覚障害者への援助の基本 ………………………………………（工藤良子）286
  1. 障害状況の把握　286
  2. 心の内を話せる環境の提供　288
  3. 仲間（同病者）との出会いの提供　289
  4. 変化のある生活の提供　289
  5. 保健医療福祉チームとの連携・調整　289
C．病院外来における課題と援助 ……………………………………（工藤良子）290
  1. 待合室の環境および待合室でのかかわり　290
  2. 検査・処置・診察時のかかわり＝医師と患者との潤滑油　291
  3. 面談室や相談室の提供　292
  4. 診察後のかかわり　293
D．病棟における課題と援助 …………………………………………（工藤良子）293
  1. 入院中，起こりうる問題　293
  2. 生活環境の調整――安心で安全な生活の保障　294
  3. 生活のリズムを整える　295
  4. 同室者・他患者への理解が得られるように配慮　295
  5. 退院後の生活の再構築に向けて　295
  6. レクリエーション活動を助ける　296
E．家族への支援 ………………………………………………………（工藤良子）296
  1. 家族が抱える問題　296
  2. 家族のサインを受けとめることからロービジョンケアは始まる　297
  3. 家族が求める援助，本来のケアの姿とは　298
F．看護師が出会った事例 ……………………………………………（荒川和子）300
  1. 1人暮らしで失明を告知されたOさんとのかかわり　300
  2. 糖尿病網膜症Hさんの事例　302
  3. 失明の不安を強く訴えたFさん　303

巻末付録・1 ――――――――――――――――――――――（川瀬芳克）306
  1. 弱視レンズの光学に関する基礎知識　306

巻末付録・2　社会福祉サービス ――――――――――――――――― 310

カラー口絵

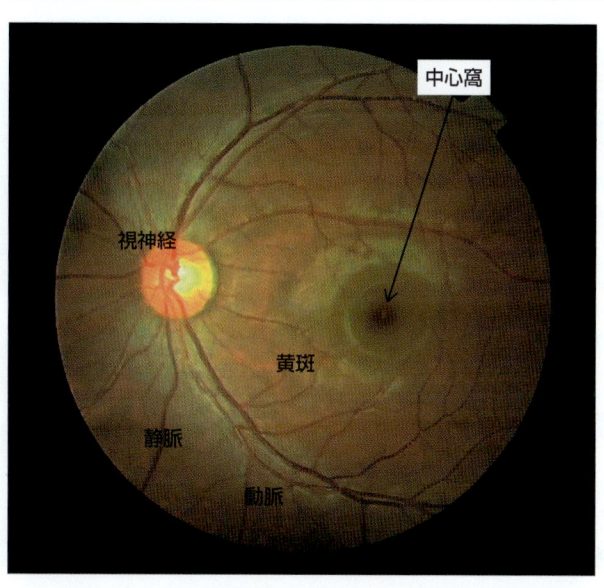

図1　健常者左眼の眼底

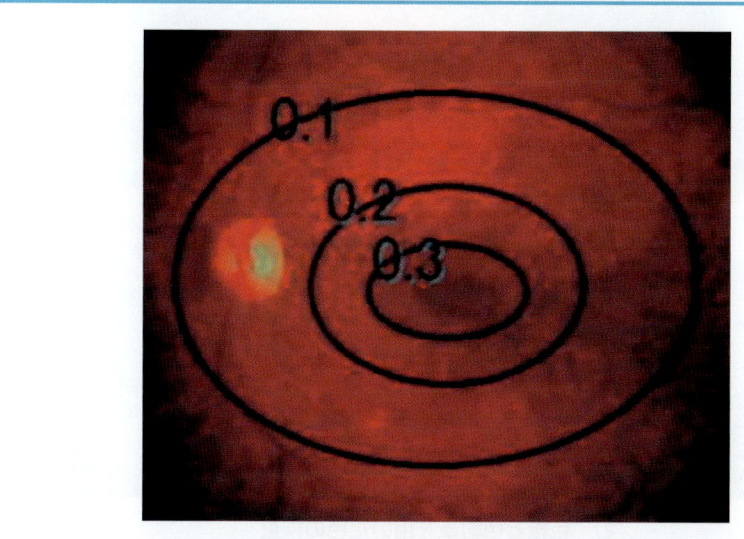

図2　健常者左眼の中心外視力

中心外視力は中心窩から離れるのにしたがい低下し，0.1，0.2，0.3の視力に相当する網膜上の部位を結んだ等視力曲線を示す。（吉田晃敏：日眼会誌 104：899-942，2000 より転載）

カラー口絵

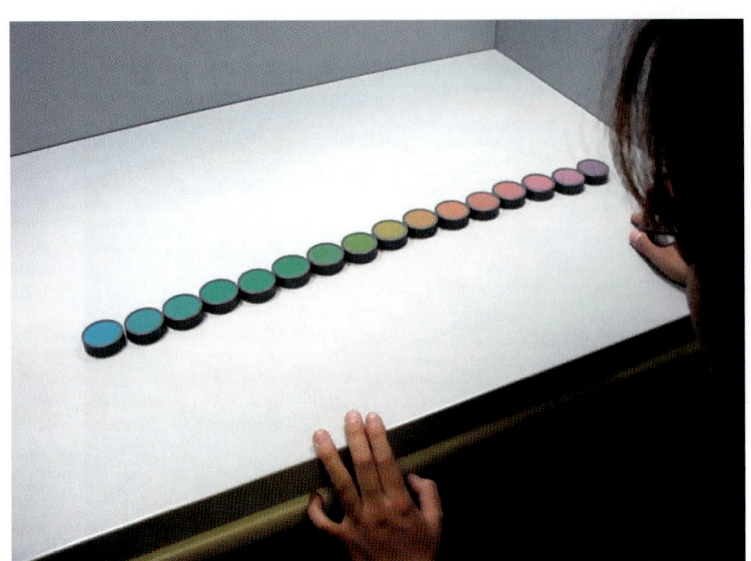

1) ロービジョン者用 PV-16

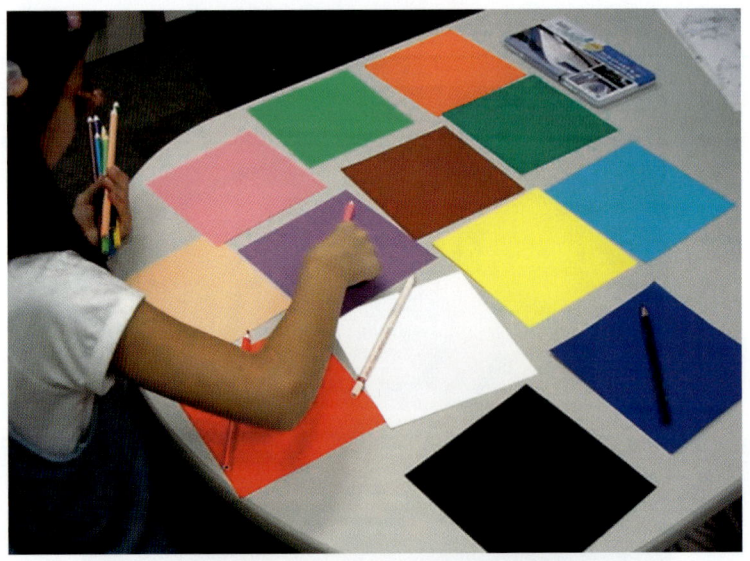

2) 色紙と色鉛筆を用いた色の検査

図3　色覚検査

カラー口絵

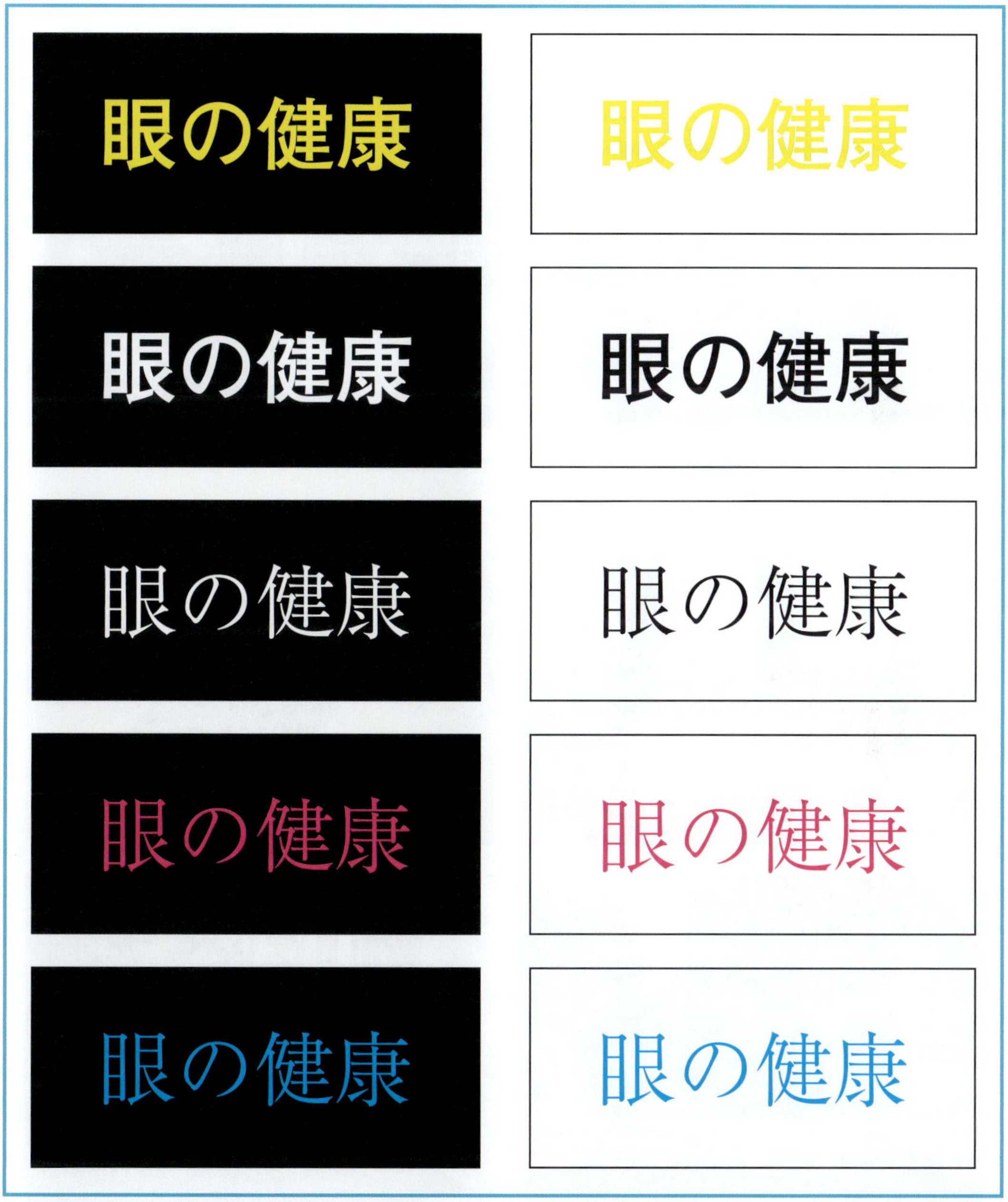

図4　コントラストと字体

　一番見やすい文字はどれでしょう。学校での黒板や白板ではどうでしょう。黒地に黄色文字が一番見やすいと思います。ゴシック体は明朝体より見やすいが，字画が多くなると文字がつぶれて読みにくいこともあります。

カラー口絵

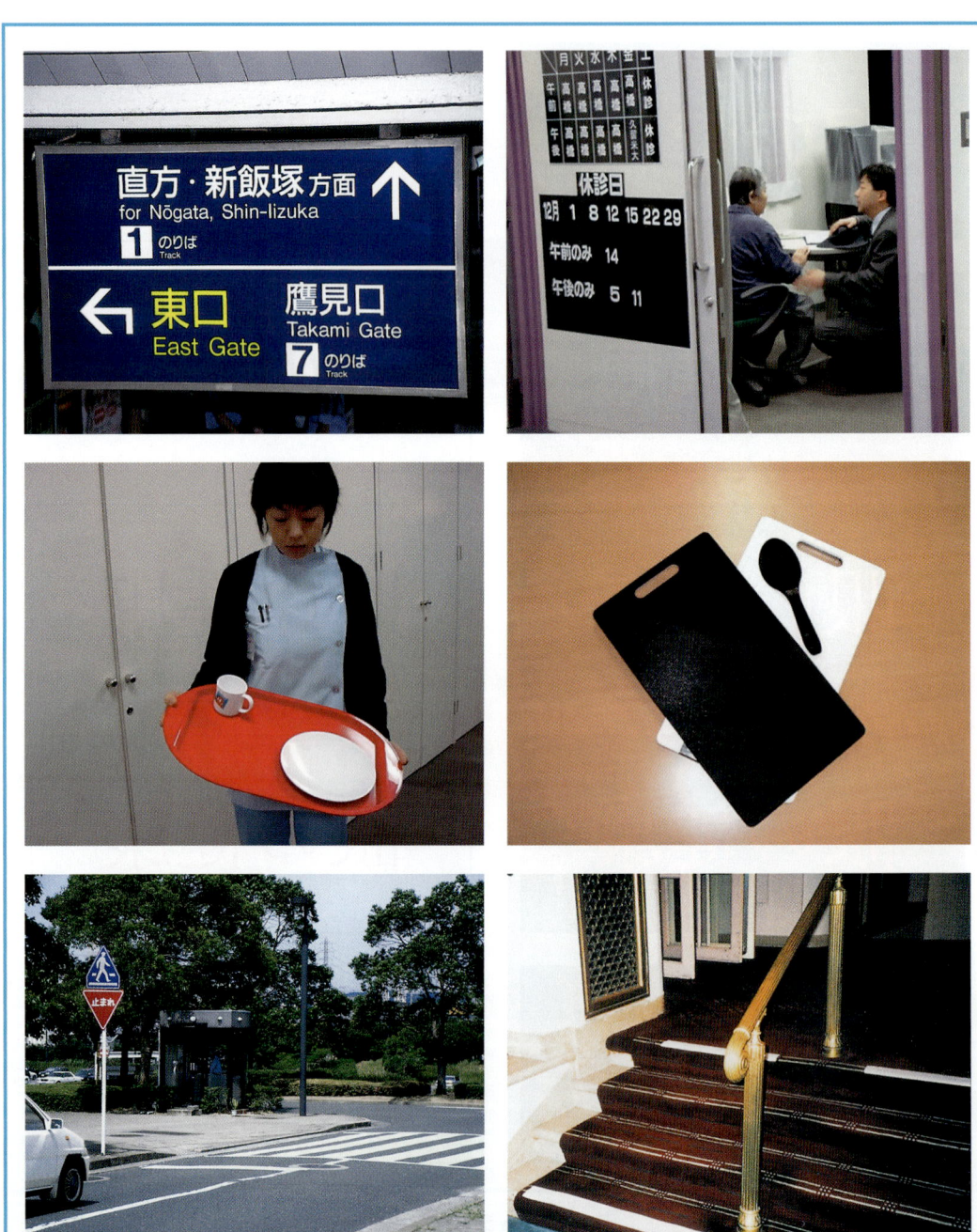

図5　日常生活でのコントラストの工夫

カラー口絵

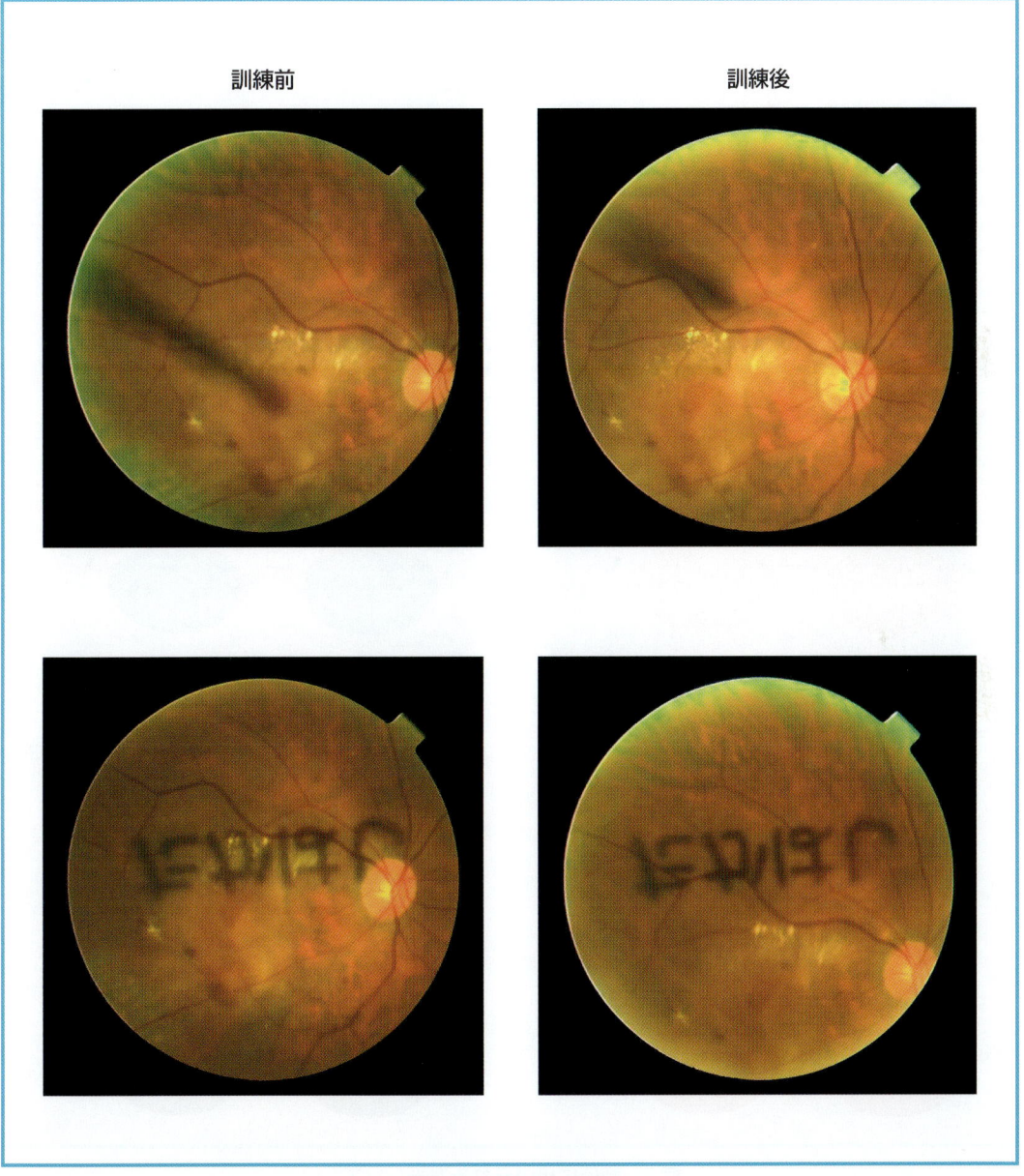

図6 加齢黄斑変性

改造眼底カメラ(TRC-NW5S)で固視検査を訓練前後で行った。訓練前は固視棒の先端の光や「か」を加齢黄斑変性の病巣内網膜で見ていたが,訓練後は病巣外の網膜で見ることができるようになった。

カラー口絵

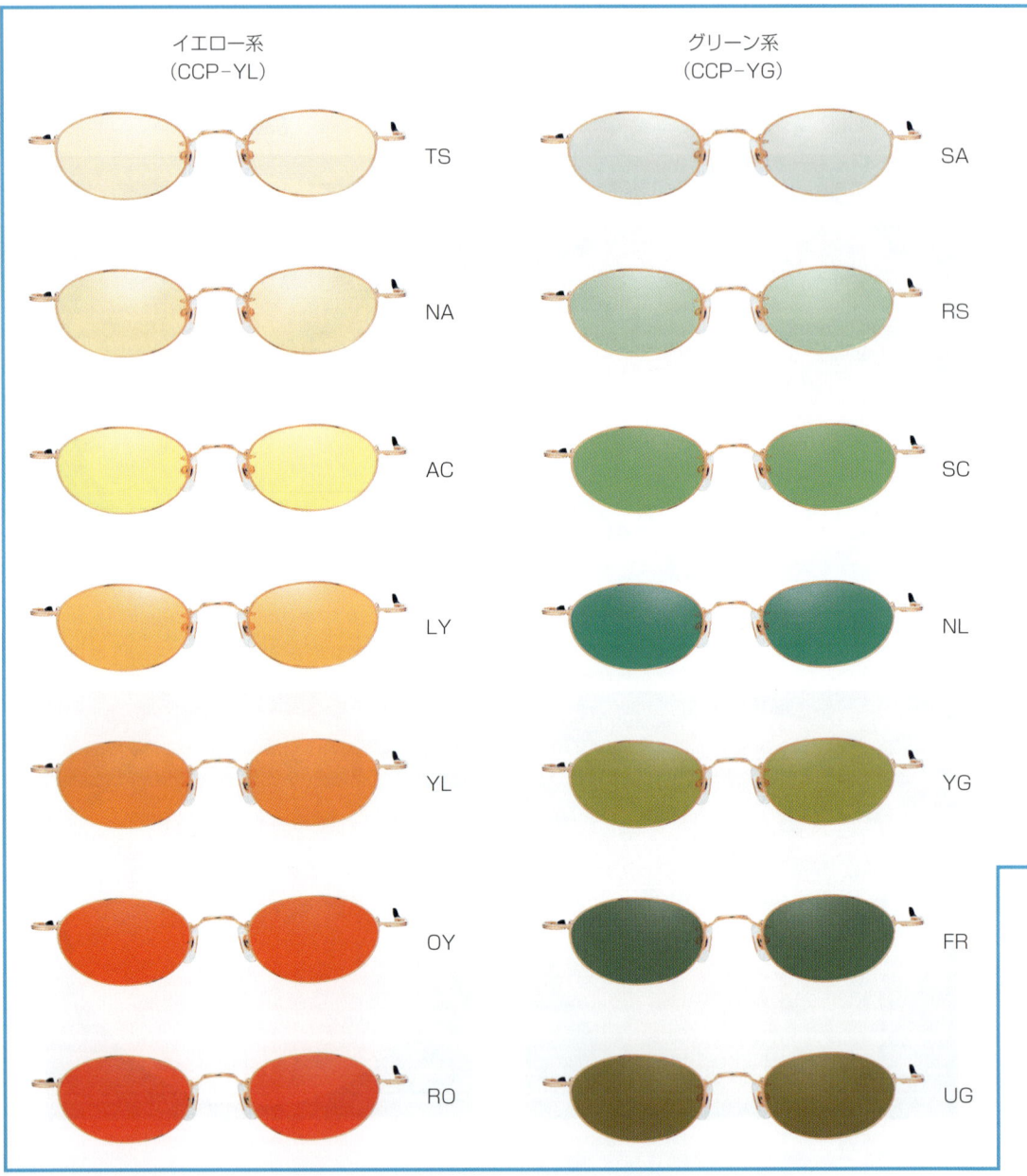

図7　評価に用いられる遮光レンズ

カラー口絵

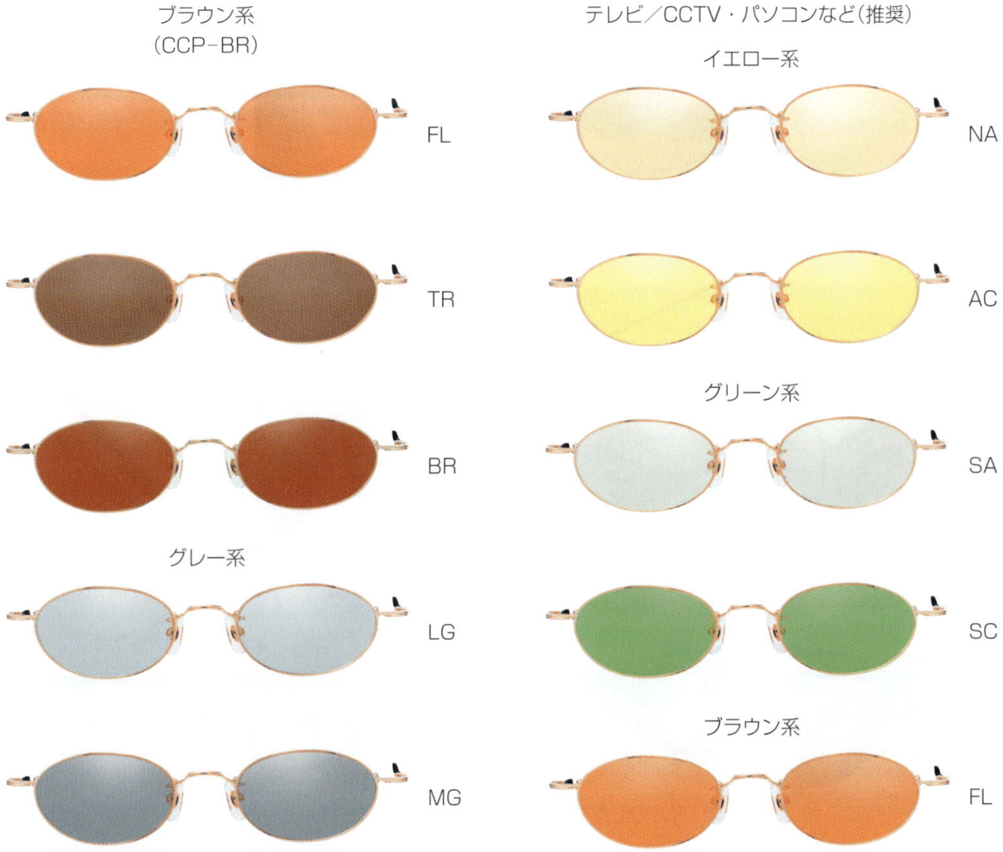

ブラウン系
(CCP−BR)
FL
TR
BR
グレー系
LG
MG
テレビ／CCTV・パソコンなど(推奨)
イエロー系
NA
AC
グリーン系
SA
SC
ブラウン系
FL

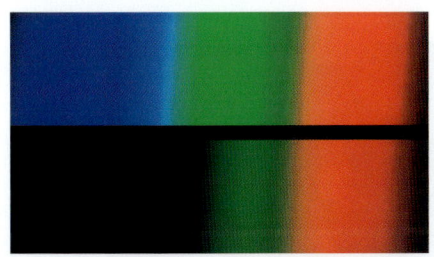

図 8　簡易分光器による遮光レンズの特性

写真上　遮光眼鏡未使用
写真下　遮光眼鏡 CCP YL 使用

100
50
0
透過率(%)
一般のサングラス
CCP−RO
300
400
500
600
700
800
850
波　長(nm)
紫外線
可視光線
赤外線

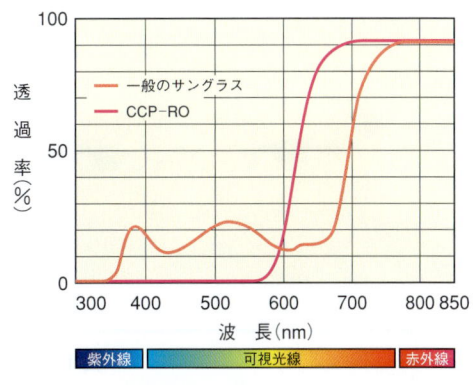

図 9　自然の色を感じる CCP の効果

カラー口絵

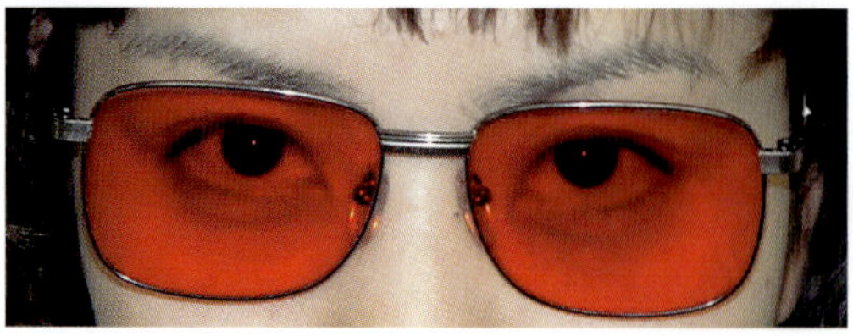

掛けメガネ式

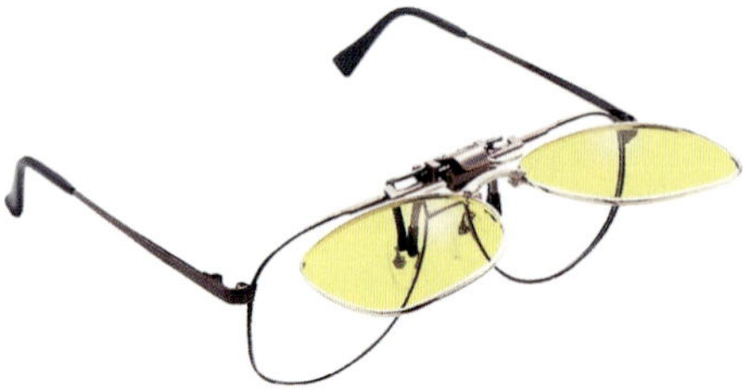

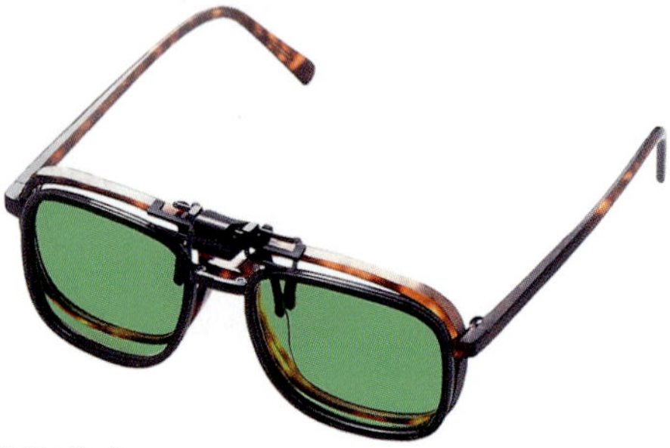

クリップオン(前掛け)式

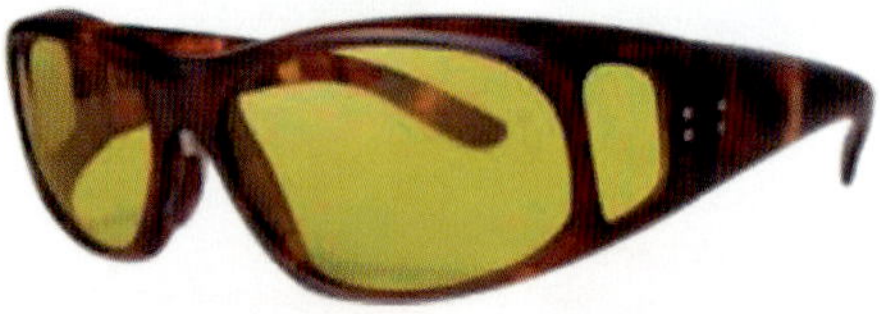

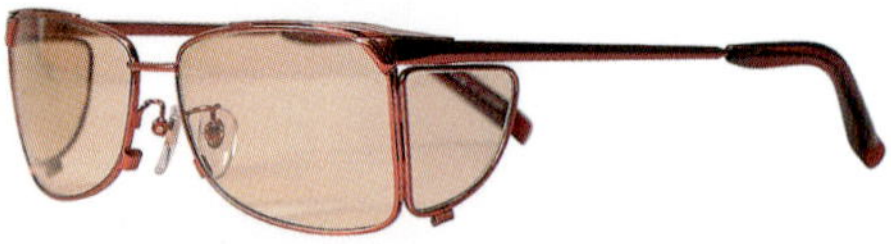

フレームの工夫(サイドシールドとトップシールド)

図 10　遮光眼鏡

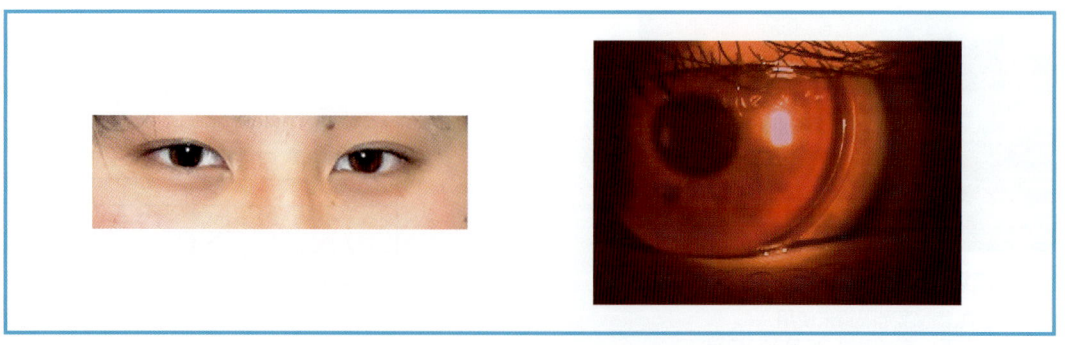

図 11　カラーコンタクトレンズ
両眼にカラーコンタクレンズを装着しているが，外見からはわからない。

第1章 視覚障害者とQOL

A 視覚障害者の実態

　厚生労働省は，5年毎に身体障害児・者のサンプリング調査をしていますが，身体障害者手帳（視覚障害）保持者数は約310,000人で大きな変化はありません。2016年の調査の視覚障害者は312,000人です。そのうち18歳未満は5,000人，18～64歳87,000人，65歳以上が215,000人で，65歳以上の高齢者が3分2を占めています[1]（不詳5,000人）。一方，2007年の日本眼科医会研究班報告では米国の視覚障害基準に準じて，良い方の眼の視力が0.5未満のロービジョン者は164万人，0.1以下の失明者は18.8万人といわれています[2]。視覚障害者の原因疾患は，従来，糖尿病網膜症，緑内障の順でしたが[3]，糖尿病の早期発見や内科的治療や糖尿病網膜症に対する眼科的治療の進歩により視覚障害者は減り，失明原因の第1位は，2007年の日本眼科医会の報告のごとく緑内障となりました（図1-1）。また，2014年の若尾らの報告では図1-2のごとく[3]，1位緑内障，2位糖尿病網膜症，3位網膜色素変性症で，緑内障は70代以降の主因で，1, 2級

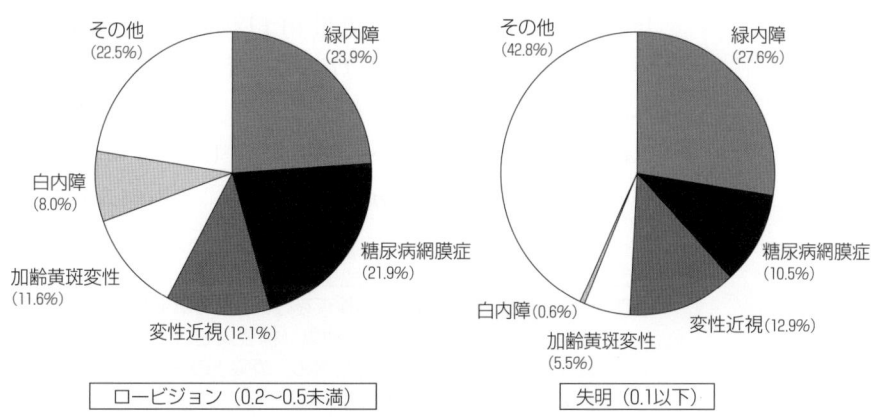

図1-1　視覚障害の重症度別の原因疾患

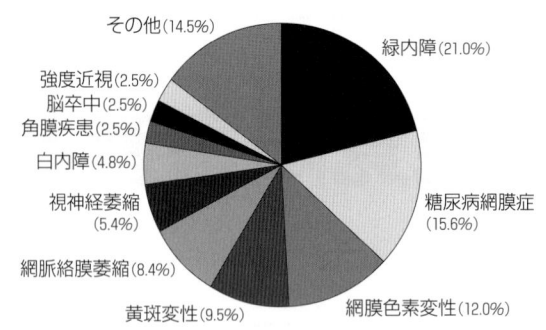

図1-2 視覚障害の原因疾患
(若尾里奈,他:日本における視覚障害の原因と現状.日眼会誌118.2014)

で61％を占めていました。糖尿病網膜症は50,60代の主因で,40代以下は網膜色素変性症でした。黄斑変性は80代以降で多くみられました。

しかし,病院眼科での実態はよくわかっていません。そこで,データは1997年と古いですが,その後も詳細なものは見当たりませんので,北九州視覚障害研究会(眼科医,視能訓練士,看護師,教員,福祉や行政の関係者でつくる勉強会)では病院眼科での視覚障害者の実態を明らかにするため,通院患者の調査を行ったものを次項で紹介します。この調査結果が基礎データとなり,北九州市に歩行訓練士の採用につながっていきました。このように視覚障害者の実態を把握できていないことが,ロービジョンケアが健康保険制度に組み込まれない大きな理由の一つとなり,ひいてはロービジョンケアの全国的展開が進まない原因の一つでした。しかし,日本眼科学会,日本眼科医会や日本ロービジョン学会から厚生労働省への強い働きかけと,患者や視覚障害者の熱い思いが奏して2012年に「ロービジョン検査判断料」として診療報酬化されました*。

1 北九州市内19病院眼科における視覚障害者の実態調査

1997年2月の1か月間に北九州市内19病院眼科に受診した患者の実態調査を行いました[4-6]。調査では22,117名の患者から,最良視力が0.3未満の症例と身体障害者手帳該当者は602名(2.7％)で,1か月の平均通院日数から,病院眼科には約5％の視覚障害者がいると推測しました。そのうち463名からアンケート調査の回答が得られ,年齢分布は3〜95歳,平均64.8歳でした。18歳未満は18

＊ ロービジョン検査判断料:眼科検査を行い,その結果を踏まえ,患者の保有機能を評価し,それに応じた適切な視覚補助具(補装具を含む)の選定と,生活訓練・職業訓練を行っている施設等との連携を含め,療養上の指導管理を行う。[算定対象]身体障害福祉法別表に定める程度の視覚障害を有する患者(ただし身体障害者手帳の所持の有無は問わない)。[施設基準]厚生労働省主催視覚障害者用補装具適合判定医師研修会を修了した医師が常勤する施設で,2018年9月現在617施設が届け出ている。

名（4％），18〜64歳が161名（35％），65歳以上は284名（61％），男性191名（41％），女性272名（59％）でした。18歳未満の18名中13名（72％）は知的障害をもつ重複障害児でしたが，これはこの対象年齢該当者のアンケート調査の回答が親から得たものであるのに対して，他の年齢層はほとんどが本人からの回答であり，多少意味合いが異なっています。

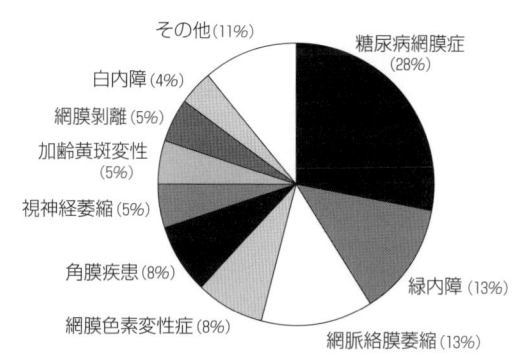

図 1-3　視覚障害者の原因眼疾患

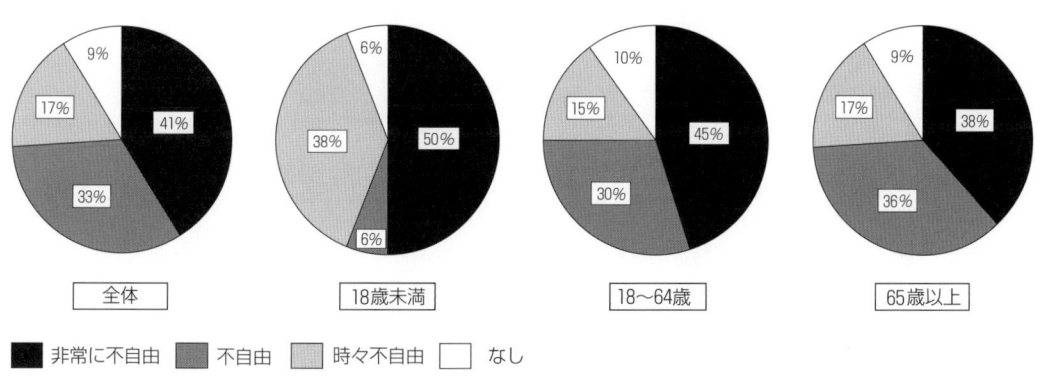

図 1-4　日常生活状況（年齢別）

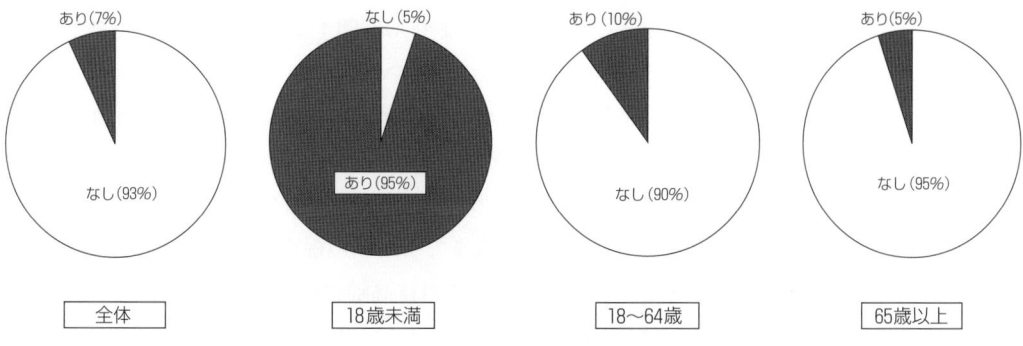

図 1-5　日常生活訓練の経験

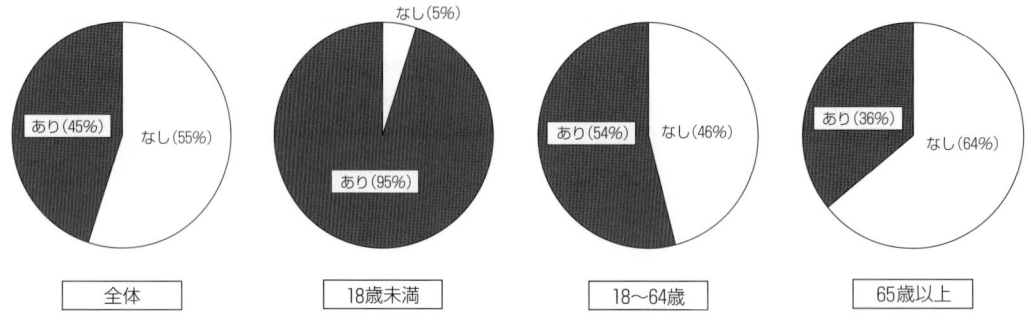

図 1-6　日常生活訓練の希望

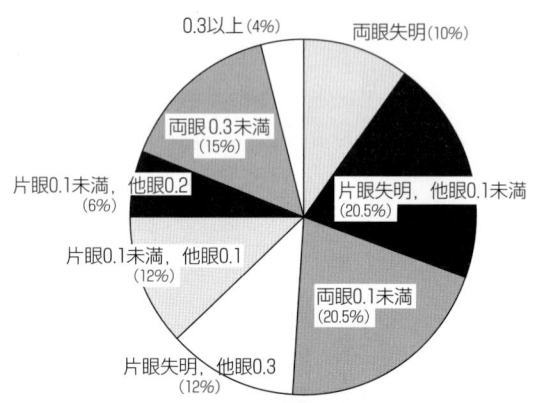

図 1-7　視覚障害者の視力分布

　463名の原因眼疾患は，糖尿病網膜症，緑内障，網脈絡膜萎縮，網膜色素変性症，角膜疾患の順でした（図 1-3）。日常生活状況全般を，「非常に不自由」，「不自由」，「時々不自由」，「不自由なし」の4段階に分け設問したところ，18歳未満を除く年齢層では約7割が「非常に不自由」または「不自由」と答えました。これに比して18歳未満では56％とその割合が低い結果でした。回答者が家族であったのが影響していたのかもしれません（図 1-4）。どのような支障があるかについては，どの年齢層においても移動や情報が多くあげられており，特に18～64歳では仕事，18歳以上は家事にも問題があるという傾向がうかがわれました。子どもを思う親や家族の愛情の表れか18歳未満の訓練経験者は95％と多く，また95％が今後の訓練継続を希望していました（図 1-5，6）。
　一方，65歳以上では，18～64歳までと同様の視力を有しながらも訓練経験者5％，同希望者36％と低率でした。これは高齢化に伴う全身合併症の増加や，精神・心理的理由による動機の欠如，あるいは意思の弱さのためではないでしょうか。すなわち高齢者は体力的に訓練する自信がなく，テレビは見ても，本を読み

A. 視覚障害者の実態　13

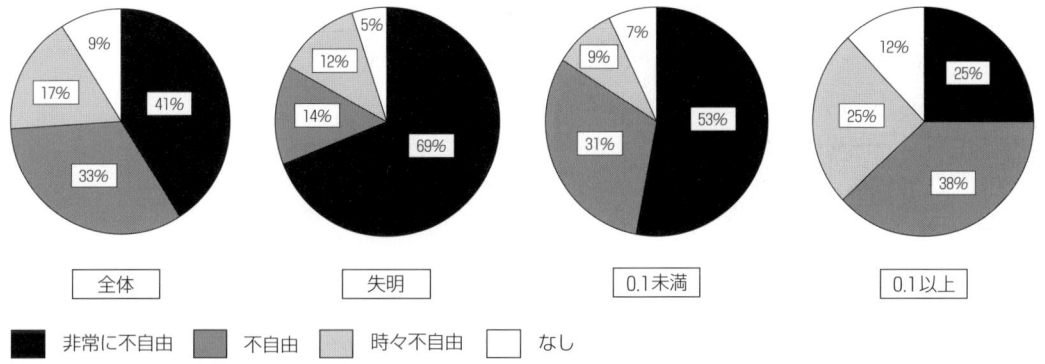

図 1-8　視力と日常生活状況

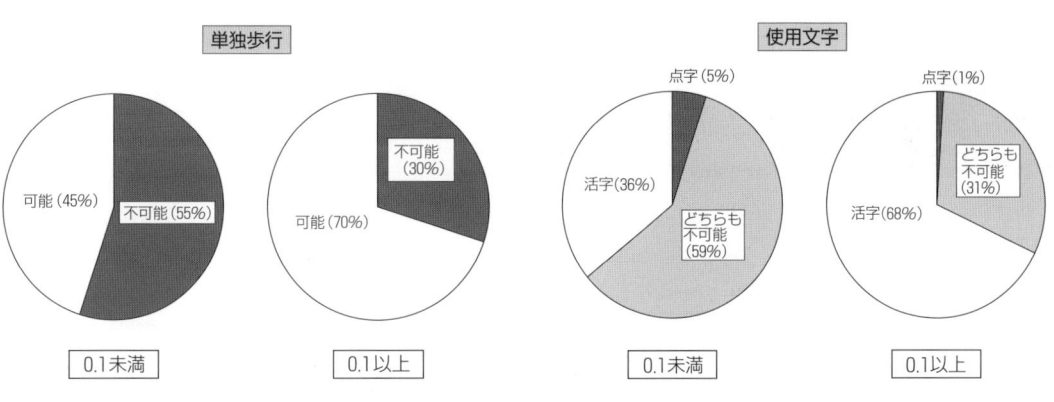

図 1-9　視力と歩行・文字

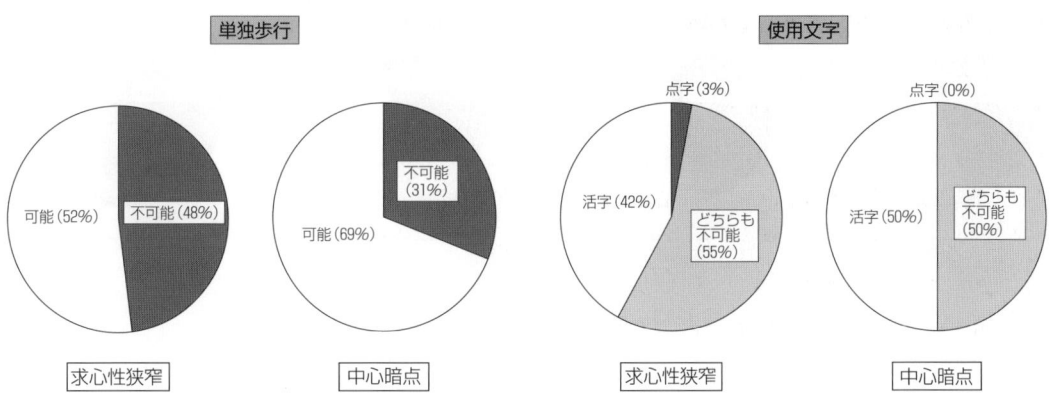

図 1-10　視野と歩行・文字

たいとの強い希望がないとか，家族がすぐに車椅子で移動させるため，単独歩行が可能であっても，歩きたいとの強い意思を示さない傾向が強いようです。このように保有視機能を最大限に活用しようとする動機が乏しいところに高齢者にお

14　第1章　視覚障害者とQOL

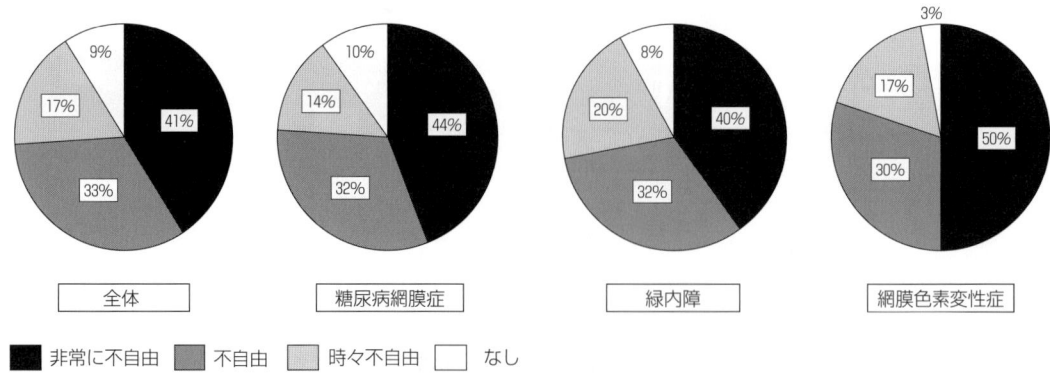

図1-11　日常生活状況（疾患別）

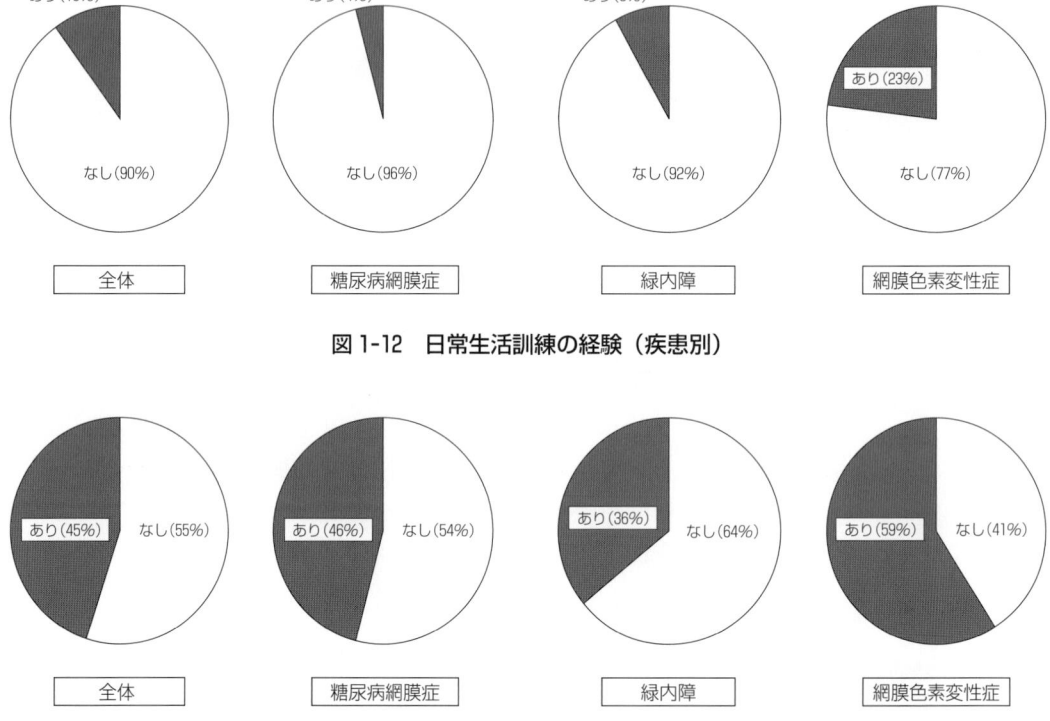

図1-12　日常生活訓練の経験（疾患別）

図1-13　日常生活訓練の希望（疾患別）

けるロービジョンケアの問題点があると思われます。この結果，高齢者は現状を受け入れ，仕方がないとあきらめ，訓練希望者が少ないと考えられます。したがって，高齢視覚障害者への医学的支援は当然ながら，私たちは彼らにやる気がでるように精神的・心理的にもサポートする必要があります[7,8]。このことは，老人保健施設やリハビリテーション専門病院でも同様であると日々の診療で私は痛感しています。

463名の最良視力を失明（指数弁以下），0.1未満，0.1以上の3群に分けると，各々10％，40％，50％で，失明者は全体の1割であり，いわゆるロービジョン者が多数であることが判明しました（図1-7）。最良視力が0.1未満になると，極端に日常生活，歩行や読書など困難となります（図1-8, 9）。また，実態調査から中心暗点では歩けますが，読書が困難です。一方，求心性視野狭窄では歩行と読書の両方が難しく非常に苦労されていることが明らかになりました（図1-10）。

眼疾患の種類にかかわらず，7割強の方に日常生活上支障が生じていました[9]（図1-11）。しかし，日常生活訓練の経験や希望は網膜色素変性症など治療が困難とされている疾患患者に多く，糖尿病網膜症や緑内障患者など治療中の患者に少ない傾向がありました（図1-12, 13）。このことは，眼科治療を望んでいる患者中にもロービジョンケアが必要である方が多いことを示唆しています。

このように日常生活で困っている患者さんが病院眼科には多数いることがわかりました。

B ロービジョンケア（low vision care）とは

眼科を訪れる人はなんらかの視覚的問題をもち，これらを解決するのが眼科医療機関の使命です。近年の眼科治療特に手術療法の発達は目覚ましく，失明する患者は減少していますが，網膜色素変性症や遺伝性視神経萎縮など治療できない疾患もいまだ数多く，また，糖尿病網膜症や緑内障などで，治療によっても視機能が回復できない病態に陥った患者がいるのも現実です。

1 ロービジョンケアの定義

視覚障害は盲（blindness）とロービジョン（low vision）に分けられます。盲とは視覚を用いて日常生活を行うことができないものをいい，ロービジョンは，

---

* 医学的弱視：機能弱視ともいわれます。乳幼児期から小児期の視覚の発達が屈折異常や斜視などのために遅延した状態で，正常な矯正視力が得られません。早期からの治療が有効で，正常視力を獲得することもできます。

屈折異常弱視：両眼性。視覚発達に障害となる強い屈折異常により良好な網膜像が得られず視力発達が遅れているもの。矯正眼鏡を常用します。

不同視弱視：片眼性。不同視とは左右眼の屈折度数が著しく異なるものをいいます。この不同視により屈折異常が強いほうの眼に良好な網膜像が得られず，その眼の視力発達が遅れたものが不同視弱視です。矯正眼鏡を常用するとともに，必要があれば矯正視力の良いほうの眼（健眼）を隠し，悪いほうの眼（患眼）を積極的に使って発達を促す健眼遮蔽を併用します。

斜視弱視：片眼性。片眼性かつ恒常性斜視により斜視でない固視眼だけが使われ，斜視眼が使われないことによりその視力発達が遅れているものです。

形態覚遮断弱視：片眼の白内障や眼帯などで1眼が使用されないことにより，その眼の視力発達が遅れているものです。

教育や福祉分野では弱視（partial sight）と呼ばれています。この弱視は眼科でいう斜視弱視や不同視弱視などの器質的眼疾患のない医学的弱視（amblyopia）＊とは異なり，社会的弱視（教育的弱視）の意味で，視覚によって日常生活が不自由なものをさします。このように，2つの弱視があり，医療と教育・福祉間に混乱が生じています。したがって，最近はロービジョンという共通言語を用いるようになってきました。具体的には，世界保健機関（WHO）の基準では，盲は良いほうの眼の矯正視力0.05未満，もしくはそれに相当する視野障害（視野が10°以内＊）がある場合で，ロービジョンは0.05〜0.3未満です。また，米国では，視力0.1以下が盲ですが，わが国では，盲は一般に全く見えない状態（眼科的失明）を意味し，厚生労働省の定義でも指数弁以下です（最近は指数弁を0.01に置き換えることもあります）。

一方，WHOや米国の盲は「社会的失明」をさし，わが国の身体障害者福祉法の1級および2級に相当します[10]。失明の障害度の相対的数値化が試みられ[11]，最大の障害（死）を1.0と仮定した場合，失明は0.624に当たり（表1-1），他の障害に比して日常生活上かなり大きな影響が生じることを念頭に置く必要があります。

また，網膜色素変性症や緑内障患者で視力が0.7もあるのに，10°以内（60 cm離した半径10 cmの円）の求心性視野狭窄から日常生活で苦労している人に出会います。厚生労働省でも，このような視野障害の影響にかんがみて，身体障害者手帳の基準が1995年4月に改正され，さらに2018年7月より両眼の視力の和が廃止され，よく見える方の視力で判定されることになりました（表1-2）。また視野においても視能率から視野角度に変更され，自動視野計の基準が明確化されました[12]。しかし，これらは障害の医学的モデルの基準で，今後は如何に

表1-1　22の障害指標における相対障害度比較（Geneva meeting on disability weight）

指標名	平均値	標準偏差	指標名	平均値	標準偏差
四肢麻痺	0.895	0.027	膝以下の切断	0.281	0.059
認知症	0.762	0.071	狭心症	0.223	0.057
強度の扁頭痛	0.738	0.146	リウマチ	0.209	0.071
精神病	0.722	0.062	勃起不全	0.195	0.054
対麻痺	0.671	0.080	不妊症	0.191	0.095
失明	0.624	0.060	橈骨骨折によるギプス	0.136	0.058
うつ病	0.619	0.079	強度の貧血	0.111	0.066
ダウン症	0.407	0.126	強度の咽頭痛	0.077	0.054
直腸腟瘻	0.373	0.102	水溶性下痢	0.066	0.046
軽度精神遅滞	0.361	0.148	太りすぎ・やせすぎ	0.024	0.019
聾唖	0.333	0.099	顔面紅潮	0.020	0.038

（Murray CLJ：The Gobal Burden of Disease より）

＊「視野が10°以内」とは視野が半径10°以内に狭窄していることを意味しています。本書では，できうるかぎり半径または直径と記入しています。

表 1-2　身体障害者手帳認定基準（身体障害者福祉法施行規則別表第 5 号）

級別	視　覚　障　害
1 級	視力の良い方の眼の視力（万国式試視力表によって測ったものをいい，屈折異常のある者については，矯正視力について測ったものをいう。以下同じ。）が 0.01 以下のもの
2 級	① 視力の良い方の眼の視力が 0.02 以上 0.03 以下のもの ② 視力の良い方の眼の視力が 0.04 かつ他方の眼の視力が手動弁以下のもの ③ 周辺視野角度（1/4 視標による。以下同じ。）の総和が左右眼それぞれ 80 度以下かつ両眼中心視野角度（1/2 視標による。以下同じ。）が 28 度以下のもの ④ 両眼開放視認点数が 70 点以下かつ両眼中心視野視認点数が 20 点以下のもの
3 級	① 視力の良い方の眼の視力が 0.04 以上 0.07 以下のもの（2 級の 2 に該当するものを除く。） ② 視力の良い方の眼の視力が 0.08 かつ他方の眼の視力が手動弁以下のもの ③ 周辺視野角度の総和が左右眼それぞれ 80 度以下かつ両眼中心視野角度が 56 度以下のもの ④ 両眼開放視認点数が 70 点以下かつ両眼中心視野視認点数が 40 点以下のもの
4 級	① 視力の良い方の眼の視力が 0.08 以上 0.1 以下のもの（3 級の 2 に該当するものを除く。） ② 周辺視野角度の総和が左右眼それぞれ 80 度以下のもの ③ 両眼開放視認点数が 70 点以下のもの
5 級	① 視力の良い方の眼の視力が 0.2 かつ他方の眼の視力が 0.02 以下のもの ② 両眼による視野 2 分の 1 以上が欠けているもの ③ 両眼中心視野角度が 56 度以下のもの ④ 両眼開放視認点数が 70 点を超えかつ 100 点以下のもの ⑤ 両眼中心視野視認点数が 40 点以下のもの
6 級	視力の良い方の眼の視力が 0.3 以上 0.6 以下かつ他方の眼の視力が 0.02 以下のもの

2018 年 7 月 1 日改正
注意：1）自動視野計での周辺視野の評価は両眼開放静的視野計エスターマンテストで行う。中心視野の評価は 10-2 プログラムで行い，その視野障害の判定は 26 dB 以上の視認点数で行う。ただし最高視標輝度が 4000 asb. の視野計では 22 dB の，1000 asb. の視野計では 16 dB 以上の視認点数を数え，両眼中心視認点数を算出する。
2）重複障害の場合はまず，指数表にて各々の障害等級を指数に置き換え，それらの合計指数を重複認定表にて認定等級とする。

① 指数表

障害等級	指数
1 級	18
2 級	11
3 級	7
4 級	4
5 級	2
6 級	1
7 級	0.5

② 重複認定表

合計指数	認定等級
18 以上	1 級
11～17	2 級
7～10	3 級
4～6	4 級
2～3	5 級
1	6 級

社会的モデル，つまり生活の視点に立った考えを加味できるかが課題として残っており，厚生労働省には「視機能障害認定のあり方に関する研究」というプロジェクトチームが設置されました．しかも，日本語には平仮名，片仮名や漢字，それにアルファベットが混在しており，アルファベットのみの文章に比べて，より良い視力が必要です．現在わが国では，手動弁以上の視力で，眼鏡を装用しても日常生活に支障がでたり，困難を感じる人をロービジョン者と呼ぶようになってきました．そして，ロービジョンも以前は低視力と言われていましたが，低視覚と訳すべきで，視力障害や視野障害はいうまでもなく，色覚異常や調節障害などの機能障害をも含みます．

視覚障害者の保有視機能を最大限に活用し，QOLの向上をめざすケアがロービジョンケアです．

2 世界保健機関（WHO）の国際障害分類(ICIDH 1980)

WHOは1980年の概念モデルICIDH（International Classification of Impairments, Disabilities and Handicaps）では障害を疾病（disease），機能障害（impairment），能力障害（disability），社会的不利（handicap）に分類しています（図1-14）．

白内障を例にとれば，白内障手術は技術的な進歩や材質の改良で安全な手術となり，ほとんどの例で視力は1.0近くまで回復します．しかし，手術で水晶体は摘出されますので，すべての人が調節力のない状態になります．つまり機能障害者です．したがって，近くを見るときには近用眼鏡が必要です．白内障手術後でも，中には矯正視力が0.5以下となる例もあり，視機能障害が進むと本が読めなかったり，歩けないこともあります．この状態を能力障害といい，0.1未満になると極度に日常生活で支障が生じ，移動や情報処理が非常に難しくなり，仕事を失ったり，大好きな音楽会も1人では行けなくなったりします．このような状態を社会的不利と呼びます．

従来は機能障害までを医療が担い，それ以後の訓練は教育や福祉が担当していました．しかし，医療と教育・福祉の間の垣根は非常に高く，お互いに情報はほ

	眼疾患	視機能障害	視覚的能力障害	視覚的社会的不利
定義	視器の病的逸脱	視覚システムの機能低下	視機能障害による日常生活や社会生活での不自由	視覚能力障害が被る社会生活上の不利
障害部位	角膜，水晶体 硝子体，網膜 視神経，脳	視力，視野 両眼視 色覚，光覚	読み書き，歩行 日常生活 職業能力	身体的，社会的 経済的自立 雇用
対策	←―医療(キュア)―→		←――ロービジョンケア――→	
			←――教育・福祉(ケア)――→	

図1-14　視覚障害分類と対策

とんど交換されていません。この垣根を低くし，互いに風通しのよい状態にし，一緒に視覚障害者について頑張るのがロービジョンケアです。狭義では，機能障害および能力障害に対するケアをロービジョンケアと考えられていますが，私たちは，もっと広義にとらえ，ロービジョンケアはキュアからケアまでを包括するもので，決して特別なものではないと信じています。したがって，ロービジョンケアは医療の本来的なもので，眼科医がごく自然にロービジョンケアを開始することを期待します。

　2000年に日本ロービジョン学会が発足してから，ロービジョンケアへの関心は高まり，日本眼科学会や日本眼科医会もロービジョンケアを強力に推し進めています(日本版スマートサイト)[13-15]。この結果，各地でロービジョンクリニックが開設されています*。しかし，これらの多くは狭義のロービジョンケア(機能障害と能力障害を支援するもの)を提供しており，多くの患者や視覚障害者は，広義のロービジョンケア(眼疾患の治療から社会的不利まで支援)を求めています。つまり視覚障害者は「生活を支援するロービジョンケア」を願っているのです。

3　国際生活機能分類：国際障害分類改定版(ICF 2001)

　WHOは障害者の立場からかんがみて，ICIDHの機能障害を「心身機能・身体構造 (body structure/function)」，能力障害を「活動 (activity)」，社会的不利を「参加 (participation)」に変え，さらに「活動・参加」に統合し，2001年5月に新しい国際障害分類 (ICF: International Classification of Functioning, Disability and Health) を決定しました[16] (図1-15)。この改変に際し，上田　敏氏は著書『科学としてのリハビリテーション医学』(2001)の中で，「種々の生活機能 (functioning) と障害のレベルにおいて，障害（マイナス）を減らし，対応する健全な機能・能力（プラス）の開発・増進を行い，同時に環境を改善し（不利な環境の改善と有利な環境―障害者のための種々の施策など―の最大限の活用），最大限の"参加"状況を実現すると共に"心の立ち直り"（障害の受容）を実現して主観的な"体験"レベルでも最高の"質"を実現するのが"プラスの医学"としてのリハビリテーション医療である」と述べ，最高のQOL，すなわち高い社会的QOLと主観的QOLとを同時に達成するように，目標指向的アプローチで行わなければならないと強調しています[17] (図1-16)。

　患者や障害者がもつ機能のことを，残存機能というのはマイナスイメージが強すぎ，保有機能と呼ぶべきで，プラス志向でロービジョンケアは行っていきたい

＊ 日本におけるロービジョンクリニックは日本眼科医 (http://www.gankaikai.or.jp)，日本ロービジョン学会 (http://jslrr.org) や視覚障害リソースネットワーク (http://cis.twcu.ac.jp/~k-oda/VIRN) のホームページでは，各々594, 176, 179施設が登録され，また診療報酬「ロービジョン検査判断料」届出施設は617施設です (2018年9月)。

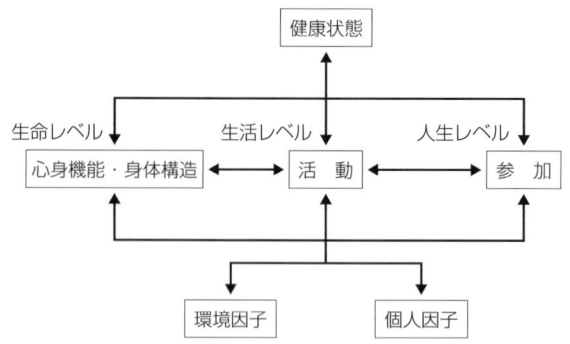

図 1-15　国際生活機能分類[16]（国際障害分類改定版 ICF 2001）
国際生活機能分類モデルに「生命レベル」「生活レベル」「人生レベル」を加えた図にした。

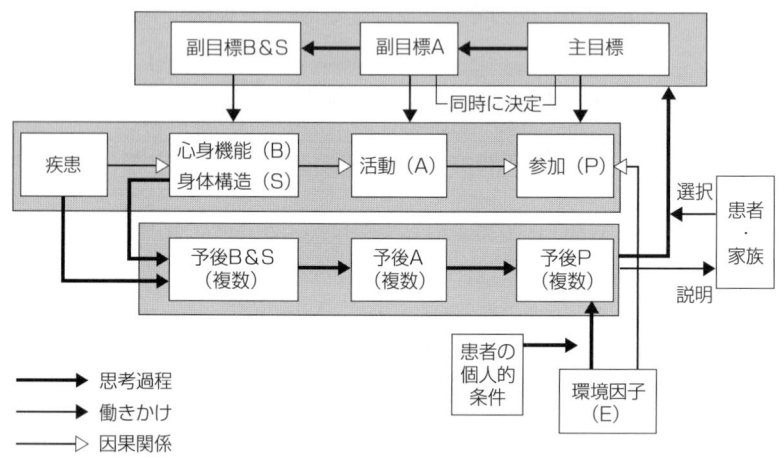

図 1-16　目標指向的アプローチ（上田）[17]

ものです。

4　視覚障害者への対応

　従来の眼科リハビリテーション（医学的リハビリテーション）は病名や失明の宣告・告知後，速やかに社会的・教育的・職業リハビリテーション（歩行・日常生活・職業訓練）につなぐことがおもな仕事と考えられていました。その場合，患者は医療から見放されたと勘違いし，医療から離れ，患者の心理状態が失望期，否認期，不安・混乱期，解決への努力期を経て，受容期になってようやく教育・福祉での訓練開始に至るため，無為な時間を要しました。この中で，障害を克服しようと思った方が歩行・日常生活・職業訓練などを受けていました（図 1-17）。このため，視覚障害者である患者は視覚障害のためのリハビリテーションを病院で受けることはできませんでした。眼科医療は診断と治療，その後の訓練は教育や福祉でという固定概念が確立し，両者の壁は非常に高く，連携はほとんどあり

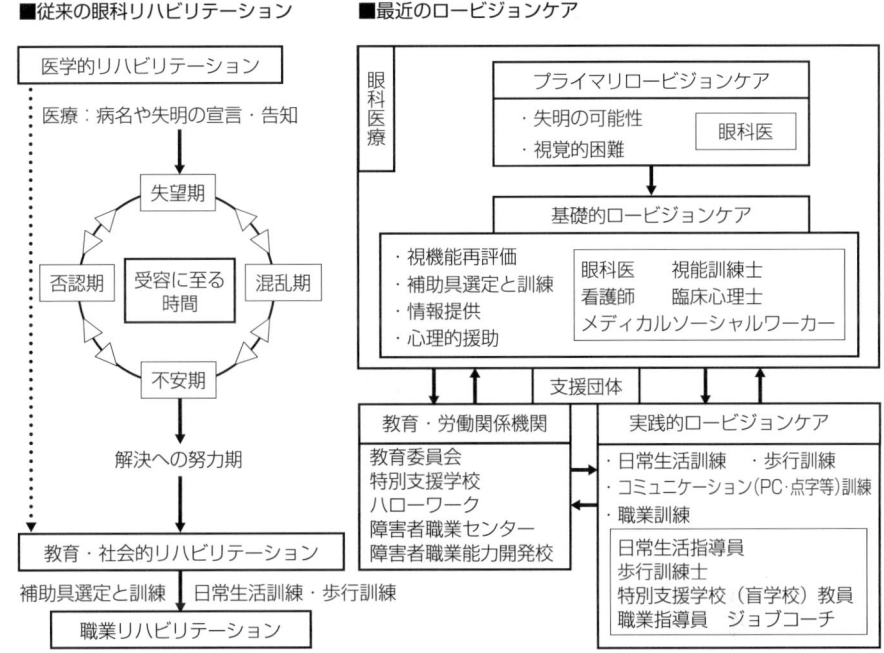

図 1-17 従来の眼科リハビリテーションと現在のロービジョンケア

ませんでした。

これに対して私たちが目指しているロービジョンケアは次のように行われます。

眼科医は患者の治療中に、早期に、適切にロービジョンケアを開始します。眼疾患の病状から考え、視覚的困難が予想されたり、患者が視覚的困難さを訴えた時点からロービジョンケアは導入されなければなりません。したがって、病名や失明の告知の有無にかかわらず、ロービジョンケアを開始します。眼科医によるこのようなケアをプライマリロービジョンケアと呼んでいます。私は診療中に眼底検査に用いる＋20D レンズを患者の目の前に置きます（図 1-18）。すると患者はしばしば「見える。見えるぞ」と驚嘆の声をあげます。このことからロービジョンケアは始まります。

さらに視覚補助具やケアを必要と判断した場合、眼科医の下で、視能訓練士、看護師やメディカルソーシャルワーカーなどの基礎的ロービジョンケアが開始されます。看護師などが日常生活の支障度を聞いたり、福祉サービス情報を提供したり、簡単な歩行の介助法を指導することは十分に可能です。ここまでが医療内で行い得るロービジョンケアで、最近はロービジョンリハビリテーションと呼ぶようになってきています[18]（図 1-19）。そしてその後、各種補助具の日常生活での使用訓練は日常生活指導員・歩行訓練士、盲学校教員や職業指導員に依頼します（実践的ロービジョンケア）。

このようなロービジョンケアシステムを行うことで、従来の眼科リハビリテー

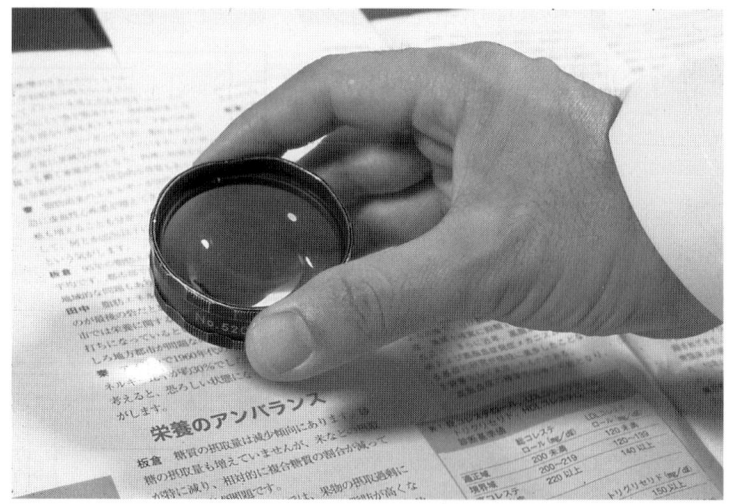

図1-18　眼科診察用＋20Dレンズ

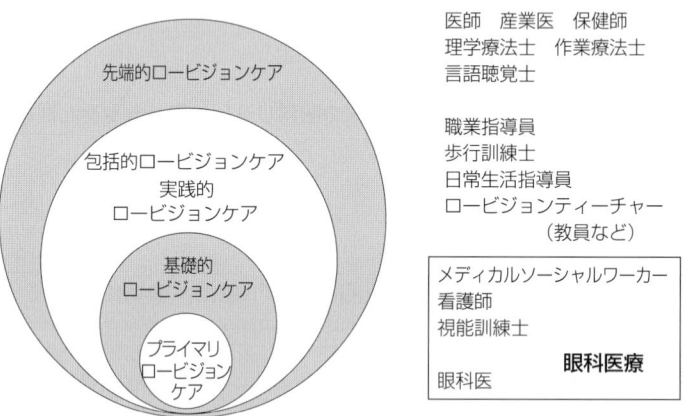

図1-19　ロービジョンケア

ションではほとんど不可能とされていた仕事の継続が80％以上の視覚障害者で可能となりました[19]。そして、さらに高年齢化が進むわが国では、視覚障害をもつ高次脳機能障害や肢体不自由などの重複障害が増加することが予想されており、内科医、外科医、リハビリテーション医や産業医と理学療法士、作業療法士や言語聴覚士などの協力を得ながら、包括的なリハビリテーションが求められています[20, 21]。

このため視覚領域でもより進んだ高度な訓練（先端的ロービジョンケア）が必要です。しかし、視覚障害者の抱える問題は医療だけでは決して解決できないのは自明のことです。それゆえ、医療以外の視覚障害児・者にかかわっている教育・福祉関係者とも積極的な交流を行い、目標指向的な広範なチームアプローチを行うことにより、視覚障害児・者のQOLが飛躍的に向上するものと思われま

す。このためのロービジョンケアの連携システムが構築されつつあります[14, 15]。

C 医療におけるロービジョンケアの担い手

　近代の医療は医師が診断・治療を行い，看護師が診療を補助し，患者の世話をするというのがオーソドックスな形でした。そして，薬剤師，検査技師や訓練士が仲間として加わり，治療，診断や訓練の場で活躍するようになりました。さらに，近年には，心理士やソーシャルワーカーも加わってきました。このように医療の役割分化が進んできています（図1-20）。

　私はロービジョンケアは眼科から始まると考えています。それは眼科医が眼疾患の病態から考え，失明の可能性や視覚的困難が予想できる唯一の立場にいるからです。したがって，患者が視覚的支障を訴えた時点からロービジョンケアを導入すべきですが，そのときには，看護師や視能訓練士などコメディカルは無論ロービジョンケアの大切なパートナーだと思っています。

1 「医療におけるロービジョンケアの担い手」に関するアンケート調査

　ロービジョンケアを行っている眼科で実際にどの職種がロービジョンケアを担っているかをアンケート調査しました[22]。2003年に日本眼科医会のロービジョンネットワークに登録されている九州地区の医療機関28施設を対象に調査しました*。そのうち21施設（75％）から回答を得ました。これらの全眼科には，看護師と視能訓練士が勤務していましたが，歩行訓練士は3施設にすぎません（図1-21）。そこでは，主に視覚的補助具の選定や読み書きの訓練が行われており，視能訓練士がこれに当たっていました（図1-22）。また，歩行訓練，日常

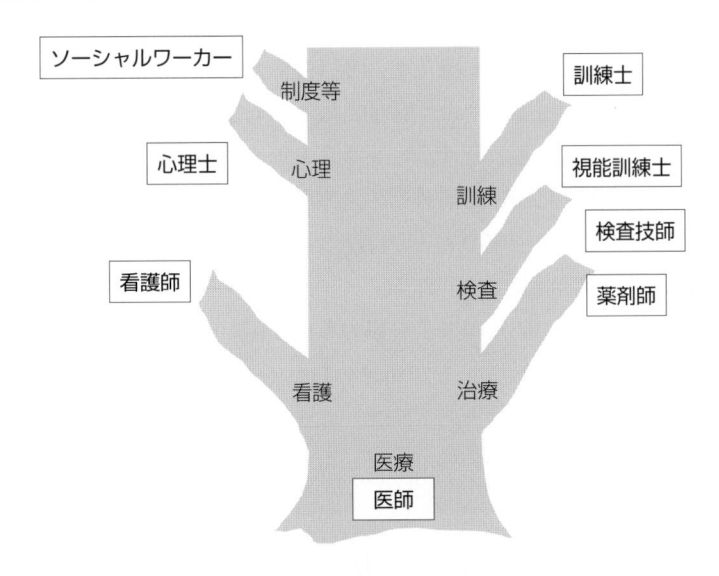

図1-20　医療の役割分化

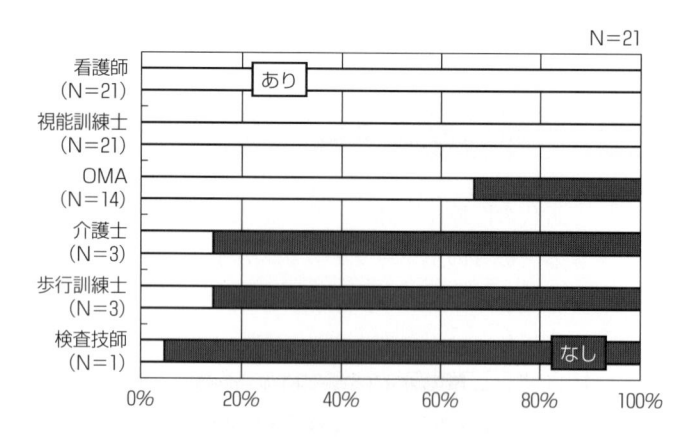

図 1-21　眼科に勤務しているコメディカル

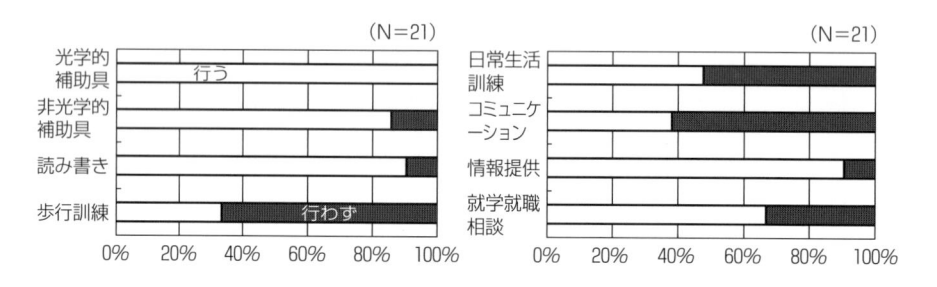

図 1-22　眼科で行われているロービジョンケア

　生活訓練やコミュニケーション訓練は，40％前後の施設でなされ視能訓練士や歩行訓練士が担っていました。

　一方，看護師がロービジョンケアを業務として行っているところは少なかったようですが，看護業務の中で日常生活指導，相談，情報提供などを4割以上の施設で行っていました（図1-23，24）。看護業務をこなすのに忙しい看護師がロービジョンケアに主体的に取り組むまでには至っていない実態がこのアンケートから読み取れます。なぜ？　と思う方が多いのではないでしょうか。ロービジョンケアにおける看護師の役割については第9章も参照してください。

　また，この調査では総合病院は6施設のみでしたが，理学療法士，作業療法士，言語聴覚士，心理士，メディカルソーシャルワーカーや介護士などの全職種が勤務していたのは1施設のみです。この施設は小児の療育施設で，より包括的なリハビリテーションが求められるため，多くの職種が働いているのでしょう。メディカルソーシャルワーカーは半数の施設で勤務しており，全員がロービジョンケアにかかわっていました。しかし，6つの総合病院全施設に理学療法士は勤務

＊ 2015年現在，日本眼科医会ロービジョンケア施設として登録されているのは，全国で524施設，九州では70施設に及んでいます。

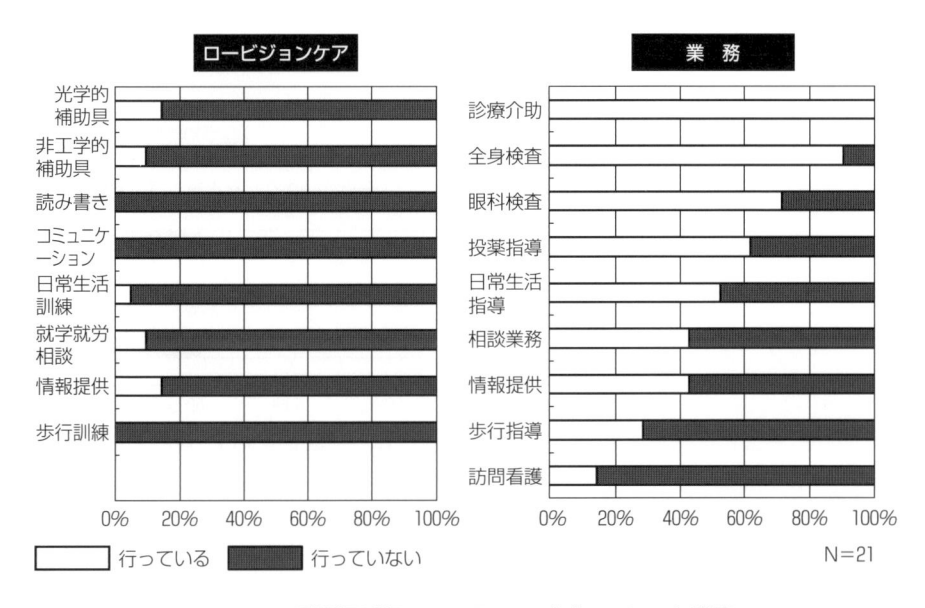

図 1-23 看護師が行っているロービジョンケアと業務

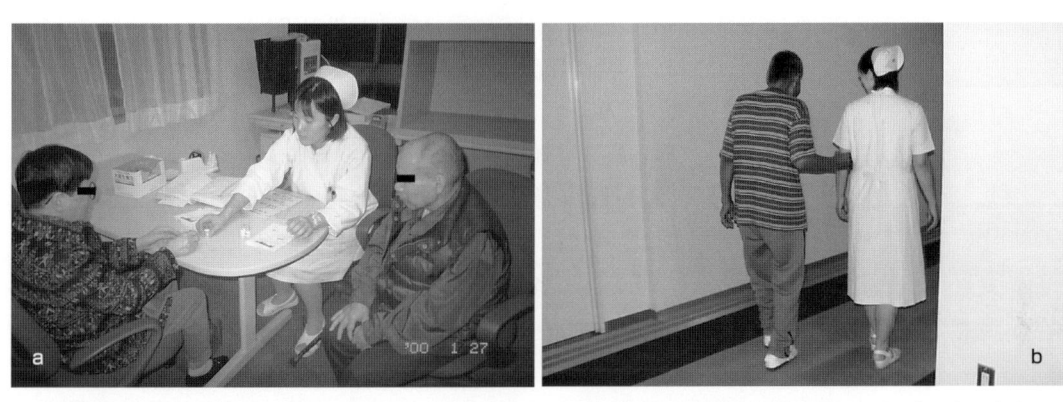

a：看護師が日常生活状況を聞き，点字シールなどを貼り，薬の服用指導や福祉サービスを提供している。
b：介助歩行を指導しながら語りかけ，心のケアも行っている。

図 1-24 看護業務として行っている日常生活指導

していましたが，視覚障害者のリハビリテーションが行われているのはそのうち2施設（33％）にすぎず，日常生活の訓練を行う作業療法士も5施設中2施設（40％）でしかかかわっていませんでした（図 1-25）。リハビリテーション専門職への需要が高まる中で，その養成も急ピッチで進められており，視覚障害をもつ肢体不自由者や脳血管障害者のリハビリテーションを行う機会は今後さらに増加していくでしょう。しかし，私が勤務している柳川リハビリテーション病院にロービジョンケアのために眼科を開設した当時（2000年）は，病院のだれもロービジョンケアを知りませんでした[23]。調査結果のごとく現在でも，視覚障害に対するリハビリテーションに携わっているものは少ないのが現状ですが，そ

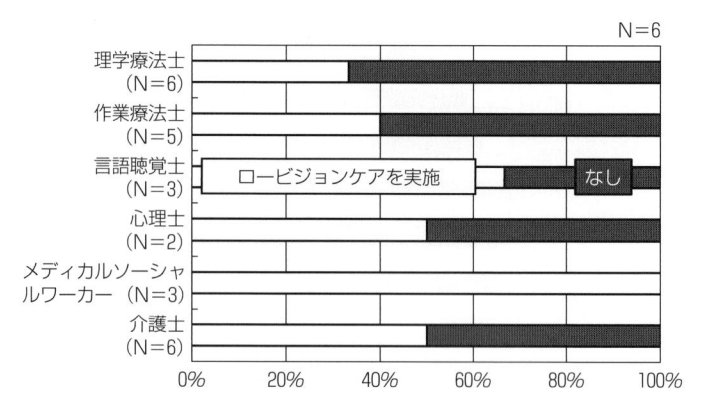

図1-25 総合病院おけるロービジョンケア

の数をもっと増やして彼らとともにロービジョンケアを行っていくことが絶対に必要です。

2 「できる活動」と「している活動」

　WHOは国際生活機能分類（国際障害分類改定版ICF 2001）の「活動（activity）」を「能力」と「実行状況」に分けています（図1-26）。すなわち，「できる活動」と「している活動」で，前者を訓練士が，後者を看護師や介護士が担っています[24-26]。整形外科や神経科領域のリハビリテーションでは，クリニカル（クリティカル）パスや機能的自立度評価法（FIM：Functional Independence Measure）などの概念がすでに導入されてきており，訓練士と看護・介護職が同一患者の「している活動」を各自の専門職の立場から評価しています。ロービジョンケアでは個々のニーズが多様であるため，一概に論ずることは難しいのですが，これらの考え方はロービジョンケアでも当然当てはまります。視能訓練士や他の訓練士はロービジョンケアとして患者や視覚障害者の「できる活動」を増やし，「している活動」につないでいくべきです。

　一方，眼科に勤務している看護・介護職は看護業務の中で「している活動」を把握し，「できる活動」を増やしていく努力をすべきで，両者は連携して行う必要があります。

　看護師は診療介助や事務仕事などの看護業務で多忙を極めていますが，看護師は本来「生活の援助を通じて，患者に何ができ，何ができないかを観察し，今どんな援助が必要かを判断する」よう教育されています[27]。したがって，問題意識の高い看護師は，医師と患者との会話や診察室での行動から実行状況を観察・評価し，患者が日常生活や学校生活で必要な情報を提供しています。つまり，看護師が「している活動」を把握し，「できない」ために「していない」なら「できる活動」を増すために必要な情報を提供し，場合によっては訓練施設に紹介すべきです。無論，看護師が訓練できれば，自分で「できる活動」を増やしていく

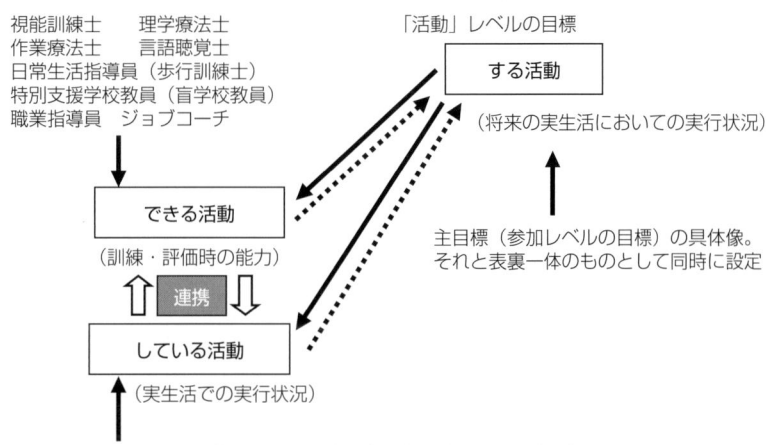

視能訓練士　理学療法士
作業療法士　言語聴覚士
日常生活指導員（歩行訓練士）
特別支援学校教員（盲学校教員）
職業指導員　ジョブコーチ

「活動」レベルの目標
する活動
（将来の実生活においての実行状況）

できる活動
（訓練・評価時の能力）

連携

している活動
（実生活での実行状況）

主目標（参加レベルの目標）の具体像。それと表裏一体のものとして同時に設定

他科の医師，産業医・産業保健師，看護・介護職，教員，福祉職，家族

図 1-26　視覚障害者の活動向上訓練の原則[23]

ことは一向に構わないことです。一方，「できる」のに「していない」なら「コーチング」などを駆使して「している活動」を増していくべき任務が看護業務の中にはあります。このような役割はロービジョンクリニックのない眼科施設ではより重要で，看護師は視能訓練士とともに積極的に果たすべきです。また，内科や外科であっても看護師は必ず勤務しています。それゆえ，眼科以外でも看護師が視覚障害者のケアの窓口となることは可能ですし，むしろ看護師は積極的にロービジョンケアの窓口となるべきです。糖尿病療養指導士も多くは看護職ですので，彼らに大いにロービジョンケアの窓口になることを期待しています[28]。

3 ロービジョンケアにおけるカウンセリングとコーチング

　ロービジョンケアにも，コミュニケーションの「3C」，コンサルティング（consulting），カウンセリング（counseling）とコーチング（coaching）は存在します。疾患の診断・治療や機能障害で行われるのはコンサルティングで，専門的な情報を提供し，問題解決の方法や診断，治療，予後，予防，説明と同意などです。その後に生じる心理的問題が表面化する能力障害や社会的不利に対して，専門的援助が必要となるロービジョンケアではカウンセリングが主です。過去に原因を求める特徴があり，最も大切なのは心のケアだと思います。一方，コーチングは「相手の自発的な行動を促すコミュニケーションの技術」で，「質問」「傾聴」「承認」「提案」の4つの基本的なスキルを使い，コーチングする相手の目標，意欲，能力を引き出すコミュケーション技術です[29]。

　たとえば，歩行が難しくなった視覚障害者に白杖をもっていただくのはとても大変です。まず，白杖の使用は障害の受容とも複雑に絡み合い，時間がかかります。ここではカウンセリングが必要です。やっとの思いで，白杖をもつ気になり，訓練のため入院してきた方の例をお話しします。

彼女は3か月間の訓練で，病室から眼科外来に白杖を振り単独歩行で来ることができるようになりました。しかし，ある日病棟の廊下で別の視覚障害者とぶつかり，転倒しました。そのとき，彼女は白杖を用いず歩いていたようです。彼女は訓練時には必ず白杖を振りますが，トイレや食堂などへ行く時には白杖を使いませんでした。まだ，白杖を使う気持ちになれないようです。なぜ，彼女は白杖を使わないのでしょう。ここにカウンセリングやコーチングが必要です。

別の事例をあげましょう。眼科で拡大鏡（ルーペ）や単眼鏡を選び，その訓練を行い，上手に文字を読むことができるようになった視覚障害児がいます。しかし，学校ではこれらを使いませんが，家で宿題をするときはルーペで見ています。なぜ，この生徒は授業中，ルーペや単眼鏡を使わないのでしょう。彼の内なる心を外向きにしていくのがカウンセリングやコーチングだと思います。教室でルーペをもつ気持ちになるためには，どうしたらよいか，ともに考えていく姿勢が大切です。

4 「している活動」から「する活動」への展開

「できる活動」「している活動」を「する活動」にすることは，眼科医や医療スタッフは無論，家族を含む全ての人の最も重要で，かつ大変な仕事です。そのためには，私たち関係者によるカウンセリングやコーチング技術が非常に有効であると述べました。しかし，ロービジョンケアの対象となる患者の場合，彼ら自身では自分でどのようにすればよいか全く知識や技能がない方がほとんどです。つまり，障害に打ち勝つ「すべ」を持ち合わせていない患者さんたちには，いくらコーチングしてもそれは有効ではありません。まずは，「できなくなった」1つひとつを「できる」ように訓練する必要があります。そして，それができることで自信が1つひとつついてきます。そして，「している」ことが1つひとつ増えていきます。このようなロービジョンケアのプロセスにおいて，重要なのはカウンセリング，やはり「心のケア」だと私は確信しています。しかし，カウンセリングはそれなりの経験や専門的知識がなくては成り立ちません。一方，コーチングは，「できる」が，「していない」患者さん自身の中に，答え（「する」）を見出すもので，専門性の有無は重要ではありません。それゆえ，ロービジョンケアに関する専門的知識の少ない看護師などは，日常生活の視点からコーチング技術をまず，習得すべきだと考えます。

医療の現場での実行状況を観察・評価するのは看護師や介護職ですが，社会では福祉職の役割，通常の学校では教員の役割です。しかし，教員であっても盲学校や弱視学級担当者は「できる活動」を増やすことを求められます。大切なことは「している活動」を増やすことで，そのためには訓練を行う者との個々の事例における連携が不可欠です。そして，医師，看護師，介護士，訓練士，教員・福祉職やボランティアなどが，家族を含めて皆で患者や視覚障害者自らの意思で

「する活動」へ導いていきます。

5 ロービジョンケアにおける眼科医の役割

以上述べてきたロービジョンケアは、どうしても医師、眼科医がまず、コメディカルの模範となり積極的に行う必要があります。ロービジョンケアは難しいと毛嫌いする眼科医が多いようですが、それは大きな間違いであると断言できます。医師、看護・介護職や訓練士といった医療スタッフなら、誰でも患者の姿や様子を見て、何も感じない人はいません。不幸にも見えなくなった患者の不安に怯える姿を見て、何も感じない眼科医、視能訓練士や看護師はいません。このようにロービジョンケアの起源は「医の心」であり、「医のやさしさ」です。眼科医がそっと「心の手」を出せば、それでロービジョンケアは始まります。そのためにも、眼科医として当然ロービジョンケアを学ぶ必要があります。特に、レーベル病など遺伝性疾患においては、確定診断をくだした眼科主治医が、ロービジョンケアの導入を行うことが、その成功の鍵となります[30]。最近、私はよく鎌田實氏の「医」と「醫」の違いを考えます[31]（**表 1-3**）。

以上のような考えで、日本眼科学会の企画・監修にて、診断と治療のシリーズEYE88『ロービジョンケアは医の心』のビデオを作りましたので、興味のある方は是非ご覧ください。

D ロービジョンケアとQOL

視覚障害者の保有している視機能を最大限活用し、quality of life（QOL）の向上を目指すのがロービジョンケアです。

ロービジョンケアとQOLについては、各ライフステージそれぞれの共通課題があります。視力障害があっても、どうすれば生き生き生活できるかを誰もが考えています。視力障害者であっても日常生活で抱えている問題をどう解決するか、日常生活での具体的な工夫をすることによりQOLは高まります。

QOLを高めるための取り組みとしては、「ここが問題」と問題志向に走るのではなく、その人が本当に必要なものを獲得するにはどうすればいいかという目的志向に考えることが大切です。したがって、本人の意図に沿ったかかわり合いを

表 1-3 「医」と「醫」（文献31）、鎌田による）

- 医は「矢を引く」ということで、人間の「技術」を示す。
- 殳（ほこつくり）は役の一部で、「奉仕」を示す。
- 酉（とりへん）は神に酒を奉ることで、「祈り」や「癒し」を示す。
- 醫から医に字が変わったときに、医療は本来もっていた「技術」と「奉仕」と「祈り」の三位一体を忘れ去り、技術に走っていたのではないだろうか。医療がかつての技術と、奉仕と、祈りをバランスよく取り戻したときはじめて、痴呆性老人や末期がんの患者さんをやさしく看ることができるのだと思う。

していくことが，援助者側のポイントになります。

　QOLを高めるためのロービジョンケアは段階的な実施をするのではなく，並行的，機能的に実施していくことがポイントになります。段階的方法ですと生理的，機能的な面を重視するために，拡大鏡（ルーペ）を合わせる，単眼鏡を合わせることが優先されがちです。実際に本人が見たいものを見せるのではなく「この拡大鏡（ルーペ）が使えるようになったら次のものを使いましょう」という方法を取りがちでした。しかし本人が「今見たいものを見る」ために必要なものをどんどん与えていくようなやり方のほうが好ましいのです。段階的方法では訓練の時間が膨大にかかり，本人の意図に沿わないことがあります。ですから"脱ステップ化"を考えたほうがよいかと思われます。

　さらにQOLを高めるためのロービジョンケアは，できるだけ日常生活に根ざした訓練をすることが大切です。リハビリテーションセンターや眼科の訓練を受けに行くというのではなく，日常の生活の中で簡単にトレーニングできる方法で，いつでも，どこでも取り組めるのが本来の姿です。

1　QOLを高めるための方法

　本人のQOLを高めるためにもっとも大切なことは，自分の視野のどこが使えるか，自分の視力ではどういう距離が見やすいのか，あるいはカラーコントラストをどれだけ識別できるかなど「自分の見え方」を知ることが大切です。次に，本人のニーズに合わせた光学的な補助具の選択があります。矯正で済ませるのか，補助具を使うのか，調光装置を使ってコントラストを変える，明るさを変えるなど物理的な環境を整えることを考えます。

　さらに本人の眼を使うために眼の機能を高めるためのeye movement訓練をする必要があります。eye movement訓練をきちんとすることによって，自分の視野や視力，コントラストを理解することができるので，より具体的に生活の質を高めることに結びつきます。

　その他，社会資源の活用として，職業訓練校に行くことや，学校の選択をどうするか，医療場面でどういうケアを受けるか，福祉資源をどう生かすかというようなことがあります。そういうものをうまく組み合わせることによって，ロービジョンケアを実施し，視覚障害者のQOLを高めることができます。

2　ライフステージに合ったロービジョンケア

　視覚障害者のQOLを高めるためには，各ライフステージに共通の課題とそうでないものとを明らかにし，問題を解決していくことに焦点を当てて，本人にとって一番やりやすい方法を実施することによって訓練の意欲が高まり，同時にQOLが高まるようにもっていくことが大切です。

　QOLを高めた具体例を紹介しましょう。

■ 事例　遮光眼鏡でよく見えた女児（錐体ジストロフィ）

　小学校6年生の錐体ジストロフィ，女子のケースで，視力が両眼0.2しかでません。授業中ノートを取ることが非常に苦手であり，理科の実験における化学変化がわかりません。当初3.5倍の手持ち式拡大鏡（ルーペ）と4倍の単眼鏡を処方しましたが，本人は，できれば眼鏡で矯正してほしいと希望しました。もともと，コントラストを上げれば視力がでる可能性もあり，日常生活では，はっきりとした色の判断はできます。そこで，遮光眼鏡のCCP400SAを使ってみました。すると視力が0.7となり，本人自身もびっくりするような結果を得ることができました。

　このように，本人が「使いたくない」と言ったときにそれを受け止め，さまざまな努力をしてみることが重要です。

■ 事例　コンタクトレンズが人生を変えた中学男児－屈折矯正がロービジョンケアの第一歩（網膜色素変性症）

　3歳ごろ夜盲が出現し，網膜色素変性症と診断されました。母親のみが患者の会での医療相談後，ロービジョンケアを求めて13歳のとき受診しました[32]。右視力＝0.01（0.01），左視力＝0.03（0.9）で，これまでの眼科での視力検査では0.1までしかでず，「自分の眼はもうだめだ」とあきらめ，自暴自棄になっていたようです。そして，網膜色素変性症による羞明（まぶしさ）は彼にもあったようですが，遮光眼鏡は他人との違いをあからさまにしてしまうもので，「みんなと同じでいたい」との心情に合わず，本人や家族はその装用を拒否していました。そこで，国から認可されていませんが，ブラウン色のカラーコンタクトレンズ（CL）を薦めました（**カラー口絵，図11参照**）。CLは角膜に密着するため光学的に優れ，見える範囲が広いとされています。カラーCLは上下左右からの羞明にも効果があり，何より外観上「友達と同じ」でした。このCLが「まだ見える」との自信の回復につながったと，後日，本人から聞かされました。たった1枚のCLが彼の人生観に影響したのです。屈折矯正の必要性と適切な眼鏡処方の重要性を改めて強く感じました。そして，彼は，県立の最難関高校に入学しました。このように受験を通じて得られた達成感は，障害者にとってより大きな自信の回復となります。

　その後も，歩行，特に夜間歩行訓練，視野狭窄に対するeye movement訓練とマイナスルーペの使用訓練を行いました。大学進学相談をされ，欧米での視覚障害者の職業状況を知りたいとの要望が出され，在米日本人の視能訓練士や視覚障害留学生を紹介しました。そして，現在の彼の視力は（0.5）で，視野狭窄もやや進行してきていますが，大学生となり，親元を離れ，1人暮らしをしています。夢であったサッカー部にも入り，積極的な学生生活を送り，青春を謳歌しています。

■ **事例　バリアフリーを仕事にした建築会社の営業所長（網膜色素変性症）**

　網膜色素変性症により視野が10°以内，視力が0.1となり，「もう仕事が続けられないかもしれない」と相談にみえました。「建築会社にいたのだから，バリアフリーのことはよく知っているよね。視覚障害者がどういうふうに困るかがよくわかるよね」と話したところ，話に乗ってこられました。自分の会社で建物を建てるときに，視覚障害者にとって楽に生活できる建物を提言できることで会社と折り合いをつけました。その結果，本人は会社に戻ることができ，バリアフリー担当で頑張っています。

　この方の場合，視野は狭いのですが手持ち式拡大鏡（ルーペ）5倍を処方して，日常生活はそれなりに暮らせています。ご本人の，「仕事がなんとかならないだろうか」というところに焦点を当て，「その視力で仕事は無理だ」というのではなく，障害を逆手にとって，発想を変えることで，今の仕事の延長線上に次の仕事を考えることができたわけです。これはQOLを考える意味でも重要なことだと思います。

　QOLのlifeには「生命」「生活」「人生」の意味があります。「生命の質」の向上を医学が，「生活の質」の向上をロービジョンケアが担っています。さらに「人生の質」を高めるためには，多くの職種の方々との広範なチームアプローチによるロービジョンケアが必要です。

文献

1) 厚生労働省社会・援護局障害保健福祉部企画課：平成28年生活のしづらさなどに関する調査（全国在宅障害児者実態調査結果）．http://www.mhlw.go.jp/toukei/list/seikatsu_chousa_h28.html
2) 日本眼科医会研究班：日本における視覚障害の社会的コスト．2007
3) 若生里奈，安川 力，加藤亜紀，大森豊緑，石田 晋，石橋達朗，小椋祐一朗：日本における視覚障害の原因と現状．日眼会誌118：495-501，2014.
4) 髙橋 広：北九州市内19病院眼科における視覚障害者の実態調査　第1報　視覚障害者と日常生活訓練．臨眼52：1055-1058，1998.
5) 髙橋 広：北九州市内19病院眼科における視覚障害者の実態調査　第2報　視覚障害者と日常生活状況．眼紀50：425-426，1999.
6) 髙橋 広：北九州市内19病院眼科における視覚障害者の実態調査　第3報　視覚障害者の視機能と日常生活状況．臨眼53：653-657，1999.
7) 髙橋 広：高齢者におけるロービジョンケア―高齢視覚障害者の実態と訓練器としての眼底カメラの可能性．眼紀51：1110-1114，2000.
8) 髙橋 広：高齢者のロービジョンケア　病院眼科と老人保健施設での実態．眼科ケア3：196-202，2001.
9) 髙橋 広，花井良江，土井涼子，岩本寛子，山田信也：柳川リハビリテーション病院におけるロービジョンケア　第8報　緑内障患者に対するロービジョンケア．あたらしい眼科19：673-678，2002.
10) 平塚義宗，小野浩一，金井 淳：世界の失明はどうなっているのか．日眼会誌105：369-373，2001.
11) Murray CJL, Lopez AD：The global burden of diseases. Harvard University Press. USA, 1996.
12) 日本眼科学会・日本眼科医会合同委員会作成：視覚障害認定基準の手引．2018.4.27（日

本眼科学会 HP：www.nichigan.or.jp/news/56.jsp，日本の眼科 89：707-716, 2018)

13) 種田芳朗：ロービジョンネットワークの構築についてのお願い．日本の眼科 73；1361-1368, 2002（随時追加されており，日本の眼科 74：405, 2003，75：509，1011，1317，1439，2004 や日本眼科医会のホームページを参照).

14) 山縣祥隆，森　一成，和田眞由美，伊藤節代，井上芳子，大竹温子，栗本典子，榊原道眞，笹田多恵子，宍田克己，新谷佳伸，高橋政代，千田容子，成戸宏幸，新阜義弘，野村明紀，堀　康次郎，増田桃子，山口規子，山下秀明，山本博之，渡辺　譲：ロービジョンケアを紹介する兵庫県版スマートサイト「つばさ」の短期効果について．日本ロービジョン学会誌 11：S5-S10，2010.

15) 永井春彦：北海道におけるロービジョンケア　連携システムの構築．日本の眼科 85：799-802，2014.

16) 世界保健機関・障害者福祉研究会（編）：ICF 国際生活機能分類，国際障害分類改定版．中央法規，東京，2002.

17) 上田　敏：科学としてのリハビリテーション医学．pp37-96, 医学書院，2001

18) 髙橋　広：これからのロービジョンケア〜20 年の軌跡から〜．眼臨紀 8：879-884．2015.

19) 山田信也，高橋　広：産業医科大学病院眼科におけるロービジョンケア　第 2 報　職業的ロービジョンケア．眼紀 50：476-480，1999.

20) 髙橋　広：視覚障害者のリハビリテーション　ロービジョンケアにおいて作業療法に期待するもの．作業療法 22：528-536，2003.

21) 髙橋　広，松野　豊：柳川リハビリテーション病院におけるロービジョンケア．第 5 報　病院リハビリテーションにおけるロービジョンケアの必要性．OT ジャーナル 37：1223-1230，2003.

22) 髙橋　広：私のロービジョンケア 11 ロービジョンケアの担い手　看護職の役割．臨眼 58：274-278，2004.

23) 髙橋　広：私のロービジョンケア 10 ロービジョンケアおけるリハビリテーションスタッフの役割．臨眼 58：142-149，2004.

24) 上田　敏：国際生活機能分類（ICF）とリハビリテーション医学の課題．リハ医学 40：737-743，2003.

25) 髙橋　広：私のロービジョンケア 12 障害学　盲ろう体験のすすめ．臨眼 58：432-435，2004.

26) 髙橋　広：ロービジョン者の「できる活動」「している活動」とは，そして「する活動」へ展開するためには．眼科ケア 7：222-229, 2005.

27) 工藤良子：視覚障害者の Quality of life（QOL）の向上を目ざして　看護職が果たす役割．眼紀 53：517-521，2002.

28) 髙島明美：地域 CDE における糖尿病患者のロービジョンケアの実際ー北九州 CDE（福岡県・佐賀県認定北九州地区糖尿病療育指導士）の会の事例より．看護技術 48：1587-1591，2002.

29) 日野原万紀，井原恵津子，清野健太郎，磯　さやか：ナースのためのコーチング活用術，医学書院，東京，2003.

30) 髙橋　広，山田信也：柳川リハビリテーション病院におけるロービジョンケア　第 10 報　ロービジョンケアにおける眼科主治医の役割ーレーベル遺伝性視神経症の場合．臨眼 59：1281-1286，2005.

31) 鎌田　實：がんばらないで．200-207，集英社，東京，2000.

32) 髙橋　広：私のロービジョンケア 1「医の心」から展開したロービジョンケア．臨眼 57：666-670，2003.

第2章 ロービジョンケアに必要な基礎知識

A 眼の構造と機能

1 眼の構造

　眼の構造は3つの膜；外膜（角膜，強膜），中膜（ぶどう膜：虹彩，毛様体，脈絡膜）と内膜（網膜）からなります（図2-1，カラー口絵，図1）。その内容としては，眼房水，水晶体，硝子体があり，光はおもに角膜と水晶体より曲げられ（屈折され）網膜上に結像します*。網膜に達した光を視細胞（錐体と杆体）が受容します。錐体は視力や色覚を，杆体は光覚をつかさどります。その数は錐体が約700万でおもに黄斑部（中心窩）にあり，杆体は中間部に約1億2,000万あるといわれています（図2-3, 4, 5，カラー口絵，図2）。その後，光刺激は，双極細胞から網膜神経節細胞に伝えられ，網膜神経節細胞の軸索突起（視神経）により眼球の外に出ます。そして，視交叉を経て，外側膝状体で神経を乗り変え（シナプス形成），視放線となり後頭葉の第1次視覚野に到達します（図2-6）。そして，視覚は2つの経路，①頭頂小葉に向かう背側路系（空間視），②下側頭葉連合野に向かう腹側路系（形態視や色覚），に分かれ前頭葉で照合され認識されます。

　このような視覚は眼電気生理学の進歩よって，網膜機能を網膜電図（electroretinogram：ERG），網膜色素上皮細胞の機能を眼球電図（electrooculogram：EOG），網膜から後頭葉までの機能を視覚誘発電位（visual evoked potential：VEP）で検査できます。VEPには光刺激のフラッシュ（flash VEP）と市松刺

＊光線の進路は媒質の境で変わる。これを屈折という。屈折力の単位はdiopter（D：曲光度）で，焦点距離（m）の逆数です。1Dは焦点距離1mのレンズ，2Dは焦点距離1/2mのレンズの屈折力を示し，凸レンズには＋，凹レンズには－の符号を付けます。無調節の状態での角膜の屈折力は40D，水晶体は20Dで，眼球全体で約60Dといわれています。

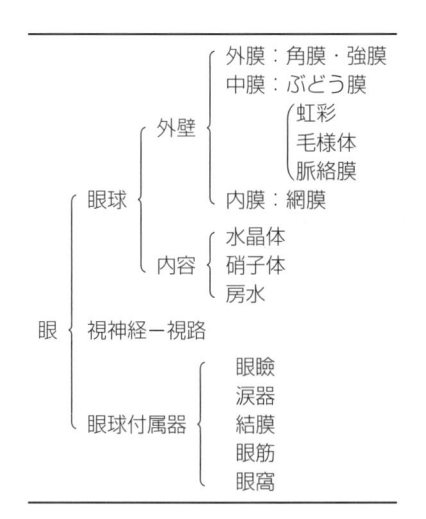

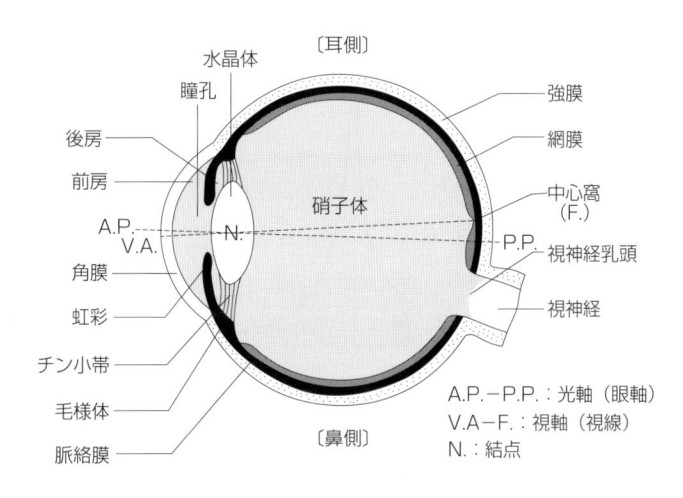

図 2-1　視覚器の構成と眼球の水平断面図

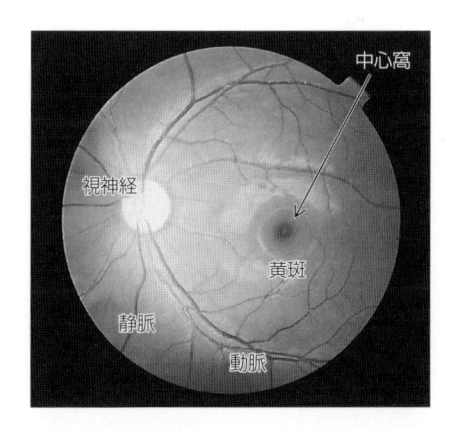

図 2-2　左眼眼底（カラー口絵，図 1 参照）

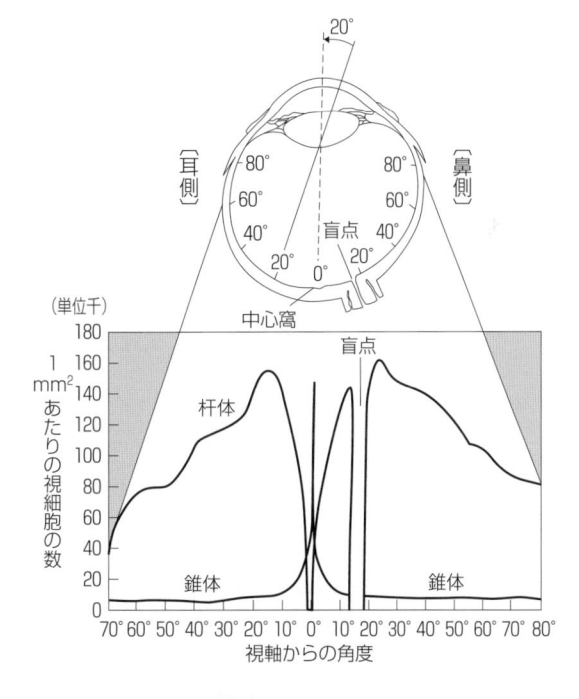

図 2-3　視細胞の分布（Pirenne, 1967）
左眼網膜の水平断面付近における錐体と杆体の分布

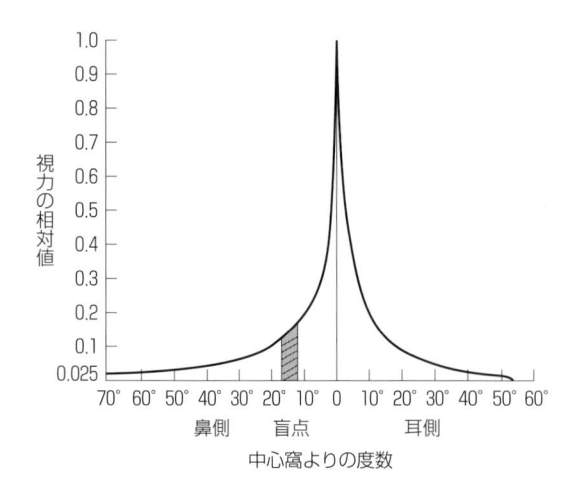

図 2-4 網膜部位と視力（Wertheim, 1894）
錐体の分布と一致して中心窩（0°）を離れるのにつれ，視力は急激に低下し，5°の偏位で0.3，10°で0.2程度となる。

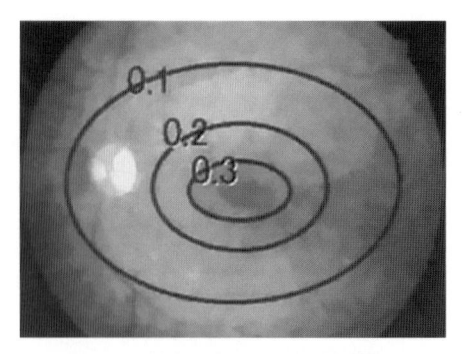

図 2-5 健常者左眼の中心外視力[1]
（カラー口絵，図2参照）
中心外視力は中心窩から離れるのにしたがい低下し，0.1，0.2，0.3の視力に相当する網膜上の部位を結んだ等視力曲線を示す。（吉田晃敏：日眼会誌 104：899-942, 2000）

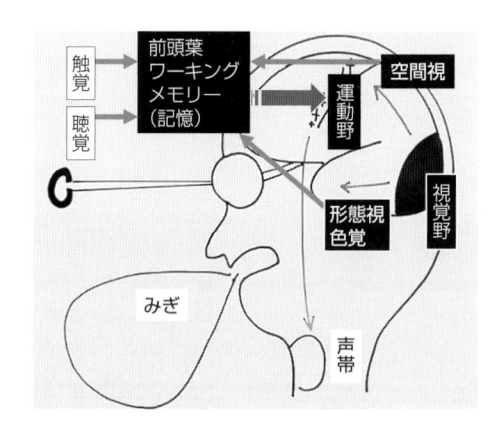

図 2-6 知覚から行動

激のパターン（pattern VEP）があります。また，認知レベルの検査には事象関連電位（event-related potential：ERP）がありますが，いまだ実用に至っていません。

2 視覚の発達

　日常生活において外界からの情報の約8割以上が視覚を通じて得られるといわれていますが，視覚は生まれながらにもっている感覚ではなく，経験や訓練によって発達します。生まれてすぐには母親の顔がはっきりと見えず，徐々に発達して8歳前後で視覚は完成するといわれています。しかし，医学的弱視の治療は小学校のうちは続けることがあり，眼球自体も20歳ぐらいまで大きくなります。

最近の研究によると，新生児の視力は0.01，生後1か月では0.02，3か月では0.1，6か月では0.2ですが，3歳時にはすでに1.0の視力に達しているといわれています。このように視覚は生まれてからも発達し，3か月〜3歳が最も視覚発達において重要な時期だと考えられています。このため，3歳児健診で視力検査を行うようになりました。

3 「みる」ことの意味

辞書を引くと多くの「みる」に出会います。

見る：生理的機能としてみるという表現がふさわしく，受容といった言葉で表せる見方。
視る：注意してみる見方。部分に分けていく見方で，分析といった言葉で表せる見方。
眺る：全体としてみる見方。総合という言葉がこの文字にはふさわしい。
診る：調べるという要素と，即時的な判断がこの文字にはふさわしい。
看る：長期間にわたって見守り続けるという見方で，看護という言葉に置き換えられる。
望る：現在から未来をみる見方で，予見という言葉に対応する。
省る：原点に戻る。過去をみる見方で，内省という言葉がふさわしい。
察る：一を聞いて十を知るものの見方。洞察という言葉に対応する。
証る：実証的にみる見方。別の言葉で表すならば証明の文字があてはまる。
観る：以上の9つの見方を統合したような見方で直観という言葉がふさわしい。

そして，視と眺，診と看，望と省，察と証はそれぞれ互いに補完する関係にあります。各自がどのような「みる」を使っているか考えてみてください。

4 視力1.0のもつ意味

視力表で1.0のランドルト環を示したとき，①眼球には異常がない，②視神経は正常，③後頭葉（第1次視覚野V1）も正常，④認識をつかさどる連合野も正常（V1→下頭頂小葉に向かう背側路系：空間視，V1→下側頭葉連合野に向かう腹側路系：形態視や色覚），⑤前頭葉で照合，⑥運動中枢が正常運動器（声帯）が正常に働き，「みぎ」と発語します。このように，視力1.0は感覚器（受容器），中枢，運動器などすべてが十分に機能していることを意味しています。「視力1.0」はなんとすばらしいことでしょう（図2-6）。

しかし，どこか1か所でも具合が悪ければ，通常の視力検査はできません。それが，受容器である眼疾患であったり，中枢である後頭葉が障害を受けても同様です。たとえ眼から後頭葉までが正常で，第1次視覚野に像が写っていても，認識をつかさどる連合野が障害を受けていれば同じように視力検査は不能です。見えていても「みぎ」だと認識できず，単に視力検査ができないで片づけられてし

まいます。しかし，母親や家族の観察は鋭く，「よくわからないんですが，何か見ているような気がするんです」「時々目線が合うような気がするんですが」「おじいちゃんはじっと何かを見つめているようですが」などの訴えに遭遇することがあります。おそらくこのような場合は見えている可能性があり，私たちが，子どもや高齢者，障害者から発信されている合図がわからない場合が多いようです。

筆者の診察室には大きなテレビがあり，子どもたちの大好きな「アンパンマン」を映しています。視力検査のできない子どもが，眼鏡をかければ一生懸命「アンパンマン」を見ていることがあります。しかし眼鏡を外すとわけもなくキョロキョロする。そのとき，私は母親に，「ほらこれだよ，これだよ，彼は『アンパンマン』を見ているよ，メガネをかければ見えているよ」と語りかけます。たとえ視力が測れなくとも，眼鏡の効用は家族へのアンケート調査からも確認できます。眼鏡で世界を広げることは眼科医の責務で，障害児（者）においてもまた同様であると確信しています。また，視覚障害者のロービジョンケアの第一歩は，屈折矯正であることに異議を唱える人はいないと思います。

現在，事象関連電位などの電気生理学検査で認知レベルまで解明が進んでいますが，やはり観察に勝るものはないと思います。子ども，高齢者，障害者が発する合図を感じ，理解できることは，子育てや介護するものにとっては大きな喜びであり，かつ励みです。聖路加国際病院理事長の日野原重明氏も述べているように，医学教育の目的の1つは，このような感性を磨くことです[2]。教育や福祉でも同様だと確信しています。

B 視覚障害の検査

視覚障害は視力低下，視野障害，羞明（まぶしさ），色覚異常，複視などに分けることができます。この章では，これらの評価および検査について，ロービジョンケアの立場から説明したいと思います。ロービジョンケアにおいて重要なことは，視力や視野など医学的検査データと日常生活での状況のギャップをいかに埋めるかです[3]。すなわち機能的視覚（functional vision）の評価をいかに行うかです。したがって，私たちは日常生活状況を把握するために，まず日常生活評価表を活用し，視機能検査を行っています。これらの視機能検査は，日常生活での見え方を評価するわけですから，両眼から検査し，ついで片眼ずつの検査を行います。また，優位眼も確認しておくことも忘れてはなりません。もう1つ，検査時に視距離を測りますので，メジャーを常に持つよう心がけてください。

1 日常生活状況

視覚障害者には通常の病歴聴取以外に，日常生活での不自由について具体的に問うことが大切です。つまり，学校，職場，家庭での様子を知り，その視覚環境

		年　月　日

質　問　表　病名
　　　　　　視力　右：（　　）
　　　　　　　　　左：（　　）
　　　　　　視野
　　　　　　等級　　職業

1. 室内やよく知っているところを歩くことができますか？	1. はい　2. 時々　3. いいえ 4. その他（　　　　　　）
2. 屋外や見慣れぬところを歩くことができますか？	1. はい　2. 時々　3. いいえ 4. その他（　　　　　　）
3. 部屋の向こう端の人の顔がわかりますか？	1. はい　2. 時々　3. いいえ 4. その他（　　　　　　）
4. 道の向こう側の人の顔がわかりますか？	1. はい　2. 時々　3. いいえ 4. その他（　　　　　　）
5. テレビを見ることができますか？	1. はい　2. 時々　3. いいえ 4. その他（　　　　　　）
6. 映画館で映画を見ることができますか？	1. はい　2. 時々　3. いいえ 4. その他（　　　　　　）
7. 新聞を読むことができますか？	1. はい　2. 時々　3. いいえ 4. その他（　　　　　　）
8. 郵便物を読むことができますか？	1. はい　2. 時々　3. いいえ 4. その他（　　　　　　）
9. 手紙を書いたり，自分の書いたものを読むことができますか？	1. はい　2. 時々　3. いいえ 4. その他（　　　　　　）
10. 料理をすることができますか？	1. はい　2. 時々　3. いいえ 4. その他（　　　　　　）
11. 縫物ができますか？	1. はい　2. 時々　3. いいえ 4. その他（　　　　　　）
12. 色がわかりますか？	1. はい　2. 時々　3. いいえ 4. その他（　　　　　　）
13. 食べ物を買うことができますか？	1. はい　2. 時々　3. いいえ 4. その他（　　　　　　）
14. 衣類を買うことができますか？	1. はい　2. 時々　3. いいえ 4. その他（　　　　　　）
15. 薬のラベルが読めますか？	1. はい　2. 時々　3. いいえ 4. その他（　　　　　　）
16. 自分でその日に着るものを選べますか？	1. はい　2. 時々　3. いいえ 4. その他（　　　　　　）
17. 屋外でまぶしいですか？	1. はい　2. 時々　3. いいえ 4. その他（　　　　　　）
18. 室内でまぶしいですか？	1. はい　2. 時々　3. いいえ 4. その他（　　　　　　）
19. TVやコンピュータはみにくいですか？	1. はい　2. 時々　3. いいえ 4. その他（　　　　　　）

【ニーズ】

図 2-7　日常生活評価表（文献 4 より改変）

を把握し，それを改善する必要があります．しかし，あまりにも質問が多いと時間がかかり過ぎて眼科診療が滞るので，筆者は以前より，唐木氏が紹介した日常生活評価表を改変して用いています[4]（図2-7）．また，日常生活評価表は各地のロービジョンクリニックでもVFQ-25など各種のものが用いられ[5]，小児用や網膜色素変性症用もあります．

2 視力低下とその検査

ロービジョン者は，接近して見たり，補助具を使うことで視力を補っていることが多くあります．この日常視を測定することが視機能の評価や，その後の指導に必要です．視力検査にあたっては，検査者にロービジョン者の反応を待つゆとりが求められます．通常以上に時間をかけてゆったりした雰囲気で行うことが大切です．これを理解するために，検査者自身がシミュレーション眼鏡などによるロービジョンの擬似体験を受け，その中で視力検査を体験することが有効です．

1 視力とは

視力とは，対象をどれくらい細かく見分けられるかという能力を示すもので，識別できる閾値を示したものです．視力は次の4つに分類されます．そのうち最小分離域（最小分離視能）をもって視力とするのが一般的ですが，最小可読域などのほうが日常視に近い尺度です（図2-8）．

1）最小視認域：ある単一の点または線が知覚されたときの閾値．点視力，森実式ドットカードなど．
2）最小分離域：2つの点または線が分離して見分けられる閾値．ランドルト環など通常の視力の概念．
3）最小可読域：図形や文字を判読できる最小視角．絵視力など．
4）最小識別域：2本の線分のずれを認知できる閾値．副尺視力として知られています．

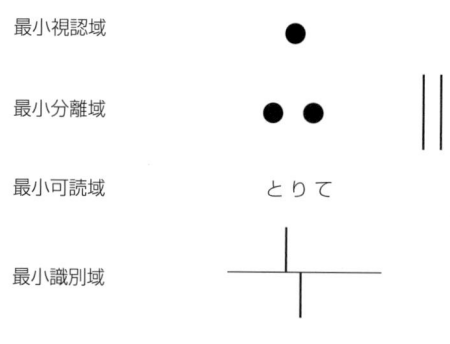

図2-8 視力
最小視認域，最小分離域，最小可読域，最小識別域の4つがあり，通常は最小分離域を視力としている．

2 検査室の照度も考える

　視力検査するときに，まず検査室の環境をチェックしてください。室内の照度が低いと，網膜色素変性症患者の視力は低下することを思い出してください。

　そこで，検査条件の標準があること覚えておきましょう。

　視力表の輝度は500±150ラドルックス（rlx）*で，視標のコントラスト比が85%以上であることが必要です。

　一方，室内の照度は50ルックス以上で，視標の輝度より低いことが求められます。

　視力表は，1.0の視標の高さが患者の目の高さになるように設置します。

3 視力検査は，まずは両眼を。遠見視力や近見視力以外に中間距離の視力も重要

　視力検査には，遠見視力（5 m）や近見視力（30 cm）以外に，本，新聞を読むためやコンピュータを見るためには中間距離での視力を測ることが重要です。まず両眼の視力検査から行い，片眼ずつの視力を測ります。ロービジョン者では眼振をもつ場合が多く，特に潜伏性眼振がある場合，遮蔽すると視力は落ちますので，両眼開放視力計を用います。簡易的には，両眼開放下で，一眼に強い凸レンズを入れ他眼の視力を測定することでも可能ですが，その際，挿入する凸レンズは，挿入眼の視力を十分に低下させるためのもので，測定眼の視力より低いことを確認しておく必要があります。

4 「字ひとつ視力」が大切

　視野が狭い場合，字づまり視力（並列視力）表では視標はわからず，また，字ひとつ視力表（単独視標）でも，5 m先で提示する方法では視標をすぐに見失う危険性が高いのです。被験者の眼前に視標を提示して，まず自分自身の視野内に単独視標を入れてから，徐々に離れていく方法で視力を検査します。通常の測定では視力が0.02程度でも，注意深く被験者の視野を考えた測定にすれば，視力が0.3でた経験があります。このようなロービジョン者以外でも，注意力が散漫な子ども，高齢者や障害者では，字ひとつ視力のほうが字づまり視力より視力がよいことは多々あります。

5 視力は矯正視力を意味する

　視力には，裸眼視力と矯正視力があることを強調しておきます。視力の正しい評価は矯正視力で行います。したがって，単に視力といった場合は，矯正視力を

---

*ラドルックス（rlx）：ある面から発散する光束を表す光束発散度の単位。100%反射率の面を1ルックスで照らせばその面の光束発散度は1 rlxである。

意味しています。裸眼視力である場合は意識して記録しておいてください。右視力＝0.1(1.0×−3.0 D ◯ C−1.0DA180°)などと書き，( )内が矯正視力で，マイナス3.0D球面レンズとマイナス1.0Dの円柱レンズ（乱視180°軸）を用いています〔詳しくはB-3-3「屈折異常3）乱視」の項，p.48を参照〕。

6 中心視力と中心外視力

視力が0.1以下の場合，網膜の中心窩で見ているか疑問がでます。網膜の中心窩は最も感度が高く，ここで見たときの視力を中心視力といいます。通常，視力というときは中心視力を意味します。ペンライトを見させ，瞳孔領の中央に光の反射があるかを確認します（B-6「固視検査」の項，p.52参照）。中央にあれば中心固視で，なければ偏心視（中心外固視）で見ており，その視力を中心外視力と呼びます。中心窩から離れるにしたがって視力は急速に低下します（図2-4,5）。ロービジョン児では，自然に偏心視ができている子どもに出会うことがありますが，加齢黄斑変性をもつ高齢者では，訓練をしても偏心視の獲得はなかなか困難です。

7 視力の表示法

1）小数視力

識別できる最小視角の逆数で表されたのが小数視力で，国際的に標準とされている表示法です（図2-9）。

$$VA = 1/\theta \quad [\theta：視角（分）]$$

2）分数視力

スネレン方式ともいわれ，欧米で使われています。分子に検査距離，分母に検査に用いた視標を視力1.0の人が識別できる距離で表示します。例えば，20/40は，視力1.0の人が40フィートでぎりぎり見える視標が20フィートで識別できる視力を意味しています。小数視力の0.5にあたります。

3）対数視力

小数視力値を常用対数で変換した値が対数視力値です。小数視力値は順序尺度で，視力の程度順にはなっていますが，各視力値の間隔は一定ではありません。そのため，平均値や標準偏差値を計算することはできません。視力の統計をとる場合は，小数視力を対数にしてから，平均値や標準偏差値を計算し，逆変換して，小数視力値に戻します。あるいはlog MAR値を用います。

4）log MAR値とlog MARチャート

log MARは，最小分離域，識別できる最小視角（MAR；minimum angle of resolution）の対数という意味で，これにより表示された値がlog MAR値です。小数視力値からは次の式で換算されます。

$$\log \text{MAR} = \log\left(\frac{1}{\text{VA}}\right)$$

小数視力から換算された log MAR の値も対数視力値と同様に間隔尺度に近似しているため，平均値や標準偏差を求めることが可能です。

log MAR チャートは，0.1 と 1.0 の間を $\sqrt[10]{10}$ の間隔で視標を作成した新しい視力表です。

視標の間隔や段の間隔も同様に等しい比で作成されているため，視標は逆三角形の配置となり，視標が小さくなるほど間隔もつまっています。この視力表では，視標の視角は等比級数になっており，その対数は等差数列になっています。すなわち，この視力表による log MAR 値は，各視力値が等間隔の間隔尺度になっており，平均値や標準偏差値を計算したり，視力の変化を定量的に評価したりすることが可能です。したがって，小数視力を換算した log MAR 値と，log MAR チャートにより測定された log MAR 値は，厳密には異なります。

小数視力値，視角，対数視力値，log MAR 値の比較を**表 2-1** に示します。

ここで重要なことは，小数視力では 0.1 と 0.2 の間と，視力 0.9 と 1.0 の間が，等間隔でないことです。そして，視力 0.3 あれば視力 1.0 の 5 割くらいが見え，0.5 のときは 7 割ぐらいが見えていることです（**図 2-10**）。この点を多くの人が誤解しています。このことを理解していれば，日常生活上で必要な視力（教室で必要な視力）は，遠見視力も近見視力も 0.5 といわれているのも納得できます。

表 2-1　小数視力と対数視力および log MAR

小数視力値	視角	対数視力値	log MAR 値
0.1	10.0	−1.00	1.00
0.2	5.0	−0.70	0.70
0.3	3.3	−0.52	0.52
0.4	2.5	−0.40	0.40
0.5	2.0	−0.30	0.30
0.6	1.7	−0.22	0.22
0.7	1.4	−0.15	0.15
0.8	1.3	−0.10	0.10
0.9	1.1	0.05	0.05
1.0	1.0	0.00	0.00
2.0	0.5	0.30	−0.30

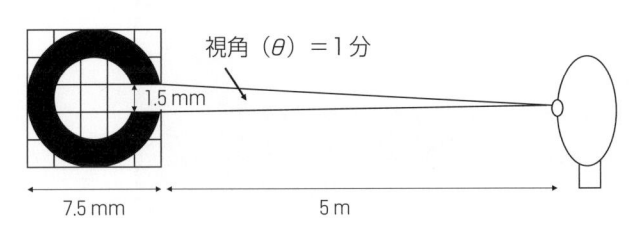

図 2-9　視角 1 分と視力 1.0

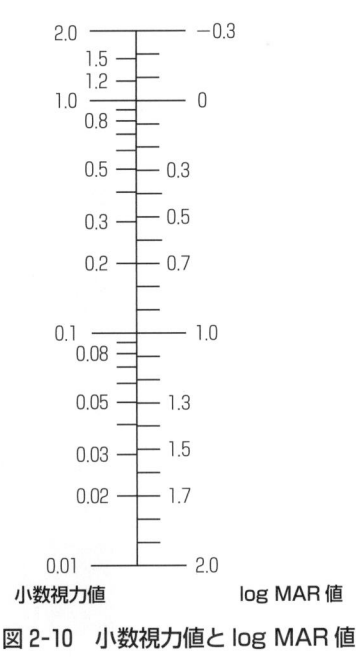

図 2-10　小数視力値と log MAR 値

5）最大視認力

最小可読視標（最大視認力）は，近見視力表を最も見やすい距離においたときに判別できる最小の視標で，そのときの視距離とともに記載します。本来の視力値でありませんが，接近視により，どの程度まで識別できるかを知ることができます。教育や福祉でよく用いられています。

右最大視認力＝Max 0.3/5 cm，左最大視認力＝（Max 0.5/10 cm＋10.00D）と記載します（湖崎らは「最良読字力」という用語を提唱している[6]）。

6）補助具を用いた視力検査

補助具を用いた視力も必ず測定します。視力値を知るだけではなく，計算から得られる理論値と比較することによって，補助具が適切に使用されているかどうか推定することができます。また，顔を回したり横目を使ったりして，最も見やすい位置で視力を測定することも意味があります。通常の検査条件に加えて実施し，記録にその旨記載します。

8 視力表と読書チャート

遠見視力表では通常の視力表以外に，log MAR チャートや EDTRS チャートが用いられるようになってきました（図 2-11）。

1）近見視力検表

湖崎克による「新標準近距離視力表」や，ランドルド環近距離単独視標を用いて検査します。

2）対比視力表

視標と背景のコントラストを変えた視力表を対比視力表といい，それで測定した視力が対比視力です。

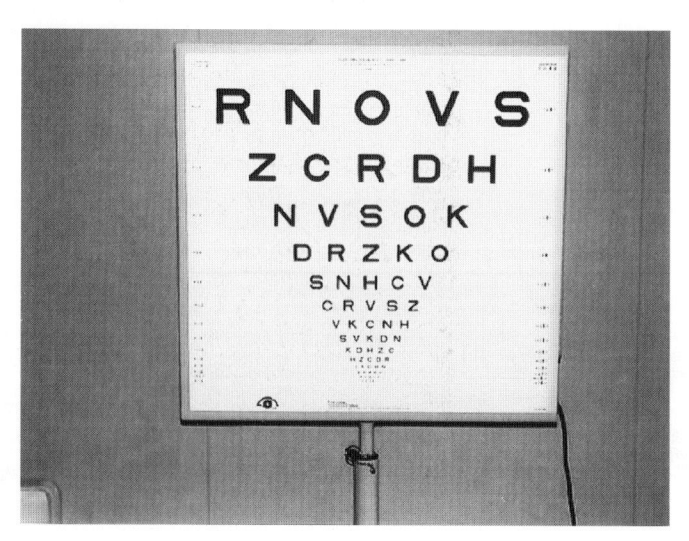

図 2-11　EDTRS チャート

3）読書チャート

国立身体障害者リハビリテーションセンター作成のものは、新聞字体を用いてどの程度まで読めるかを調べ、拡大鏡（ルーペ）などの光学的補助具の倍率を推測できます（図 2-12）。

また、log MAR 視標を考慮したミネソタ読書チャート MNREAD-J も用いられてきています（C-4-10「読書チャート MNREAD」の項、p.79 参照）。

9 特殊な視力検査

1）縞視力と preferential looking（PL）法/Teller acuity cards（図 2-13）

縞視力とは、判別できる縞の幅を視角に換算したもので、縞の境界が明瞭なもの（矩形波）と、ぼけた輪郭のもの（正弦波）があります。矩形波のものには PL 法の視標や Teller acuity cards があり、正弦波のものは周波数の変調伝達関数 modulation transfer function（MTF）の測定に用いられています（B-7「コントラスト感度」の項、p.54 を参照）。PL 法には、縞模様のほうを無条件反射的に選択するのを利用して行う forced choice preferential looking（FPL）法と、正解に対しておもちゃを見せたりするような報酬を示す operant preferential looking（OPL）法があります。前者が生後数か月までの乳児に適しているのに対し、後者はそれ以降の乳児に用いられます。また、指さしができる児であれば、縞模様のほうを指で示させることで、検査が可能です。

しかし、最近は、Teller acuity cards が簡便で使いやすいとの理由から多用されており、年少者や視覚障害をもつ知的障害者には有用な検査です。カードは 0.32 c/cm から 38 c/cm まで 0.5 オクターブ間隔で作られた 15 枚のカードと、全く縞がない灰色のカードの計 16 枚からなっています。2 つの空間周波数の比が 2 であるとき、1 オクターブの差があるといいます。例えば、38 c/cm のカードと 19 c/cm のカードでは、1 オクターブの差となります。通常 1 オクターブを越える差あるいは 1.5 オクターブ以上の差があるときに視力に差があると判定します。

また、同様に縞視標を直接眼球に入射させる Rodenstock interferometer（Rodenstock USA, Inc）や、Lambda 100（Heine Optotechnik）も、ロービジョン者に用いることができます。なお、Teller acuity cards は現在改訂されたものになっています。

2）視運動性眼振（opto-kinetic nystagmus：OKN）を利用した他覚的な視力検査

縞模様が眼前で動いたとき、眼振が誘発されることを利用して行う視力検査です。縞模様の描かれた眼振ドラムを眼前で回し、眼振が誘発できた最小縞の幅と、視距離から視力を換算します。

3）動体視力検査

動いている物体を識別する能力を動体視力といいます。遠方から近方に近づく

●12倍
森の植物は
●10倍
旅人は西に向
●8倍
雨が今にも降りそ
●6倍
小学校は何時に始まり
●5倍
景色の美しい山の頂上へ
●4倍
瀬戸内海や九州の北の海岸など
●3倍
ガラスという素晴らしい人工の材料の性質を利
●2倍
絵と言葉を上手に組合わせると、人物の気持や場面の様子を生

国立身体障害者リハビリテーションセンター 第三機能回復訓練部

図 2-12　近見チャート

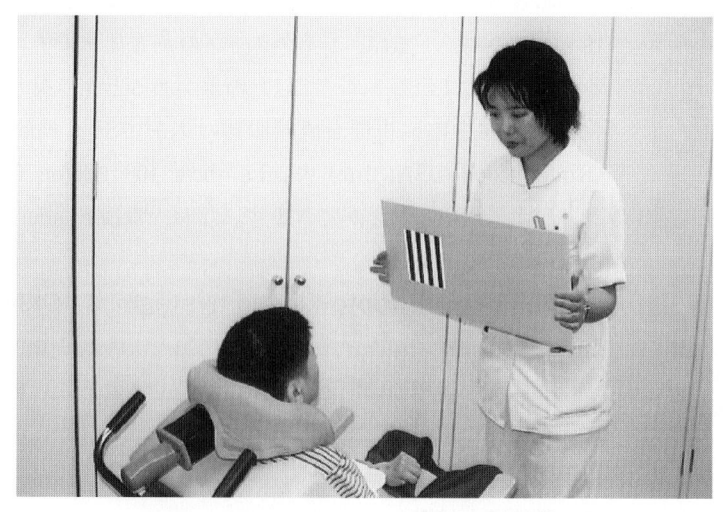

図 2-13　Teller acuity cards での検査風景

視標で測定した動体視力を，kinetic visual acuity（KVA）といい，左右に動く視標で測定した動体視力を，dynamic visual acuity（DVA）と呼びます。わが国では，鈴村は，物体が近づいてくる速度や乗車時に物体に近づく速度を研究し，速度が速くなるほど動体視力（KVA）は低下し，視野も狭くなることを明らかにしました[7]。つまり，車運転中の道路標識をどの位置で見えるかの能力です。

一方，欧米で盛んに研究されたDVAは，視標までの距離は一定ですので，近接性輻輳や調節には無関係で，滑動性眼球運動や衝動性眼球運動の影響があります。視覚障害をもつ者にとっては，2つの動体視力検査は，日常性の中での場面を想定したものとして有効な検査です。また，加齢に伴い，静止視力より動体視力の低下のほうが著しく，動体視力検査は，高齢者の運転適性検査にも役立つので，1998年10月より高齢者適性講習会にて行われるようになりました。

3 屈折異常と検査

眼の屈折は，正視，近視，遠視，乱視に分類され，正視以外を屈折異常と総称します。正視は水晶体が無調節のときに，眼内に入った平行光線が網膜に焦点を結ぶ屈折の状態です（**図2-14**）。遠方視では調節なしではっきりとした像が網膜に写りますが，近方視では調節を加えることにより，はっきりとした像が網膜上に得られます。そして，対象と眼との距離が近いほど強い調節が必要となります。

原則として屈折異常を適切に矯正（正視化）した後，弱視レンズは使用します。また，弱視レンズの倍率は正視を基準に表示されていますので，未矯正の屈折異常があるままで弱視レンズを使用した場合は，その拡大率は表示の倍率と異なる

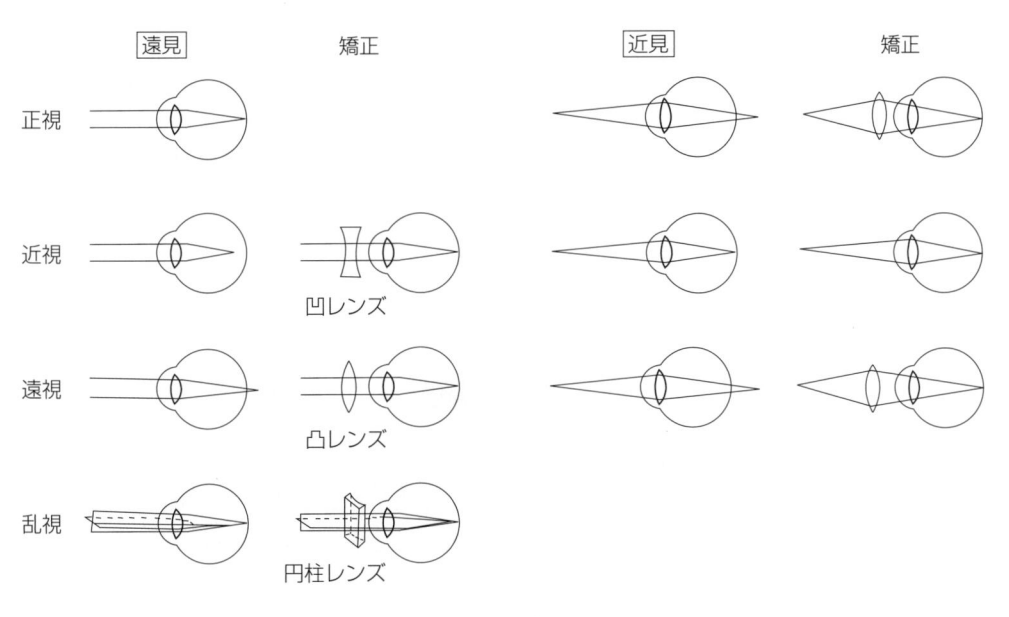

図2-14 屈折と矯正

ことになります。

1 屈折異常

1）遠視

　網膜後方に焦点を結ぶのが遠視です。遠方視では調節なしでは明瞭な像が網膜に写らず，ピンボケの像になります。遠視の分だけ調節を加えることにより，はっきりとした像が網膜に写ります。近方視では，遠方視のときよりさらに強い調節を加えて，初めてはっきりとした網膜像が得られます。調節力で補えないときは，焦点の合わないピンボケの網膜像になります。このように遠視は，調節なしでは遠くも近くもピントは合わず，はっきり見るためには常に調節が必要で，近くを見るほど強い調節力が必要とされる眼です。この遠視を正視と同じ屈折状態にする（矯正する）ためには凸（プラス）レンズを用います。

2）近視

　近視は網膜前方に焦点を結ぶ状態で，遠方にある対象のはっきりとした網膜像を得ることは構造上不可能で，ピンボケの像となります。一方，近方視では，近視の度に合ったある距離の対象は調節なしではっきりとした網膜像が得られます。さらに近い距離の対象を見るためには，調節力を加える必要があります。このように近視は遠くをはっきり見ることはできませんが，近くを見るには適した眼です。凹（マイナス）レンズで矯正します。

3）乱視

　乱視とは，角膜や水晶体が均一な球面でないため，1点で焦点が合わず，像が歪んでいる状態です。対称的な歪みで円柱レンズにより矯正が可能な正乱視と，角膜疾患などで屈折面が不規則となり，円柱レンズでは矯正できない不正乱視とに分けられます。さらに正乱視は，近視性乱視，遠視性乱視，雑性乱視（混合乱視）に分類されます。また，凹円柱レンズの軸が180°の直乱視，90°の倒乱視や斜乱視などにも分けます。乱視，すなわち屈折の歪みを打ち消すように，近視性乱視には凹（マイナス）の円柱レンズ，遠視性乱視には凸（プラス）の円柱レンズを用います。しかし，弱視レンズでは乱視を補正できませんので，良好な拡大像を得るためにはまず眼鏡かコンタクトレンズで乱視の矯正をすることが必要です。

2 屈折検査

　屈折検査は非常に重要で，屈折矯正がロービジョンケアの基本です。矯正を適正に行い，網膜上に焦点の合った像を写さなければ，ボケた像をいくら拡大してもボケを大きくするだけであることを肝に命じることが必要です。

　屈折検査にあたっては，調節を除くことが大切で，そのために凸レンズの装用（雲霧法）や調節麻痺薬の点眼を行います。屈折検査には，患者の応答なしで検査が進められる他覚的屈折検査法（検影器：レチノスコープ，スキアスコープや，

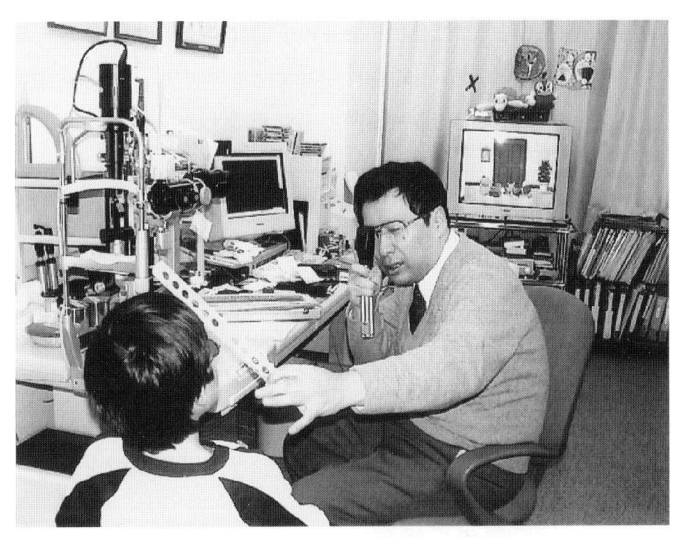

図 2-15 検影法による他覚的屈折検査

自動屈折計：オートレフラクトメーターによる検査）と，患者に見え方を聞きながら進める自覚的屈折検査法（レンズ交換法）に分類されます。

　検影法は，検影器と板付きレンズを用いて行う屈折検査です。ある程度の熟練が必要ですが，子ども，障害児（者）などでも患者の姿勢に合わせて検査できる利点があります（図 2-15）。最近の自動屈折計の中には手持ち式のものもあり，操作が簡便で広く使われています。しかし，器械の中を見させることにより近視の方に偏った結果が出ることもあります。

　レンズ交換法は，検眼レンズで矯正視力を測定し，最もよい視力値が得られるレンズのうち，最弱の凹レンズあるいは最強の凸レンズの度数をもってその眼の屈折度数とします。調節が残り近視側に過矯正になる可能性もあります。

3 屈折異常の矯正における留意点

　屈折異常の矯正が必要とされた場合，他覚的屈折検査で得られた屈折値を基準にして，自覚的に最善な度数のレンズを選択することが大切です。特にロービジョン者や応答の信頼できる成人においては，自覚的な見え方を重視する必要があります。一方，弱視や斜視の治療の場合や，乳幼児や障害児（者）など応答の困難な場合には，他覚的に得られた屈折値をもとに矯正度数を決定していくことになります。

4 調節機能

　調節機能は毛様体と水晶体の働きです。近くを見るときには，毛様体が収縮する（毛様体筋が膨らむ）とチン小帯が緩み，水晶体が自らの弾性で厚くなります。水晶体が厚い凸レンズとなることで屈折力が増し，光を強く屈折させ，網膜に焦

点を結びます。近くを見たときに調節が働き，遠くを見たときに調節は緩みます。眼を休めるために遠くを見るというのは，調節を緩めることを意味しています。

　この調節力は年齢とともに低下し，これを老視または老眼といいます。例えば，正視眼で調節力を最大に働かせた場合，調節力は，20歳では10 cmの距離（調節力10 D）まで近づけて見ることができますが，50歳になると50 cm（調節力2 D）に遠ざけないとはっきり見えません。像の倍率とは，〔像の大きさ÷物体の大きさ〕で，〔レンズから像までの距離÷レンズから物体までの距離〕とも表現できます。したがって，50歳の人が見える文字の大きさは，20歳の1/5に小さくなり，見にくく疲れやすく，眼精疲労の原因となります。これも作業（読書）距離に合った眼鏡をかければよいのです。調節力は年齢により減弱しますが，その1/2は予備能力としてとっておき，近用眼鏡を処方するよう気をつけるべきです。

5　視野異常と検査

　情報処理から視野を考えてみると，中心視野（識別視野，有効視野）と周辺視野（誘導視野と補助視野）に分けることができます[8]。識別視野とは，視力や色覚に優れた中心半径3°以内の視野で，その周りの約20°を有効視野といいます（図2-16）。この部位は，特定の情報を瞬時に認識でき，眼球運動のみで情報を取ることができますが，この範囲を超えるものを注視するためには，頭部や身体を動かす必要がでてきます。さらに周辺の誘導視野にはものの有無がわかる程度の解像力しかなく，方向感覚に影響を与えます。そして，最周辺部の補助視野は大きく，速く動くものに反応し，注視運動を誘導します。

　一般に中心視野20～40°が残存していると自然な視覚情報処理ができる場合が多いのですが，10～20°に狭窄すると周辺視野の消失を代償するため，意識して

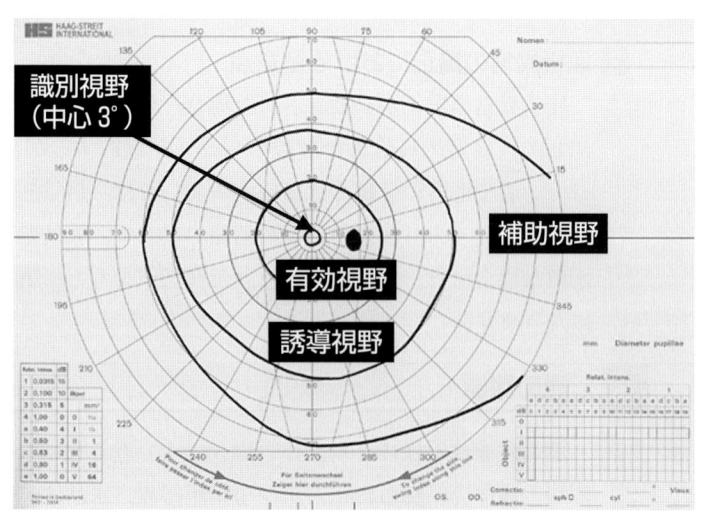

図2-16　情報処理からみた視野部位（文献6より改変）

眼球運動する必要がでてきます。そこで，このころより私たちは eye movement 訓練を積極的に開始しています。さらに10°以内に視野狭窄が進むと周辺視野から得られる情報が全く途絶え，眼球運動をすることを忘れてしまうことが多いようです。その結果，日常生活でおおいに不自由をきたします。

このように，視野検査は，eye movement や偏心視訓練の必要性を見極めるものとしても大切な検査です。緑内障や網膜色素変性症患者では求心性視野狭窄が進み，中心視野半径10°以内（60 cm 離して半径10 cm 円，6 m 離して半径1 m の円）になると歩行や読み書きができなくなります。一方，中心暗点は加齢黄斑変性，糖尿病網膜症や視神経萎縮で生じ，歩行は比較的可能ですが，読み書きが極端にできません。欧米では失明原因第1位は加齢黄斑変性で，読み書きが大きな問題です。この場合，偏心視訓練（中心外固視訓練）も必要ですが，高齢者にとってはこの訓練は大変難しいものです。視野障害者に対する訓練は，活用できる自己の保有視野を自覚することから始めます。このとき，周辺視野があるかどうかが日常生活できるか否かの鍵となります。中心視野が半径10°以内に狭窄していても，下方や耳側の周辺視野があると歩行が可能です[9]。

また，中心視野をどの程度保有しているかを把握することは，視覚的補助具の選定にも重要な情報をもたらします。すなわち，半径10°以内の視野狭窄例では，ルーペを動かすよりは，文字などを動かすことのできる拡大読書器の方が，楽に読める例が多くなります。このように，保有視野からも補助具を考えなければなりません。

そして，半盲，特に左同名半盲では書読が困難な場合があり，半側無視など視覚認知障害でも大切な検査です。

1）周辺視野検査
- ゴールドマン視野検査：基本的な視野検査で，身体障害者手帳認定に用いる。

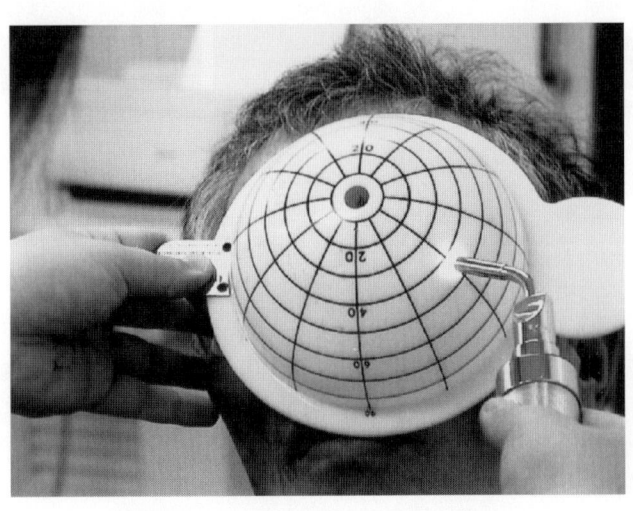

図2-17 Krimsky eye cup perimeter

- フェルステル検査：日常視下の視野検査法

2）中心視野検査
- アムスラーチャート検査：日常視下の視野検査法
- タンジェントスクリーン検査：日常視下の中心視野検査で，中心視野が大きく，暗点や保有視野が小さいとき見つけやすい。
- ハンフリー静的視野検査：ロービジョン者には難しく，日常視には遠い検査法で，網膜感度を知りたいときに用いる。

3）Krimsky eye cup perimefer による検査（図2-17）

4）対座法による視野検査

6　固視検査

ペンライトで中心固視しているか否かをまずみます。そして，visuscope や検眼鏡で固視点がどの網膜部位にあるかを観察することは大切です。以前より

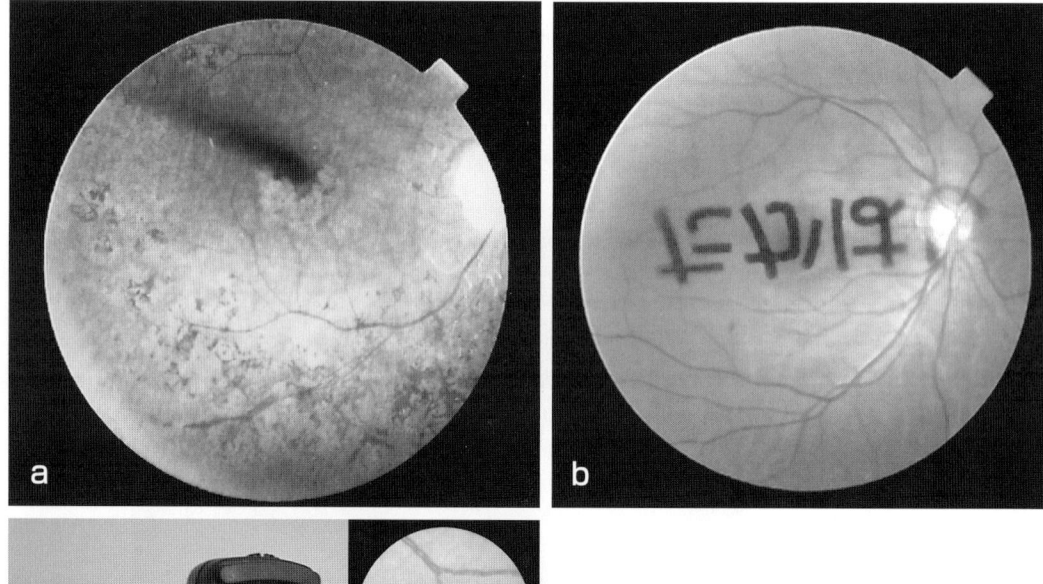

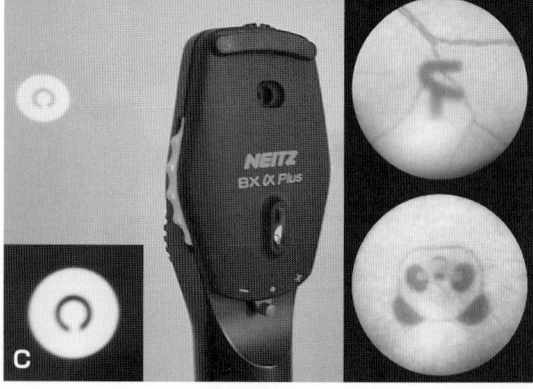

改造瞳眼底カメラの点滅する固視棒（a）と文字視標「か」（b）を患者が捜し見る。一方，改造検眼鏡（c）では，文字「と」や絵（パンダ）の視標を網膜に投影し，固視できるかを検査できる。遮光レンズが組み込まれており，眩しさも軽減し，コントラストが上がり，見やすい。

図2-18　改造眼底カメラ（TRC-NW5S）や改造検眼鏡（BXαPlus）による固視検査

訓練前　　　　　　　　　　　　　　　　　訓練後

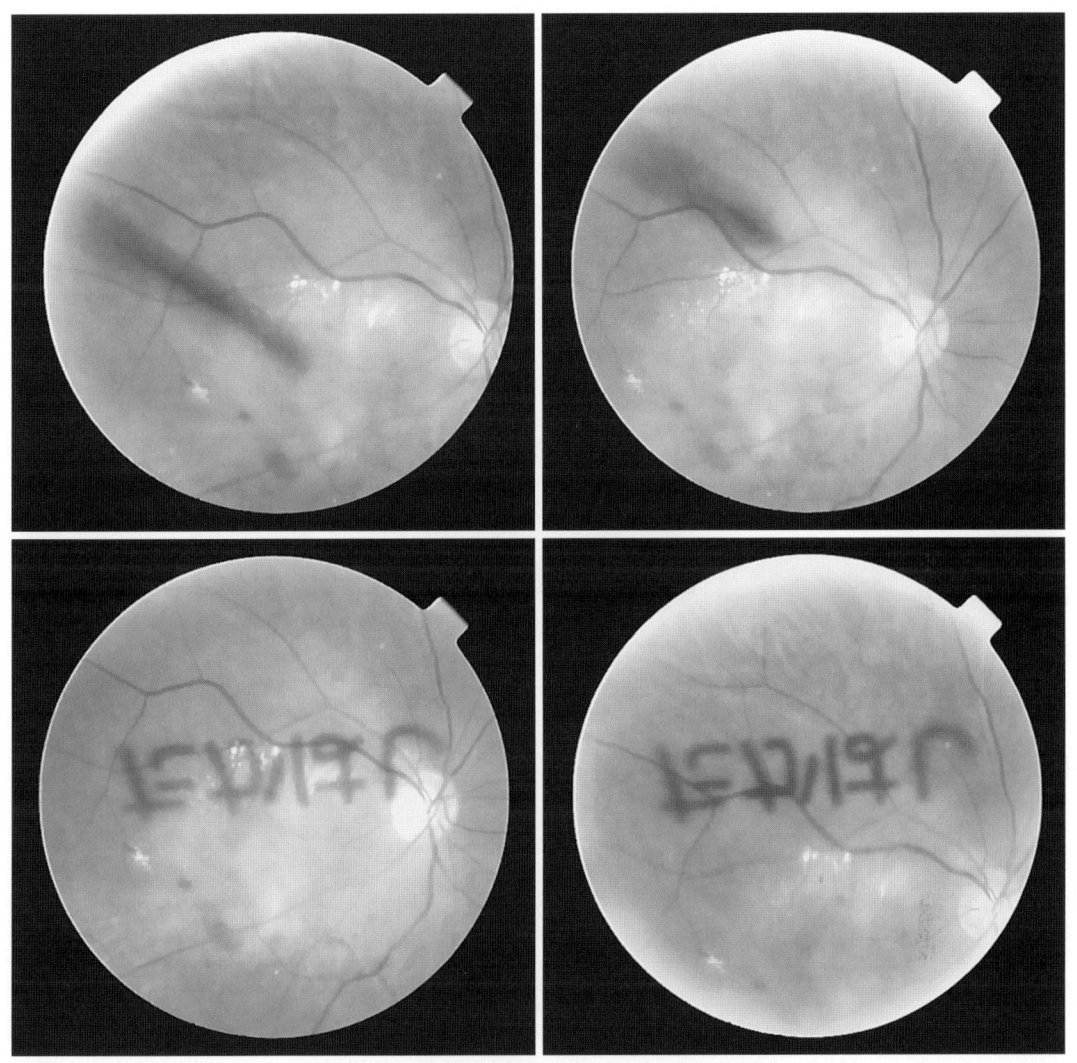

図 2-19　加齢黄斑変性（カラー口絵，図 6 参照）
訓練前の固視点は加齢黄斑変性の病巣の中にあり，文字を読むことはできない。訓練後は健常網膜にて光や文字を認知できるが，この位置は 0.1 位であり，したがって 0.5÷0.1＝5 倍程度の補助具が必要と考えられる。

　Scanning Laser Ophthalmoscope（SLO），Microperimeter 1（MP-1），Macular Integrity Assessment（maia）や筆者らが開発した無散瞳眼底カメラ（TRC-NW5S）でも固視点が観察でき，訓練にも応用されています[1, 10-13]。最近，検眼鏡を改造して，より簡便で安価な固視検査機器（BX α Plus）を作りました。文字視標以外にパンダの絵視標があり，小児の診察で特に有効です[14, 15]。このように眼底を直視下できる利点は，網膜に保有する機能網膜の発見です（図 2-18）。例えば，中心窩で光を感じることができても，その範囲の狭さから使いにくくなると周辺にある島状視野を使用し，中央で見ることを忘れている例にも遭

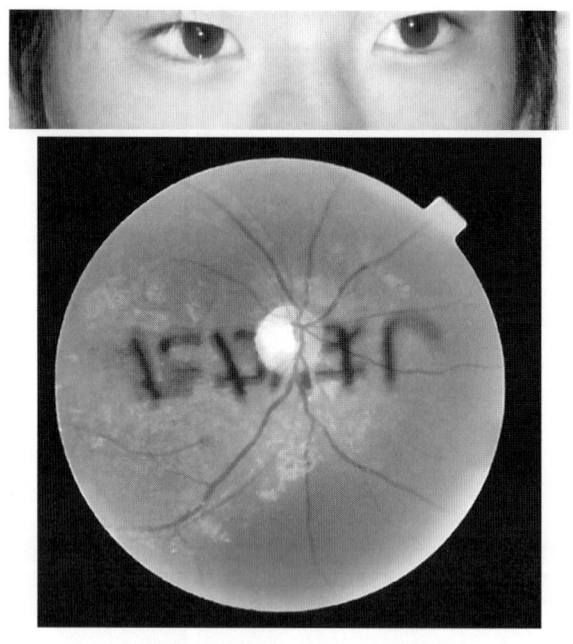

図 2-20 角膜反射像と固視検査
ペンライトによる角膜反射像にて，中心固視か中心外固視かは判断できる。この Stargardt-黄色斑眼底群事例（視力0.09）では，右眼を内転させて中心外でペンライトを固視している。一方，眼底カメラでは「か」を見ており，角膜反射の位置と一致している。

遇します。このような場合，健常網膜に光を当てることで，その部位を意識化させ，この部位の視野に目標物を入れる訓練をしています。

また，加齢黄斑変性などでは，訓練前は病巣で固視棒の先端の光や文字を必死に見ようとして，健常な網膜に映っている像を自覚していません（図2-19，カラー口絵，図6）。このような場合，健常網膜に光を当て，それを自覚できるよう訓練します。そして，その後に文字を呈示し，文字を読む訓練をします。また，固視点を知ることにより，ある程度の視力の予想ができます。網膜に文字を投影するには，SLOやTRC-NW5Sなど特別な検査器具が必要ですが，光を自覚させるにはペンライトでも十分可能です。このときの角膜反射像を家族に見せ，記憶させ，その像を再現できるように家庭での訓練を指示します（図2-20）。そして本書で紹介している偏心視訓練を行うことで偏心視（中心外固視）が可能となっていきます。

7 コントラスト感度

コントラストは輝度計を用いて，

コントラスト（％）＝（最大輝度－最小輝度）÷（最大輝度＋最小輝度）×100

で実測できますが，日常診療では，周波数の変調伝達関数（Modulation transfer function：MTF）を計測します。これは空間周波数特性ともいわれています。

すなわち，空間周波数とは，光の強さを正弦波状に変化させて描いた縞模様の幅のことで，光の輝度変化量を小さくするとコントラストは低くなり，縞模様は認識できなくなります。この縞模様を認知できる最小のコントラストをコントラスト閾値といい，その逆数をコントラスト感度といいます。

　コントラスト感度曲線は，視器の包括的な機能を示すもので，X軸は空間周波数で物体の大きさを，Y軸はコントラスト感度で濃淡を意味します。（図2-21）。したがって，視力は，高コントラスト・高周波数の検出限界とも定義できます。この意味から，次の3つのことを念頭におき考えていくことが肝要です。

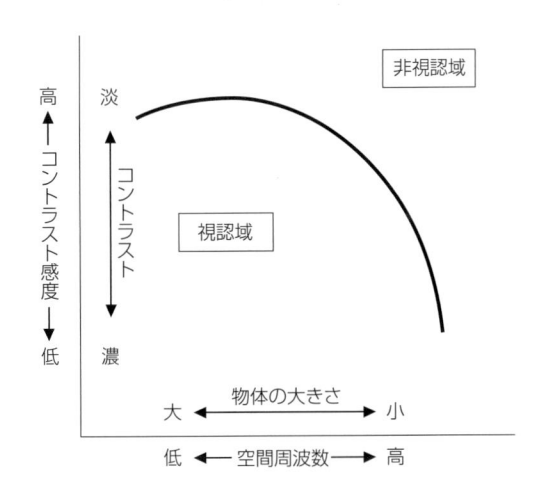

図2-21　コントラスト感度曲線

X軸は空間周波数で物体の大きさを，Y軸はコントラスト感度で濃淡を意味する。視力は高コントラスト・高周波数の検出限界であり，コントラストを良好にすることは，拡大したり，照明をくふうして物体を視認域に入れることである。

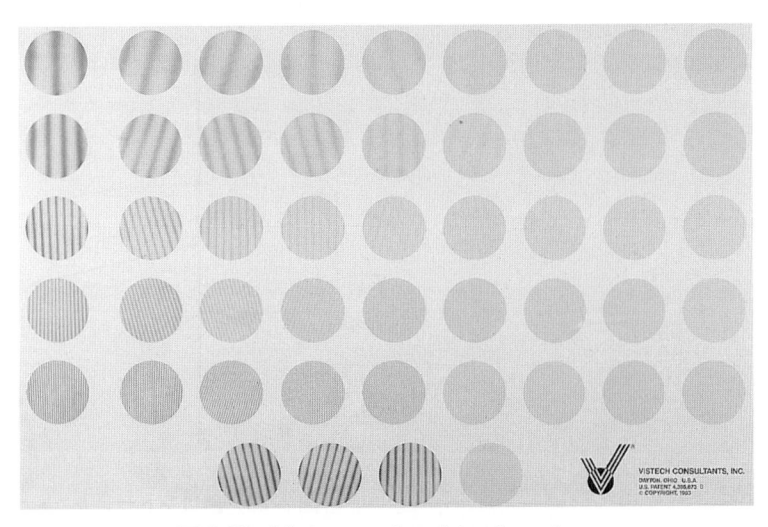

図2-22　Vision contrast test system

1）コントラストの増強は，視認域に物体をもってくることを意味する。
2）拡大するとは，物体をX軸上左方移動（大きく）することである。
3）照明を明るくすることは，コントラスト感度曲線を上昇させ，視認域を拡大することを意味する。

したがって，具体的には，顔の表情，降り階段，雨・霧・雪・夜間時で，低コントラストが問題となります。また，牛乳を白カップに注ぐときやコーヒーを黒いコーヒーカップに注ぐとき，コピーの文字が薄くて見えにくいときにもコントラストが問題となります。

このように日常生活ではコントラストを考え，見やすい視覚的環境をつくる必要があります。したがって，どの周波数が見えにくいかを見極めることは非常に重要です。高周波域の感度低下は，視力がよいにもかかわらず本が見えにくいことが予測できます。このため，より良好な照明が必要です。中間域の低下は，歩行（道路標識や段差）や動作に支障をきたし，低周波域の低下は，建物や人物などより大きなものの認識に支障をきたすと考えられます。

検査器には図 2-22 の Vision contrast test system（VCTS, Vistech Co）以外にも，CSV-1000E（VECTOR VISION），Multivision contrast tester（MCT 8000, Vistech Co）などがあります。

また一方，色を利用してコントラストを上げ，見やすくすることができます。色には心理的に，色相・明度・彩度の3属性があります。コントラストをつけ見やすくするには，まず明度，ついで彩度，色相の順に考えます（図 2-23）。例えば，視覚障害者には白黒反転したり（明度対比），鮮やかな色づかい（彩度対比）や補色（色相対比）を考えることで見やすくできることを検査時に説明することも必要です。

1999年ニューヨークで開催された国際ロービジョン学会場には階段に白い

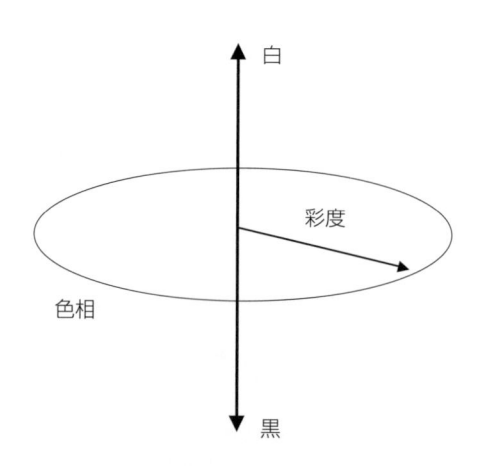

図 2-23 色コントラスト
コントラストをつけ見やすくするには，まず明度，ついで彩度，色相の順に考える。

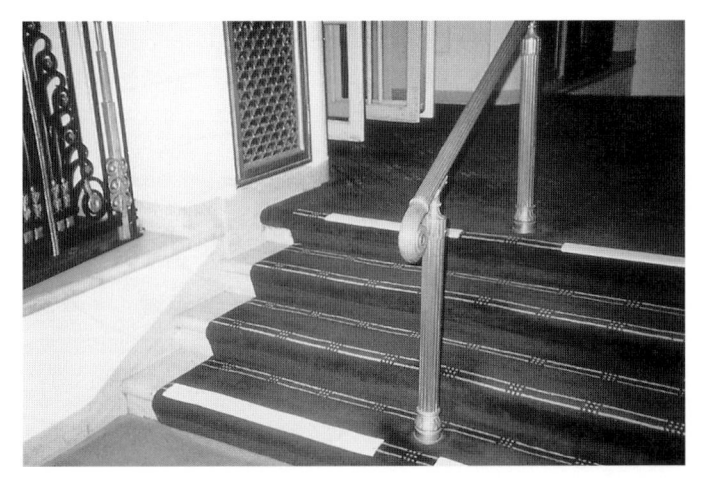

図 2-24　1999 年国際ロービジョン学会でのくふう（カラー口絵，図 5 参照）

テープが貼られ，視覚障害者に配慮がなされていたのが強く印象に残っています（図 2-24，カラー口絵，図 5）。

8　グレア検査

　グレア（羞明）とは，眼内に入射した光が散乱し，像のコントラストを下げ，見えなくなったり，不快感を感じる現象をいいます。視標輝度が 5,000～10,000 rlx 以上になるとグレアのため視力は低下します[20]。このグレアは，①角膜疾患，②白内障，③網膜，特に黄斑病変などで生じるとされています。しかし，緑内障などでもグレアは発生し，注意深い問診を行えばほとんどの眼疾患で起こり得るものです。このグレア検査には，視標とグレア光源を内蔵した Multivision contrast tester（MCT 8000, Vistech Co），グレア光源が視標の両際にある CSV-1000HGT（VECTOR VISION）や，グレア光源のカップを眼に当てる Brightness acuity test（BAT, Menter）などがあります。

9　色覚異常と検査

　色は，網膜の錐体によって感受され，網膜中心部の錐体の密度が最も高い部位で色の識別能力が最もよい。錐体には，L-錐体（赤錐体），M-錐体（緑錐体），S-錐体（青錐体）の 3 種類があります。健常者はこれら 3 つの錐体をもつ 3 色覚です。また，色と視野の関係は錐体と杆体の分布により[21,22]，黄と青は広く，赤，緑が最も狭い。視野のところで述べた識別視野と有効視野はおおむね 3 色覚，誘導視野は 2 色覚，補助視野は 1 色覚となり，明暗だけを感じると考えられます（図 2-25）。健常者に色の感覚を与えるスペクトルは，400 nm の紫から 760 nm の赤までで，その中に約 165 の色相を区別できます。

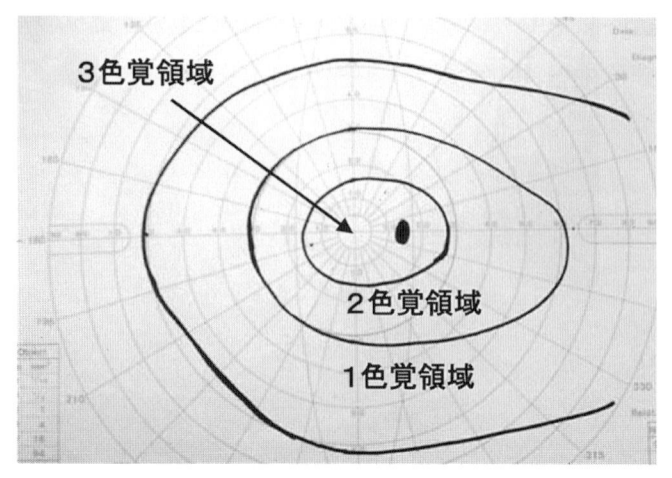

図 2-25　色覚と視野（文献22より改変）
視野の中心は3色覚領域で，その周辺は2色覚で，さらに1色覚となり明暗だけを感じる。

1 色覚異常

1）先天性色覚異常

① 1色覚（全色盲）

　　錐体が欠如しているか，発育不全で機能上杆体の段階で停止したために起こります。色覚はまったく欠如し，色光はその明るさに応じて白，黒および種々の灰色に感じるのみで，羞明，眼球振盪，中心暗点や昼盲などを呈します。

② 2色覚（3つの錐体のうち1つに異常）

- 1型2色覚（第1色覚異常：赤色盲：第1色盲）　L-錐体（赤錐体）の異常で，赤色とその補色の青緑に対する感覚が困難です。
- 2型2色覚（第2色覚異常：緑色盲：第2色盲）　M-錐体（緑錐体）の異常で，緑色とその補色の赤紫に対する感覚が困難です。
- 3型2色覚（第3色覚異常：黄青色盲：第3色盲）　S-錐体（青錐体）の異常で，青色とその補色の黄に対する感覚が困難です。

③ 異常3色覚（異常3色型色覚：色弱）

　　赤と緑に対する感受性が衰退したもので，1型3色覚（赤色弱：第1色弱）と2型3色覚（緑色弱：第2色弱）があります。

　赤緑色盲と赤緑色弱とを総称して赤緑異常とも呼びます。この赤緑異常が最も多く，日本人では男性の約4.5％，女性の約0.2％です。2型3色覚が最も多く，2型2色覚，1型2色覚，1型3色覚の順です。

　赤緑異常は伴性劣性遺伝で，健常な女性（保因者）を介して男性にあらわれることが多いのです。

2）後天性色覚異常

　　錐体機能が障害される疾患で，一般に視神経疾患では赤・緑の感受性が，網脈

絡膜疾患では青・黄の感受性が早期におかされやすいといわれています。また角膜混濁や白内障でも色覚障害（青色が暗く，緑との区別がつきにくい）がみられます。

2 色覚検査

　色覚検査を行う場合も，保有視力や保有視野を念頭におき検査すべきです。すなわち，保有視力が0.1〜0.2以上ないと色覚検査表は使用できないので，これ以下の視力では，色相配列（パネルD-15）や色光検査（ランタンテストやアノマロスコープ）のほうがわかりやすい。しかし，パネルD-15が，強度異常者とそれ以外の者を区別検出するものであることを忘れてはいけません。視角を2°（錐体のみ）より10°（錐体も杆体も利用可）に広げることで見分けの精度は約2.5倍以上に上がるといわれ[23]，大きなパネルD-15がQuantitative color vision test PV-16（Precision Vision）として発売されています（**カラー口絵，図3-1参照**）。また，日常生活の場面を考えれば色紙などで行うのもよい方法です（**カラー口絵，図3-2参照**）。検査機材の大きさと，眼からの検査距離を忘れず記載しておくことは，被検者の保有視野をも推測できるので大切です。

3 検査の種類

1）色盲検査表（仮性同色表）
・石原式：色盲と色弱の区別ができる。
・標準色覚：先天用と後天用がある。
・東京医科大学式：異常の種類と程度が決められる。

2）色相配列（パネルD-15）
色覚が正常か異常か，異常ならその種類が決められる。

3）色光検査
・ランタンテスト：交通安全のため職業適性試験用に考案された検査。
・アノマロスコープ：色覚が正常か異常か，異常ならその種類と程度が決められる装置です。

4 学校での色覚検査

　小学4年生で検査されていましたが，検査の実施方法に関して問題点が指摘されて，2003年（文部科学省）から廃止となりました。詳細は他の文献に譲ります[24-28]。2014年から，色誤認や進路指導が問題となり，希望者には積極的に検査を進める通達がなされました。

5 職場での色覚検査

　ほとんど職場健診では色盲検査表が用いられ，異常の有無のみで，その程度に

関する検査はなされていないのが現状です。問題となるのは、強度に分類される事例ですが、現場での状況を想定した検査を実施し、実際に職場で支障が生じるか否かを確認することが望ましいでしょう。岡島らは、会社の多くの業務のうちの一部に適さないという理由で、入社自体を拒否してはならないとし、強度異常者に不適当な職種として、次のものをあげています[29]。

1) 交通・運輸関係の仕事：遠方、高速移動中、雨天、逆光の場合でも信号を瞬時に見分けなければならない、特に航空機・列車・船舶の職業運転士。
2) 精密な色合わせが必要な仕事：カラー印刷、塗装、染色、色合わせ作業など。
3) その他、医師としては皮膚科や組織・病理を専門とする者や、コンピュータ関係の仕事でも色を扱う部分は難しい。

網膜色素変性症が進行した事例でも、はっきりした色は識別可能であることもあります。一概に、色の判別は無理と決めつけるのは避けるべきです。

このような状況をかんがみて、厚生労働省は、労働安全衛生法に基づく入社前後の健康診断項目に義務づけられている色覚検査を、2001年10月から廃止しました。

10 両眼視機能と複視

脳卒中などにて眼球運動障害が生じ、複視を訴えることがあります。原則として、発症6か月は自然治癒する可能性がありますので手術はしません。複視を軽減する方向に頭や顔の位置で代償することも多々あります。

両眼で見る機能（両眼視機能）は次の3段階に考えられます。
1) 同時視：両眼に像が各々見えます。
2) 融像視：2つの像を重ね合わせ、1つの像とします。
3) 立体視：立体的に見える。

融像ができなくなると、複視や混乱視を訴えますが、そのうちに抑制がかかり、片眼視の状態に陥ります。突然外傷か何かで片眼になった場合も含め、片眼での生活訓練をすることで日常生活は楽になります。よく観察すると、自然と顔を少し患眼方向に回転させて、片眼で視野をカバーしようとします。

視力や視野障害が進行すると、間欠性斜視が恒常化することがあります。多くの場合は複視は訴えず片眼で見ています。

検査方法としては、大型弱視鏡（シノプトフォア），バゴリニー，チトマス・フライ試験，ワース4灯試験など、多くの斜視・弱視検査がありますが、鉛筆試験やビーズ通しなどの日常性に即した検査も有用です。

11 目の電気生理検査

眼科で行われる電気生理検査にはERG（網膜電図），EOG（眼球電図），VEP（視覚誘発電位）などがあります。検査を受ける人が応答する必要がない他覚的

な検査であることが特徴です。特にERGとVEPは目的によっては睡眠下でも検査可能であり，乳幼児や応答困難な児でも検査ができます。

1 ERG（網膜電図）

　光を照射したときの網膜の電気反応を記録したものです。網膜疾患の診断，角膜や水晶体などの混濁により眼底を観察することが困難なときの網膜機能検査などがその目的です。特に夜盲症の診断や経過観察には不可欠な検査です。

　図2-26は正常波形の一例で，十分な散瞳と暗順応の後に白色閃光により記録されたもの（フラッシュERG）です。波形の成分にはa波，b波とb波の上向脚に重なる律動様小波（op波）があります。錐体と杆体の反応が混合して記録されたもので，最も一般的に行われている方法です。

　図2-27はこの方法で記録された異常波形の分類です。図2-27aは準正常型あるいは減弱型といわれているものですべての成分の振幅が小さくなったものです。ぶどう膜炎などのときに観察されます。図2-27bは律動様小波異常型でその波が著しく減弱あるいは消去されたものです。網膜の循環障害を反映しており，糖尿病網膜症などにみられます。図2-27cは陰性型でb波の振幅がa波より小さく基線まで達していないものです。先天性停止性夜盲症や網膜分離症などでみられます。図2-27dは消去型あるいは平坦型といわれるもので，すべての成分が記録されず平坦化したものです。網膜色素変性症や網膜全剝離などで観察されます。

　前述のERG波形には錐体と杆体両方の反応が入っています。そのため錐体系の疾患なのか杆体系の疾患なのか鑑別診断がつきにくい弱点があります。それに対し最近では比較的簡便に錐体と杆体の反応を分離して記録できるようになってきました[30]。図2-28aは分離記録ができるERG検査装置の例で，図2-28bはそれに用いる発光部内蔵のERG用の角膜電極です。近藤による分離記録の例を図2-29に示します。錐体ジストロフィでは杆体からは正常な反応が得られているのに対し錐体ERGや錐体の反応である30HzフリッカーERGの反応がなく波形が平坦化しています。これにより錐体の障害であることが確認できます。図2-30は網膜色素変性症での記録例です。杆体ERGが平坦化しているのに対し，錐体ERGとフリッカーERGでは振幅は低下していますが反応が認められます。

　ERGは比較的簡便でよく用いられる検査ですが，正しい結果を得るためには散瞳や暗順応の状態など，いくつかの注意点があります。図2-31はいずれも正常者から記録したERG波形です[31]。図2-31aは消去型を示していますが，眼球を強く上転し電極が角膜から外れた状態で記録されたものです。図2-31bは眼球を半ば上転し電極と角膜が少しずれた状態で記録されたものです。基線が右下がりなっていることもあり，陰性型を思わせる波形になっています。図2-31cは角膜上に電極がある状態で記録した波形で，本来の正常波形が記録されています。

　このように角膜と電極位置によっても記録される波形が変化します。乳幼児や

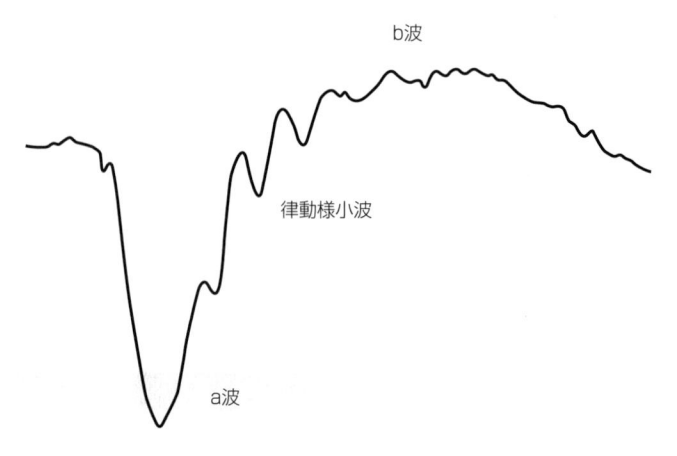

図2-26 暗順応下で強い白色閃光を用いたときの（フラッシュERG）波形（正常例）

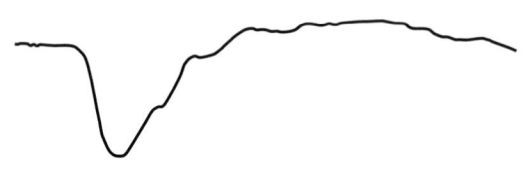

（図中ラベル：b波、律動様小波、a波）

a：準正常型（減弱型）

b：律動様小波異常型

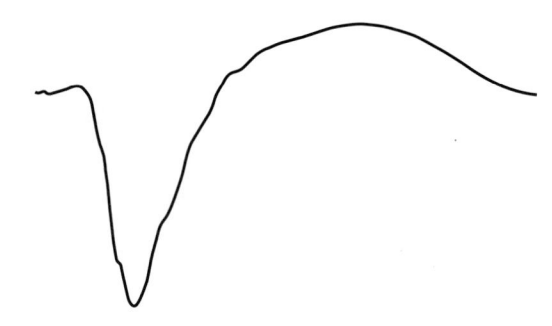

c：陰性型

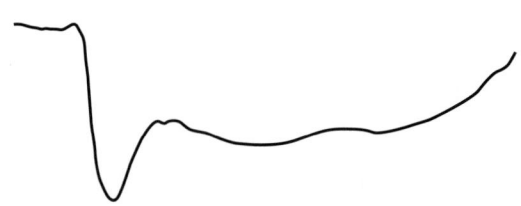

d：消去型（平坦型）

図2-27 フラッシュERGの各種波形

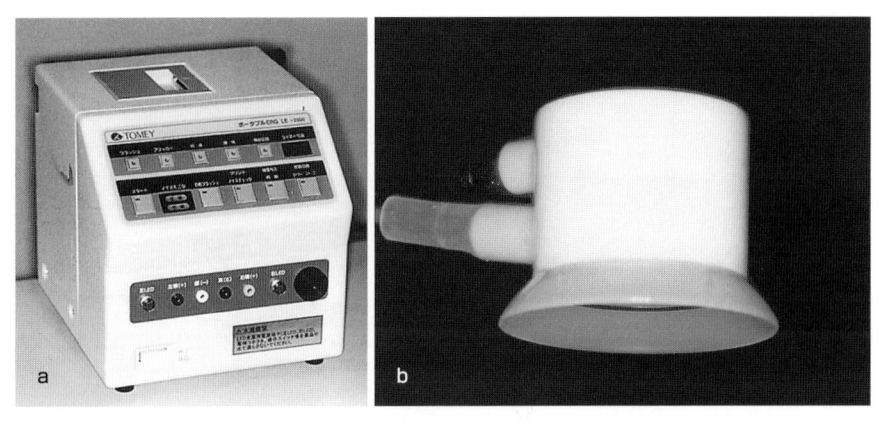

図 2-28　分離記録ができる ERG 検査装置（a）と発光部内蔵の角膜電極（b）

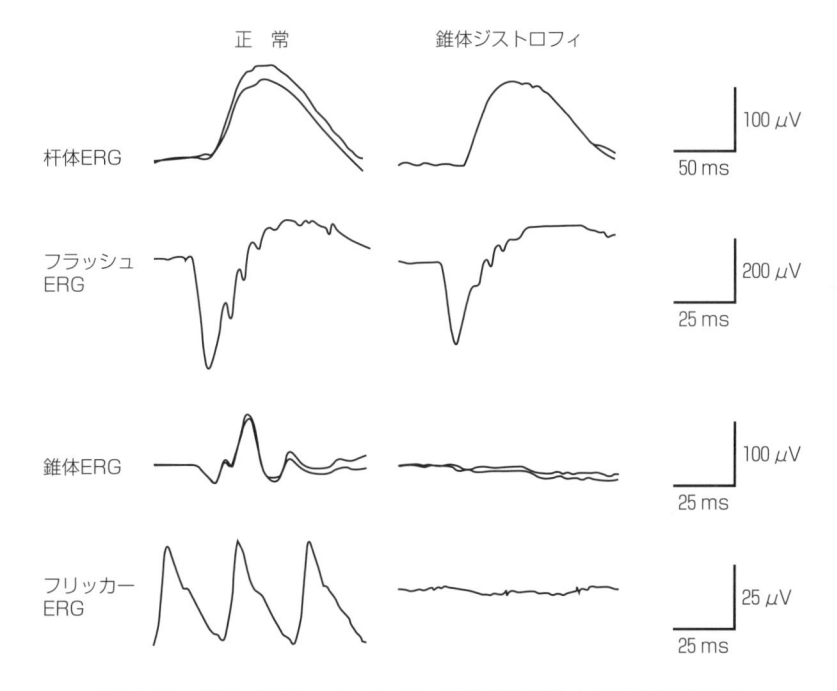

図 2-29　錐体ジストロフィにおいて分離記録した ERG 波形の例

障害児（者）の検査を行う場合には特に注意が必要で，熟練した検査者が十分に留意して行うことが大切です。

2 EOG（眼球電図）

　眼球静止電位を利用して眼球運動を記録したものです。網膜や脈絡膜の機能検査として行う場合と眼球運動の評価を目的として行う場合があります。前者では暗順応下および明順応下で一定幅の眼球運動を経時的に行い，その結果から網膜や脈絡膜の疾患を検査します。後者は追従運動や衝動性の眼球運動を調べるもの

杆体ERG

50 μV
25 mrec

フラッシュERG

100 μV
10 mrec

錐体ERG

50 μV
10 mrec

フリッカーERG

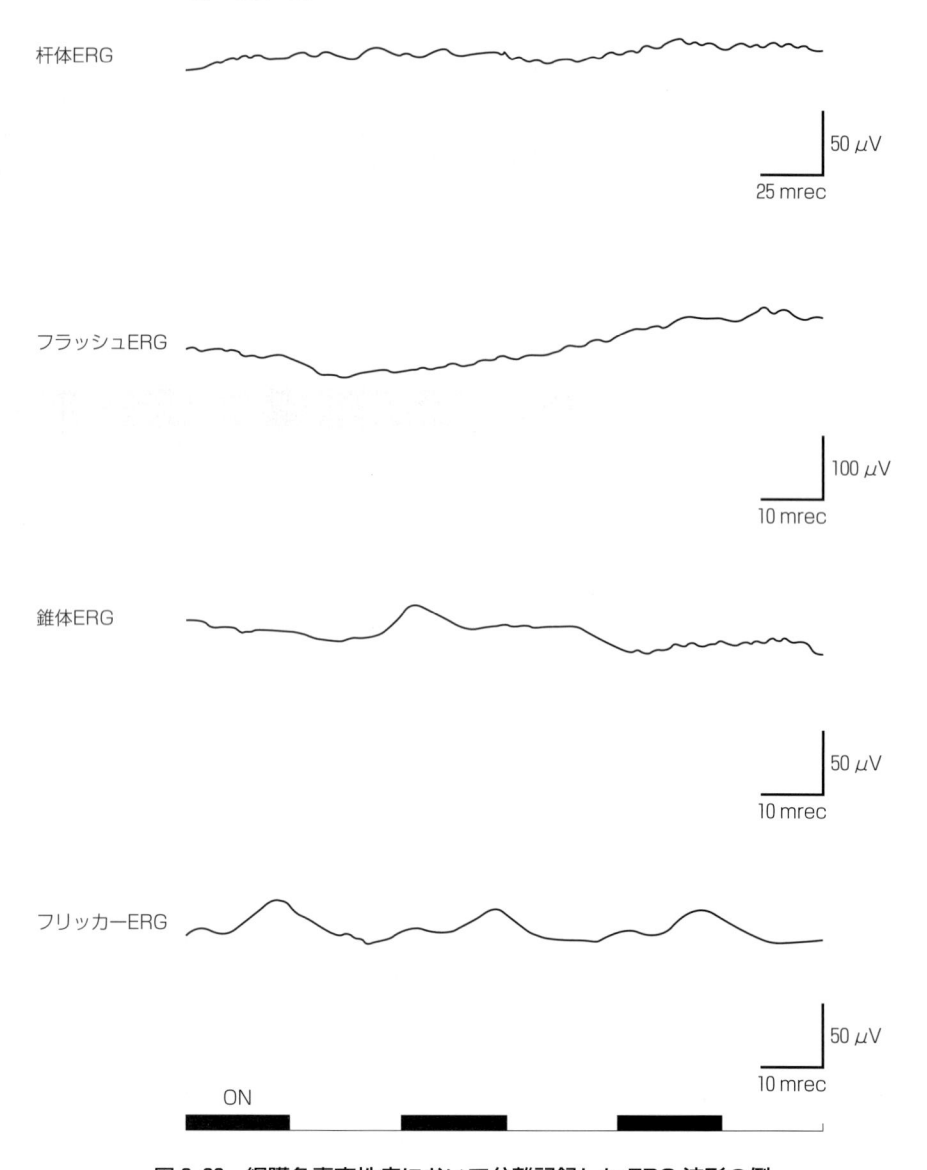

50 μV
10 mrec

ON

図 2-30　網膜色素変性症において分離記録した ERG 波形の例

です。特に眼振を記録したものは ENG（電気眼振図）ともいわれます。検査にあたっては被検者（児）の協力が必要です。

3 VEP（視覚誘発電位）

　フラッシュ光やパターンなどの視覚刺激のより誘発された活動電位を後頭部の視覚領から記録したもので，網膜から大脳視覚領までの伝達機能を検査しています。視神経萎縮などの視神経疾患のほか，機能弱視の予後判定，心因性視覚障害の検査などに使われます。また先に紹介しました ERG と組み合わせ視路全体の他覚的検査とされることもあります。

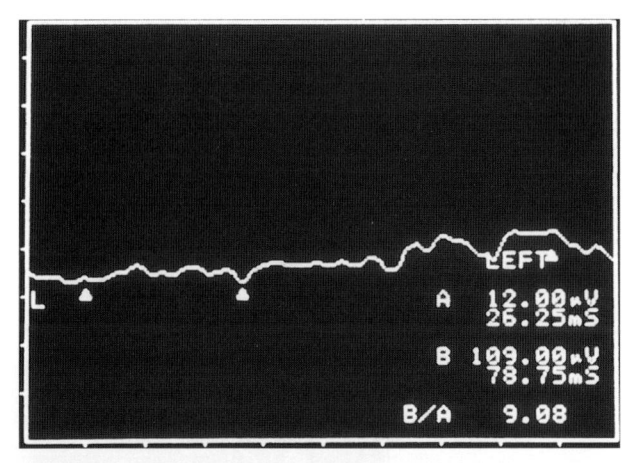

a：眼球を強く上転した状態で記録された正常者のフラッシュ ERG 波形

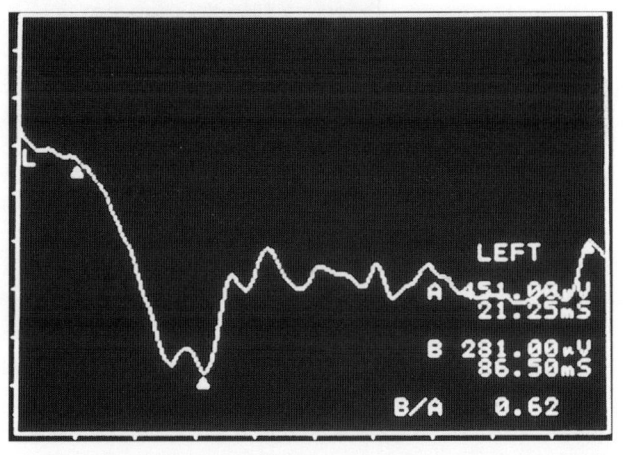

b：眼球を半ば上転した状態で記録された正常者のフラッシュ ERG 波形

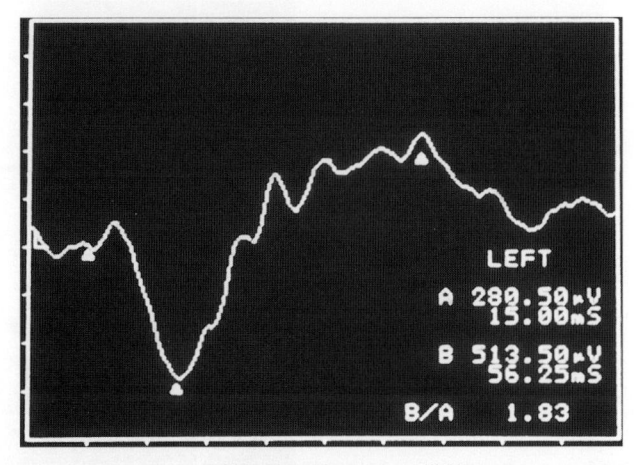

c：角膜上に電極を置いた正常位置で記録された正常者のフラッシュ ERG 波形

図 2-31　正常者における角膜電極の位置と ERG 波形

検査にあたっては意識の水準や注意の集中に留意する必要があります。パターン刺激を用いる場合，固視点を見続けながらパターンの変化を意識していることが大切です。

図 2-32 はパターンリバーサル刺激を用いた VEP 検査の結果です。上の 2 波形は固視ができたときの反応で P_{100} の反応が得られたのに対し，下の 2 波形は固視が不良であったときの反応です。P_{100} といわれる VEP 評価に重要な波形が認められません[31]。フラッシュ刺激を用いて睡眠下で検査を行うことも可能です。

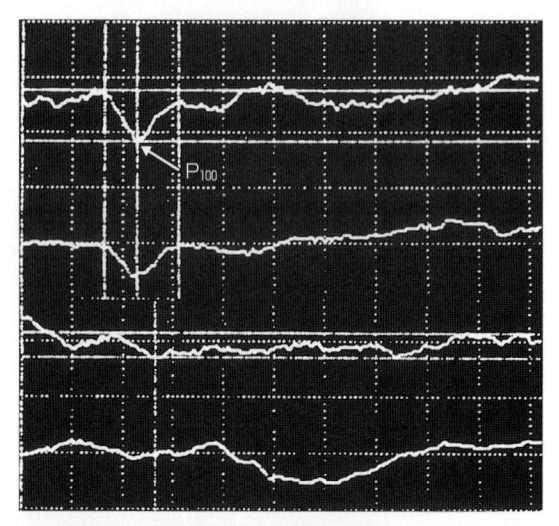

図 2-32　7 歳男子（水頭症，視神経萎縮，右間歇性外斜視知的障害）のパターンリバーサル VEP の波形
上 2 段の波形は固視点を注視した状態，下 2 段の波形は注視不良の状態で記録されたものである。

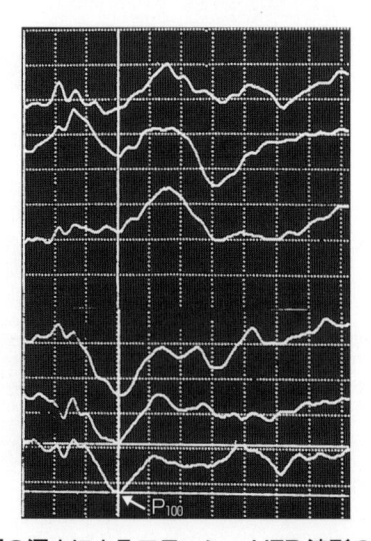

図 2-33　睡眠の深さによるフラッシュ VEP 波形の変化の記録例
症例は眼科的異常が認められない 3 歳女児である。上 3 段は中等度から深睡眠下，下 3 段は浅い睡眠下で得られた VEP 波形である。

睡眠の深さで反応が変わるため脳波などにより睡眠の深さをモニタすることが大切です。

図2-33はフラッシュ刺激を用いて睡眠下で行った VEP 検査の結果で，上3段は中等度から深睡眠下で記録されたものであるのに対し，下3段は浅い睡眠下で記録されたものです．やや潜時が遅くなっていますが P_{100} の反応波形が認められ，再現性も良好です[31]．

C 教育や福祉の観点からの視機能評価

1 教育や福祉では何のために視機能を評価するのか？

ロービジョンの人たちへの教育や福祉の支援は，治療による機能回復に限界があることを医師によって説明される「失明の告知」から始まると考えられていましたが，最近は必ずしもこの医師による告知は必要ないとされつつあります．本人や家族が障害をもったことを受けとめ（障害受容；acceptance of disability），新しい生き方や価値観で生活をおくることにより，人間らしく生きる権利を獲得もしくは回復（全人間的復権）できるようにロービジョンケアは進められます．障害のある状態で自分らしくあることが認められ，自己決定・選択が可能で，家庭や社会の中で役割を担うことができ，「不便なことはあっても不幸ではない」日常生活がおくれるように支援することが教育や福祉の目的です．

そのために，ロービジョンの当事者に対しては，精神的なショックや混乱等をやわらげ，自分らしい生き方や価値観に動機づけられるようにする心理的な（mental）ケア（care），より快適な視環境を確保するためのビジョン・ケア，保有する視機能や視覚以外の感覚を活用して生活・学習などの社会適応を保証する社会適応訓練等を実施します．また，ロービジョンの人を取り巻く環境に対しては，家族やコミュニティの受け入れを保証するための家族ケアやコミュニティ・ケア，環境を整備するためのバリアフリー，ユニバーサル・デザインの推進，偏見や社会的な不利益を軽減するための人権的アプローチ，福祉や法の制度を整える法・制度的アプローチなどを実施します．

これら本人と環境の両方に働きかけながら，構造的で総合的なケアを実現していくのが，教育や福祉の役割です．教育や福祉における視機能評価は，このような総合的なケアの中の一部を実施する際に有効なのですが，ケアをより論理的に進める上で中心的な役割を果たします．

2 教育や福祉での視機能評価の活用方法

眼科検査は，眼疾患を予防・発見したり，治療の方針を立てたり，治療の効果等を客観的に把握するのが目的です．これに対して，教育・福祉の現場では，

ロービジョンの人たちが日常の生活において直面している課題を適切に理解し，解決方法を検討するための1つの方法として視機能の評価（アセスメント）を行います[32]。

例えば，読書に時間がかかるという課題があった場合，その解決を行う目標達成志向（goal-oriented）のアプローチが重視されますが，その達成方法にはさまざまな可能性があります。読書の例でいえば，大きな文字の本を利用してもよいし，点字を使ってもよいし，コンピュータのスクリーンリーダーと画面拡大ソフトを併用して使ってもよいわけです。ロービジョンの人の見え方や生活などの状況を考えた上で，どの解決方法がよいかを検討する際，視機能の状態を日常生活により近い状況や課題で把握する必要があるわけです。

以下に教育や福祉の分野で視機能評価をどのように活用しているかを示します。

1 見え方の変化を知り，医療的ケアの必要性をチェックするツール

失明を告知された人の中には，治療をあきらめており，眼科の受診をしていない場合があります。しかし，視機能を維持したり，新たな眼疾患を予防するためには，定期的に医療機関を受診する必要があります。教育機関や福祉施設で定期的に見え方を評価することにより，ビジョン・ケアに対する意識を高め，見え方が変化したときにはすぐに眼科を受診するという視機能低下の進行や新たな眼疾患の予防に役立てることが可能です。また，見え方や見えにくさの日間変動や時間変動を記録しておけば，医療的ケアにも役立つ可能性があります。

2 見え方・見えにくさの理解・自覚・伝達のツール

教育・福祉では，ロービジョンの人たちが自分の見え方や見えにくさ，環境に応じてそれがどのように変化するのか，また，どうすれば見やすくなるのかを理解・自覚し，自分でくふうしたり，周囲の人に援助を求めたりできるように支援していきます。自分の見え方・見えにくさを自覚し，工夫や環境整備などによって生活機能を確保できるようになることを理解できれば，今後の教育や福祉の見通しをもちやすくなり，障害の受容もしやすくなります。視機能評価は，自分がどの程度見えていて，環境を変えることでどの程度，見やすくなるのかを具体的・客観的に示す際，有効なツールになります。

3 支援者が教育や福祉の方針を検討したり，当事者が自己決定・選択のエビデンスを得るツール

目標達成志向の教育・福祉を遂行する際，ロービジョンの人たちの視機能の状態やニーズなどによっては，視覚を活用するだけでは解決が困難な場合もあります。例えば，拡大文字と点字を併用し，パターンが決まっている珠算検定は点字で，その他の試験は拡大文字で行うという場合もあります。また，歩行の際に，

昼間は視覚活用をし，夕方以降は，白杖を使うという場合もあります。

視機能評価は，どういう場合に視覚を活用し，どういう場合にそれ以外の方法を使うかという方針を検討する際に有効なツールになります。

なお，評価結果は，支援者にとっては教育や福祉の方針を検討する資料となりますし，当事者にとっては自分が受けたい教育や福祉を決定したり，選択するためのエビデンスとしての役割を果たします。

4 補助具のフィッティングや適切な環境を整備するためのツール

弱視レンズ，単眼鏡，拡大読書器，遮光眼鏡などの補助具をフィッティングしたり，照明，採光，配色などを考慮した環境整備を行ったりする際には，当事者の好みを聞くことは重要です。しかし，好みがはっきりしなかったり，好みが変動しやすく条件を決定しにくかったりすることもあります。視機能評価は，補助具や環境整備の効果を客観化する際にも有効なツールになります。

5 行動を理解するためのツール

何かを見るときに顔を傾けたり，物影の前で立ち止まってしまうなど，ロービジョンの人たちの行動の中には，奇異に見えるものがあります。特に，知的な障害を併せもっているロービジョンの子どもたちの中には，いつも眠っていたり，明るい光のほうを向いて手を振ったり，小さな穴を覗いたりすることが大好きな場合があり，なぜ，そのような行動をするのか意味がわからないことが少なくありません。しかし，奇異に見える行動も丁寧に観察してみると，意味があり，適応的な行動である場合が少なくありません。視機能評価は，行動の意味を探るときにも有効なツールです。

例えば，散歩のときには，いつも下ばかり向いている知的障害のある児童に帽子とサングラスを渡したら，前を向いて歩けるようになったとします。そうすると，まぶしさがその行動の原因であったことがわかりますし，その他の活動でもまぶしさへの配慮をすればよいことがわかります。

3 教育・福祉での視機能評価の基本的な考え方

Mehrら[33]は，ロービジョンのアセスメントにおいては，視機能を標準化された条件と環境を変化させた修正条件の両方で見ていく必要があることを述べています。標準化された条件での視機能とは，眼科検査で用いられているような標準検査（standardized test）です。これに対して修正条件（modified condition）での視機能とは，例えば，異なる照明下で視力を測定するような場合で，最適な状況を明らかにしたり，個々の状況下でのパフォーマンスを知る際に有用です。すなわち，修正条件での視機能評価とは，環境と視機能の相互作用を定量的に測定するものだといえます。Mehrらは，ロービジョンの人たちの処遇（treatment）においては，この環境を変化させた条件での視機能を測定する必要があることを述べています。

視機能は環境によって変化します。教育・福祉における支援では，その人の視機能を最大限に活用できるような環境づくりが必要になります。したがって，視機能評価では，以下の3つの観点からアプローチする必要があります。

1）潜在的な視機能の分析：最適な条件では，その人はどれだけの視機能をもっているか。
2）視環境による影響の分析：その人がその課題に直面する場面では，その人の視機能を最大限発揮できるか（その環境では，その人の視機能がどの程度，制限・制約を受けるか）。
3）課題達成に必要な視機能の分析：その課題を視覚的な手がかりで達成する際に，どのような視機能が必要とされるか。

4 視機能評価の実際

眼科検査で一般的に使われている視力検査では高コントラストの視標を用い明るい照明下で分解能が，視野検査では光点の感度分布が測定されます。しかし，日常生活との関連を問題にする場合，異なったコントラスト，照明下，視標等で分解能や感度などの視機能がどのように変化するかを捉える必要があります。眼科検査で眼疾患を発見するためには，同じ視環境で個人間の比較をする必要がありますが，教育・福祉では，その人の視機能を最大に発揮できる視環境を特定することも重要です。そうすることで，より効果的に活動できる環境を整備したり，適切な補助具やトレーニングなどを選択したりする必要があります。

評価の結果は，より適切な生活や学習の環境を形成するために活用します。例えば，「視力が最も高くなるのは照度が100ルクスくらいで，今の教室の照度である800ルクスだとグレア障害のために7割程度の視力になってしまうので，遮光カーテンの導入を考えましょう」というふうに活用していきます。また，「0.02の視力があり，お母さんにだっこされている距離なら，髪の毛や目はわかるはず」「30 cmの距離から白いお皿の上の直径7 mm程度の黒豆を見つけられるのであれば，0.01くらいの視力はあるはず」「視力0.1のAさんが人影を発見できるためには200 mまで近づかないとわからないだろう」というふうに具体的な支援を考える際の手がかりとして利用します（図2-34）。以下，おもな評価の例を示します。

1 照明を変化させて視力をチェック

ロービジョンの人たちの見え方は照明によって左右されることが少なくありません。そこで，照度を変化させて視力を評価します（図2-35）。調光装置がある場合には連続的に変化させ，ない環境では照明の有無，机上灯の有無，カーテン

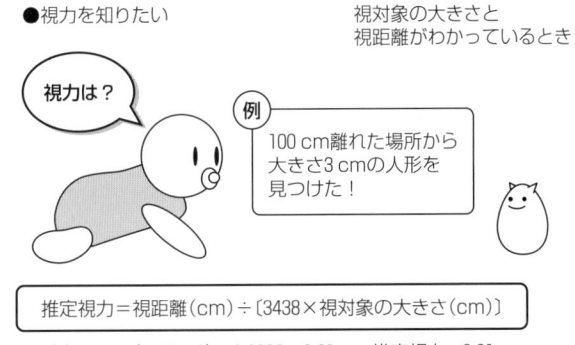

C. 教育や福祉の観点からの視機能評価　71

● 視力を知りたい　　　　　　　　　視対象の大きさと
　　　　　　　　　　　　　　　　　視距離がわかっているとき

例：100 cm離れた場所から大きさ3 cmの人形を見つけた！

推定視力＝視距離（cm）÷〔3438×視対象の大きさ（cm）〕

例：100÷（3438×3）＝0.0096≒0.01　　推定視力：0.01

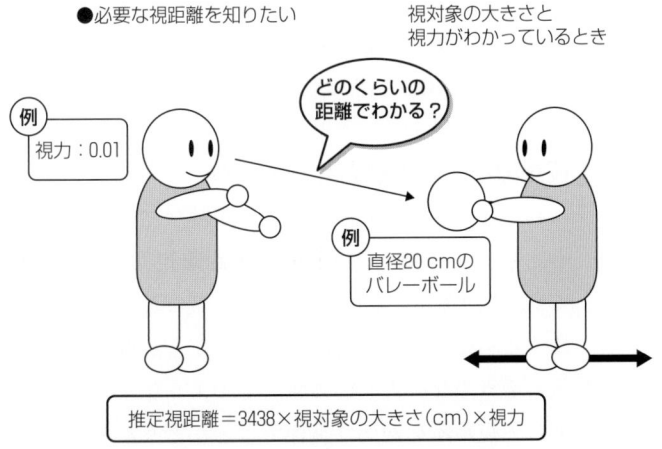

● 必要な視対象の大きさを知りたい　　視距離と視力が
　　　　　　　　　　　　　　　　　　わかっているとき

例：視力：0.01
例：30 cmの正しい姿勢で
線の太さはどのくらいにすればよい？

推定視対象の大きさ＝視距離（cm）÷（3438×視力）

例：30÷（3438×0.01）＝0.87≒0.9　　線の太さ：0.9 cm

● 必要な視距離を知りたい　　　　　視対象の大きさと
　　　　　　　　　　　　　　　　　視力がわかっているとき

どのくらいの距離でわかる？
例：視力：0.01
例：直径20 cmのバレーボール

推定視距離＝3438×視対象の大きさ（cm）×視力

例：3438×20×0.01＝687.6≒688 cm≒6.9 m　　視距離：6.9 m

図2-34　教育，福祉における視機能評価法

の状態などを変化させたときの視力を測定します。この評価結果から，視力を最大限に発揮できる照明水準を明らかにし，環境整備や補助具などの支援内容を決めます。また，屋外と屋内での比較を行うことで，遮光眼鏡などの必要性について検討します。

2 白黒反転で視力をチェック

まぶしさを主張するロービジョンの人たちの中には，白黒反転を好む人もいます。そこで，コンピュータやデジタルコピー等を利用し，ネガ，すなわち，黒い紙に白抜きで印刷された白黒反転視標を作成し，通常の視標と視力を比較します（図 2-36）。この評価結果から，ポジと白黒反転のどちらが見やすいかを数量化できます。この評価方法は，まぶしさ（グレア障害；glare disability）のスクリーニングにも活用可能です。白黒反転のほうが有意に視力が良い場合，照明やサングラスなどによる視力の変化をチェックする必要があります。

3 配色やコントラストを変えて視力をチェック

まぶしさを主張するロービジョンの人の中には，上質紙ではまぶしくて見えにくいと主張する人もいます。このような人たちは，漂白していない再生紙や反射の少ない色紙に印刷するのを好む場合があります。そこで，コピーを使って視力検査視標をさまざまな紙に印刷したり，コンピュータでさまざまな配色で印刷し，視力を測定します。この結果から，見やすい配色やコントラストを客観化します。

4 黒いタイポスコープやカバーの効果をチェック

書籍などで白黒反転や配色，コントラストの変更が困難な場合，無反射の黒いプラスチック板などを切り抜いて作成したタイポスコープなどが効果的な場合があります。この効果を予測するために，視力検査視標の周りを反射の少ない黒い紙やプラスチック板でカバーし，通常の条件と視力を比較します（図 2-37, 38）。この評価方法は，白黒反転と同様，グレア障害のスクリーニングにも活用可能です。

5 視距離を変えて視力をチェック

ロービジョンの人の中には，眼鏡などの屈折矯正が十分にできていないケースもあります。例えば，5 m の遠距離視力と 30 cm の近距離視力を比較するだけでも，屈折矯正の問題を発見できることがあります。データがあると，眼科を受診する必要性を具体的に説明することが可能です。また，視距離の調節が上手な人とそうでない人もいます。そのようなケースを発見するために，視標サイズに応じて視距離を適切に調節できるかどうかを評価します。例えば，30 cm の近見視力が 0.1 の場合，近見視力視標の 0.2 は理論上 15 cm の視距離で視認できるはずです。しかし，評価をしてみると，理論どおりの効率的な視距離調節ができな

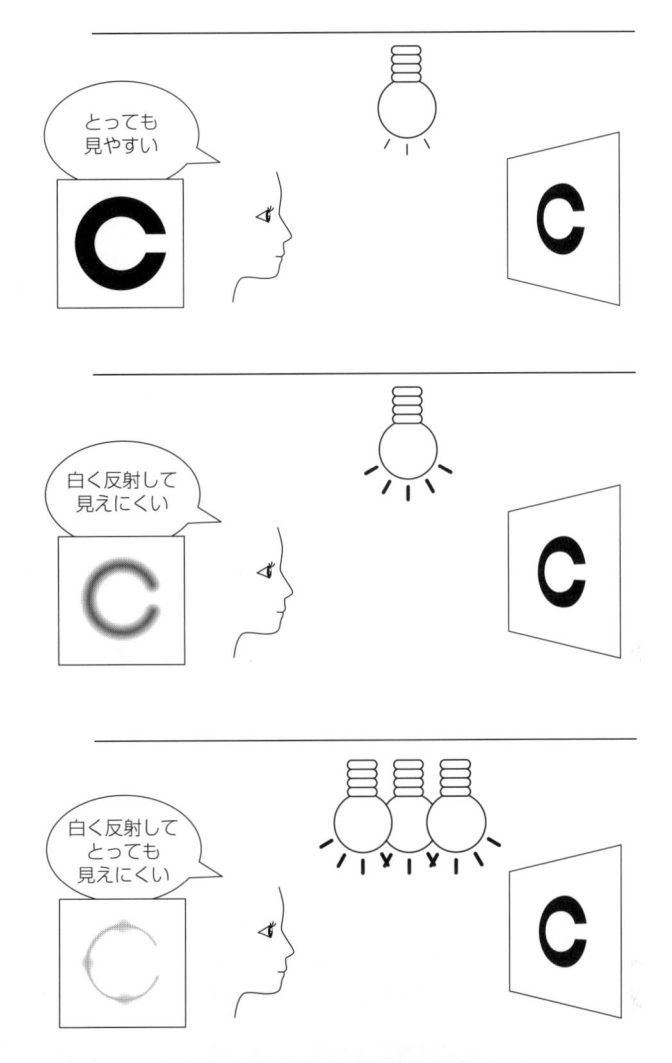

C. 教育や福祉の観点からの視機能評価　73

図 2-35　照明を変化させたときの視力の変化をチェック

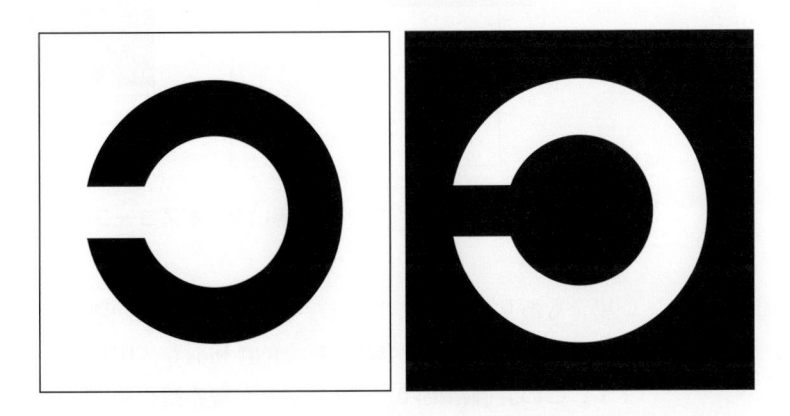

図 2-36　通常のランドルト環視標と白黒反転視標で視力を比較

a：通常のランドルト環　　　b：黒カバーシート

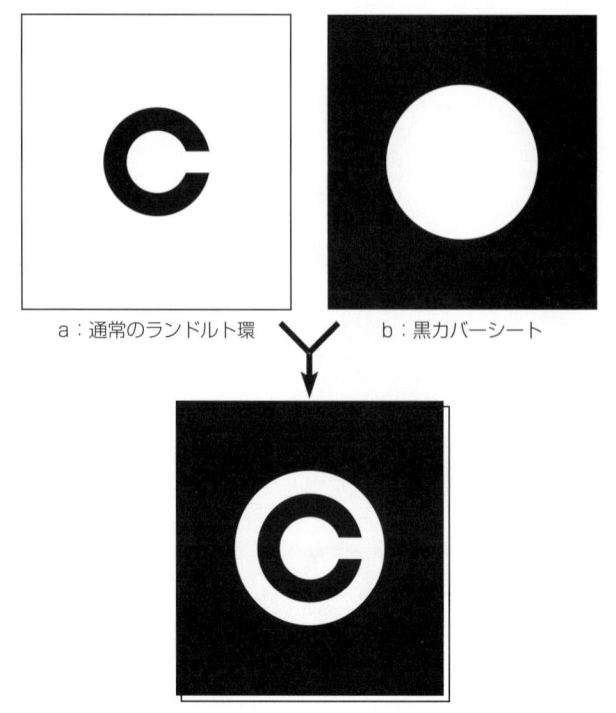

c：ランドルト環に黒カバーをかける

図 2-37　黒いカバーの効果

タイポスコープ

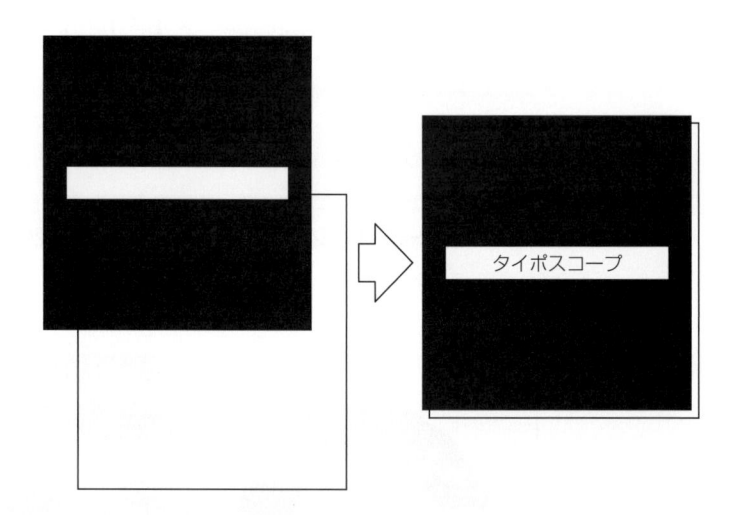

図 2-38　黒いタイポスコープの効果

い場合もあります。このような場合，なぜ，視距離調節が困難かを屈折矯正や近点限界などの可能性を含めて総合的に検討し，眼科医と協力して適切な対処をします。この評価結果は，視認に適した視距離の範囲を求めるために活用します。

6 最小可読視標をチェック

視力検査は網膜の分解能を示しています。この分解能でどれだけ小さな視標が確認できるかは，屈折異常などがなければ，理論的に計算できます。しかし，実際の場面では，屈折，視距離調節の熟達度，視標の提示位置の調整，目を近づけることによる照度の変化，小さなものを見分ける知覚学習，動機などの影響により，判読できる最小の視標サイズは，理論どおりにならないことがあります。そこで，実際の学習や生活場面において，先のさまざまな条件まで含めた上で，判読できる最小の視標サイズとそのときの視距離を測定する試みが，主として，ロービジョン児の教育の領域でなされてきました。これが，最大視認力と呼ばれている概念です。

30 cmの視距離で測定する近距離視力視標を用い，視距離を自由にしたときに，視認できた最小の視標（最小可読視標）とそのときの視距離を記録するというものです。最小可読視標とそのときの視距離がわかると，どれくらい細かい文字や図形などを識別可能かがある程度，予測できます。また，通常の学校では，教材の拡大などの配慮があまり期待できないため，小さな文字や図形などを読み書きする必要があり，そのような課題をこなすために必要な最小可読視標が経験的に論じられてきました。

なお，最大視認力という概念は，さまざまな誤解も生み出してしまったため，批判も少なくありません。例えば，測定方法があいまい，用語法や定義が不適切，視力の概念に混乱を引き起こした，最小可読視標だけで判読可能な文字サイズなどを予測することは困難であるなどの批判があり，測定方法と適切な用語法の確立が望まれています。特に，最適な文字サイズの予測をする場合，後述する読書効率を用いた評価方法などと組み合わせて判断する必要があります。

7 補助具を利用したときの視力をチェック

弱視レンズ，単眼鏡，遮光眼鏡などの補助具の効果を調べる際に視力を指標として用いる場合もあります（図2-39）。学校教育では小中高等学校の教室内の授業では0.5～0.6の視力があれば学習に支障がないが，0.3未満になると支障がでるといわれています[34]。そのため，0.5～0.6程度の視力が得られるような補助具を選択するのがよいといわれています。

NOTE 最大視認力は何を測ろうとしているのか？

眼は水晶体（レンズ）の厚さを変化させることで，さまざまな距離の視対象にピントを合わせる機能をもっています。ところが，視対象の距離が眼に近くなりすぎると，ピントを合わせることができなくなってしまいます。この点が調節機能の近点限界で，一般に年齢が若いほど，より近い点までピントを合わせることが可能です。最大視認力を求める際，人によっては，視標を2～3 cmまで近づけて見る場合があります。しかし，いくら若くても2～3 cmの距離で

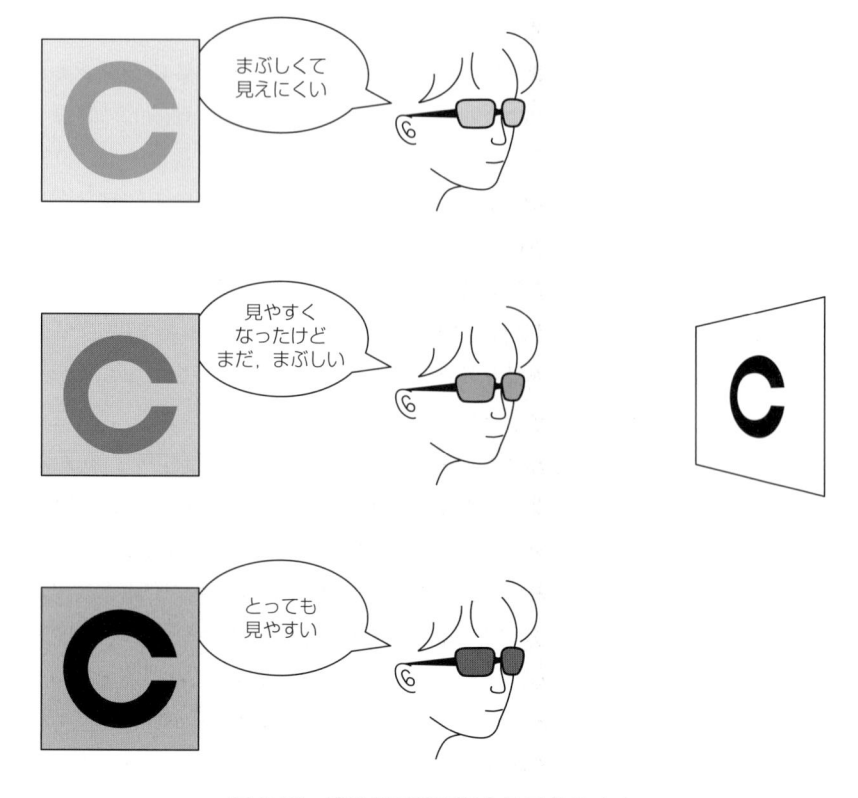

図 2-39　補助具の効果による見えやすさ

はピントを合わせることは困難だと考えられます。近点限界を越えてまで眼を近づけると，どうなるのでしょうか。これを模式的に示したのが，**図 2-40** です。近点限界までは，視対象はピントの合ったクリアな像であり，近づくほど，網膜像が大きくなります。ところが，近点限界を越えて，視対象に近づいていくと，網膜像は大きくなっていきますが，ピントが合わせられなくなるため，網膜像はだんだんぼやけます。つまり，網膜像を拡大するか，ぼやけを少なくするかのジレンマの状態となるわけです。この 2 つの拮抗する選択に折り合い（トレード・オフ）をつける点が最大視認力だと考えられます。ただし，視距離の調節の仕方や教示や習慣などの影響を受けやすいので注意が必要です。

8 文字を使って視野をチェック

　ロービジョンの人に見やすい教科書や資料などの読書教材を提供する際，問題になるのが文字の大きさです。文字を大きくすると 1 つひとつの文字は読みやすくなる反面，単語や文全体が捉えにくくなります。しかし，視力が低い場合，文字を小さくすると同定できなくなります。そこで，この 2 つのジレンマにどこで折り合い（トレード・オフ）をつけて最も適した文字の大きさを選択するかが重要な課題になるわけです。その決定の科学的根拠として視野検査の結果が重要な意味をもつわけですが，通常の視野検査では文字が読める範囲を直接特定することは困難です。

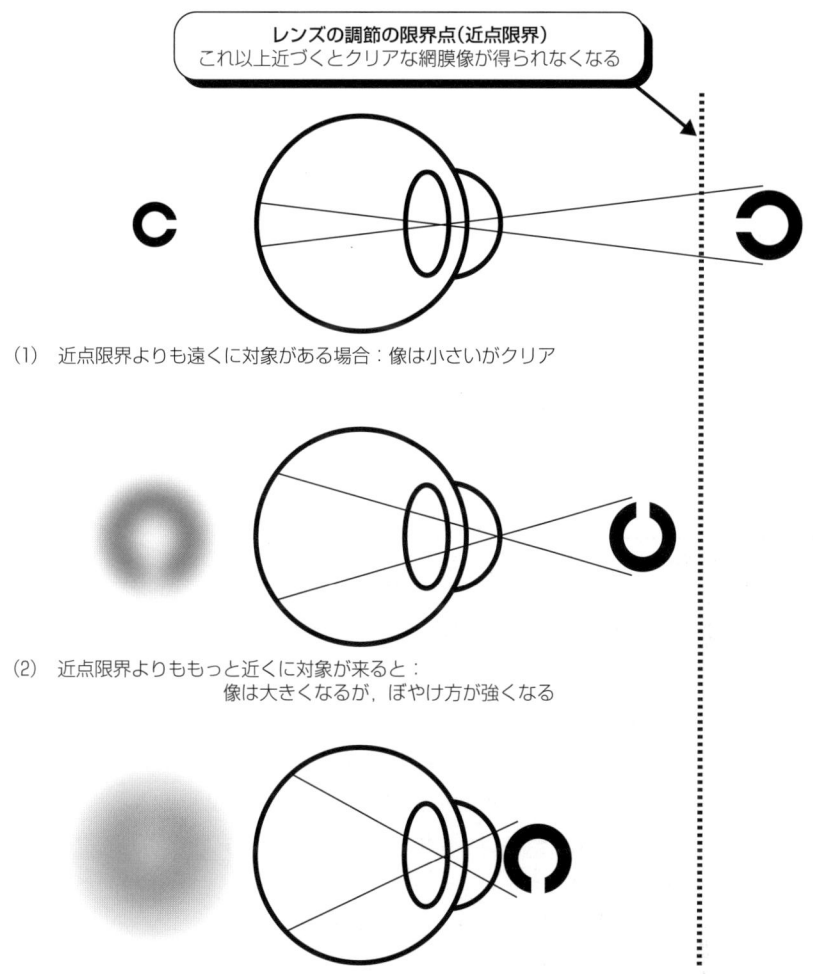

C. 教育や福祉の観点からの視機能評価　77

レンズの調節の限界点（近点限界）
これ以上近づくとクリアな網膜像が得られなくなる

(1) 近点限界よりも遠くに対象がある場合：像は小さいがクリア

(2) 近点限界よりももっと近くに対象が来ると：
　　　　像は大きくなるが，ぼやけ方が強くなる

(3) 近点限界よりもさらに近くに対象が来ると：
　　　　像は大きくなるが，さらにぼやけは強くなり，判別できなくなる

図 2-40　近点限界を越えて近づいたときの網膜像の拡大とぼやけ

　つまり，読書と直接関係の深い文字を視標とした有効視野の評価が重要だということになります。このような問題意識から作成されたのが，「ロービジョン用静的文字処理有効視野評価システム」[35)]で，「どの程度の大きさの文字がどの部位で視認可能か」を評価できます（**図 2-41**）。このシステムは，ウインドウズのコンピュータで動作するソフトウェアとして提供されています（http://www.bfp.rcast.u-tokyo.ac.jp/nakanoy/vfield.html）。このソフトウェアを利用すれば，読書に利用できる機能的な視野を直接的に知ることが可能です。ロービジョンの人の課題は画面に瞬間提示される文字や数字を言い当てるだけで，ゲーム感覚で評価が可能です。特に，拾い読みの発達段階にある子どもたちの文字サイズを推定する際には有効だといわれています。

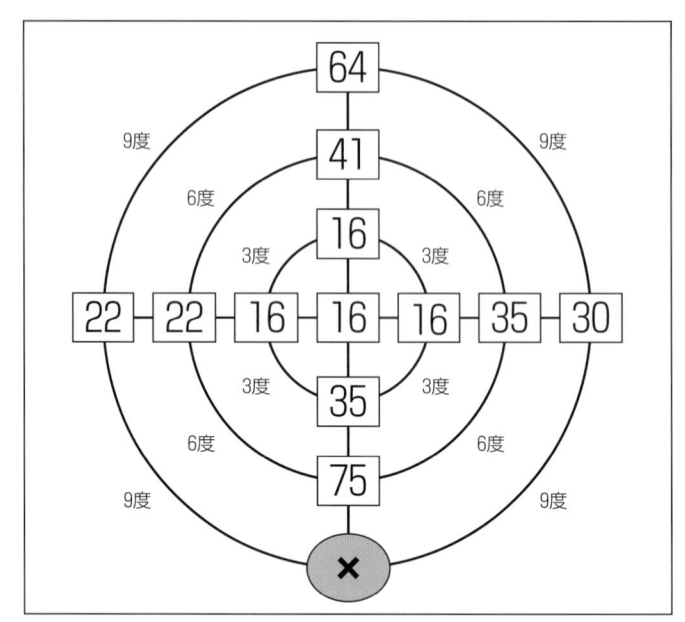

□内の数値は，その視野位置で読むために必要な文字の大きさを示す

図 2-41　静的文字処理有効視野評価結果

9 読書の基準となる文字サイズの評価（M システム）

　アメリカ合衆国では文字サイズを表現する方法としてメトリック・システム（metric system；M システム）という表示方式が用いられる場合があります[36]。これは，基準となる文字サイズを決め，その基準との関係で個々の文字サイズを表示する方法です。基準である 1M の文字サイズは，1 メートルの視距離で観察したときに視角 5′になる大きさの文字と定義されています。1 メートルで視角 5′に相当する視対象の大きさは 1.5 mm であり，ちょうど新聞の小文字の大きさに相当します。このサイズの文字が読めれば，問題なく読書ができると判断できることになります。

　つまり，1M の文字サイズは，ロービジョンの訓練や補助具選定の当面の目標になり得る文字サイズであるといえます。M システムでは，この 1M を基準にして，倍の大きさの文字は 2M というように表示します。文字サイズをポイントやミリで表示するよりわかりやすいという利点があります（例えば，ポイントで表示されている場合，新聞の文字サイズと比較するためには，新聞の文字サイズが何ポイントであるかを覚えておかなければなりません）。また，M システムで文字サイズを表示すれば，新聞を読むために必要な補助具の倍率が直感的にわかるという利点もあります。例えば，4M の文字なら読める人が，新聞，すなわち，1M の文字を読みたい場合には 4 倍の倍率の補助具を用意すればよいということが直感的にわかります。

10 読書チャート MNREAD

近年，ミネソタ大学のレッグ教授らのグループによって，信頼性の高い読書検査表が開発されました[37]。これが「Minnesota Low Vision Reading Test；MNREAD」で，MNREAD acuity charts（ミネソタ読書チャート）と呼ばれています。この検査表は，吟味された有意味な文章を印刷したものです。このチャートを使うと，①最大読書速度（文字サイズが最適な場合に読める最大速度），②臨界文字サイズ（最大読書速度で読める最小の文字サイズ），③読書視力（何とかぎりぎり読むことができる文字サイズ）を評価できます。

また，「白背景に黒文字」のものと「黒背景に白抜き文字（白黒反転）」のものが用意されており，白黒反転効果も評価できるようになっています。日本語版（http://www.twcu.ac.jp/~k-oda/MNREAD-J/）には，MNREAD-J（漢字かな混じり文）とJk（ひらがな単語）があります（**図 2-42**）[38]。このチャートを使えば，読書に適した文字サイズや白黒反転の必要性について評価できますし，補助具の選定の際にも極めて有効な手段となります。

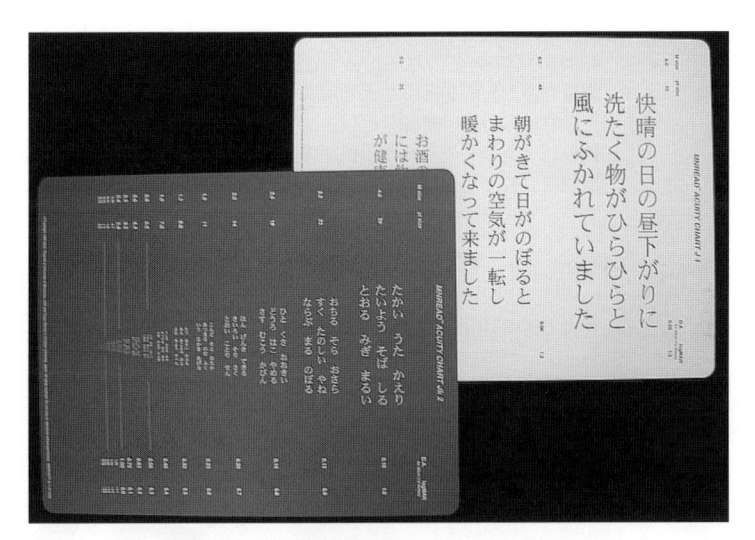

図 2-42 MNREAD-J/Jk Acuity Charts

NOTE　言語でのコミュニケーションが困難な人の視機能評価

近年，障害の重度・重複化や多様化が進んでいるといわれます。社会福祉施設や特殊教育諸学校などにおいても，複数の障害を併せもっている重度重複障害の人の割合が増えてきています。寝たきりの状態で自力では活動できない場合もあり，生命を維持したり，安全を確保することがケアの主眼になっている場合も多いと思います。特に知的障害や重度の肢体不自由を併せもつ場合，決定や選択のために，何かを見せようとしたり，聞かせようとしたりしても，反応がはっきりしないため，見えているのかどうかわからないという状況になることが少なくありません。例えば，以下のような行動を示す人をどのように理解すればよいのでしょうか。

■事例1：昼間はいつも寝ている。生活リズムが乱れているの？

重度の障害がある肢体不自由のやっちゃんは，学校に来ても，いつも眠ってばかり。家では好きだというビデオを見せようとしても，学校ではダメ。生活のリズムができてないから，学校では眠いのかと思い，お母さんに聞いてみても，夜はちゃんと眠っているとのこと。障害が重いから仕方ないのかな？

■事例2：お帰りの時間になるといつも泣いてしまう。なぜ？
　車椅子に乗っているさっちゃんは，いつもお帰りの時間になるとべそをかいて不機嫌になります。廊下を通ってスクールバスに向かうときには，騒ぎは最高潮。きっと，学校が大好きで帰るのが嫌なんでしょうね？

■事例3：見えているのに見つけられない？
　目がいつも揺れている肢体不自由のサトシくんは，文字の読み書きもでき，よく見えているようです。でも，時々，読み飛ばしをしたり，近くにいる先生が発見できなくて泣きべそをかいたりすることがあります。「早とちりで，おっちょこちょい」なんでしょうか？

■事例4：小さな穴を覗くのが好き。変なくせなの？
　ダウン症のノリオくんは変わった趣味があります。時計やベルトなどの小さな穴が大好きなのです。先生の時計を取り上げては穴をじっと覗くのです。いったい何が面白いんでしょうか？　子どもの気持ちに近づこうと同じ行動をして見たんですが，ノリオくんが何を楽しんでいるんだかわかりません。

　教育やリハでの視機能評価では，このような行動の意味を理解し，適切な支援につなげていく必要があります。事例1はむき出しの蛍光灯がまぶしくて目を閉じていたようで，蛍光灯にカバーをつけ，間接照明にすることで解決できたケースです。事例2はスクールバスに向かう廊下が暗いのが怖かったようで，照明を明るくすることで解決できたケースです。事例3は視野障害が原因であることがわかり，提示方法をくふうすることで解決できたケースです。事例4は小さな穴をピンホールとして活用していたことがわかり，彼の見たい距離にピントが合う眼鏡を処方してもらうことで解決できたケースです。

　これらの行動の意味をビジョン・ケアの観点から究明していくためには，重複障害の人の行動レパートリーでできる視機能検査課題をくふうしたり，安心して評価を受けることができる環境をつくったりすることが必要です。**図 2-43** には，どれだけ小さな紙くずを拾うことがで

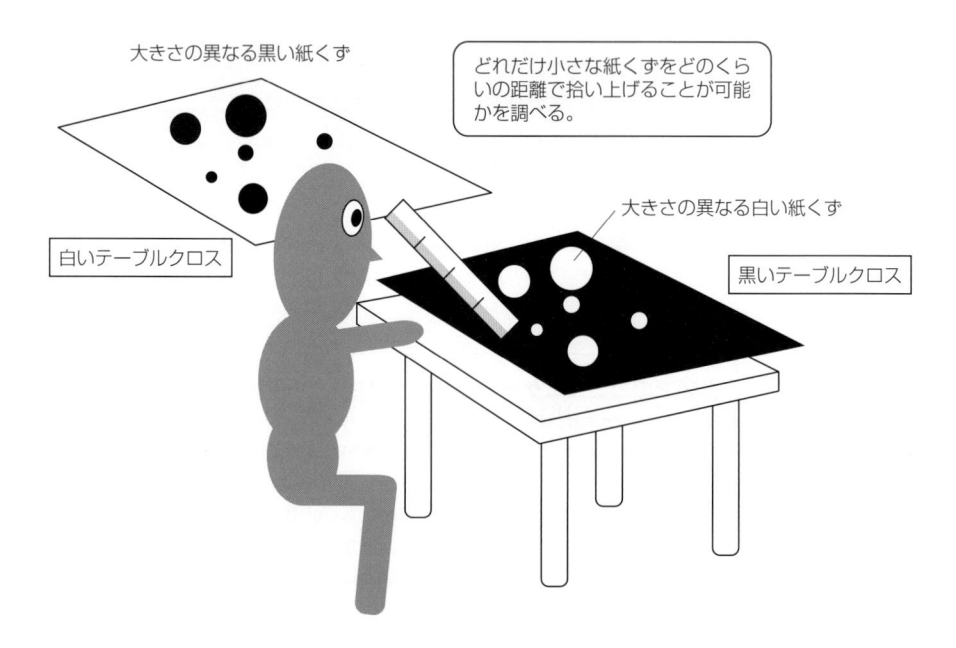

図 2-43　紙くず拾い課題による視野評価場面

きるかというゲームをとおして，視力を評価した例を示しました[39]。白黒反転条件との比較により，グレア障害の可能性についてもチェックできた事例です。

D 遺伝の基礎知識と遺伝カウンセリング

1 遺伝の基礎知識

本稿では，網膜色素変性について取り上げます。他の疾患についても，遺伝形式の原則については，同じといえます。しかしながら，異なる疾患の場合は，疾患名だけで遺伝形式が決まっているもの，必ずしも遺伝性とはいえないものもあるので，すべて網膜色素変性と同じ状況にあるわけではないことを理解していただくことが必要です。遺伝に関するやさしい参考書として藤田潤編『みんな知りたい遺伝子のはなし』（京都新聞出版センター）があります。

網膜色素変性の遺伝形式として，①常染色体優性遺伝，②常染色体劣性遺伝，③X連鎖性劣性遺伝の3つが最も頻度が高く重要なものです。遺伝性疾患の遺伝形式としては，このほかに，④X連鎖性優性遺伝，⑤Y連鎖性遺伝，⑥ミトコンドリア遺伝，⑦二遺伝子性遺伝，⑧多因子遺伝などがありえます。しかし，現実的には①②③が大半であり，これらを正確に理解することでほとんど十分です。③④⑤は性染色体に関連するので，「伴性遺伝」ということになりますが，このうちほとんどは③ですので，③を便宜的に「伴性遺伝」ということがあります。医学的にはX連鎖性というべきですが，患者さん・家族の立場では，性に関係する遺伝形式ということで，よりわかりやすいのではないかと思われます。

網膜色素変性で重要なことは，家族歴がなく，遺伝形式が判定できない孤発例が半数程度を占めるという点です。後述しますが，「孤発性」という遺伝形式が存在するわけではなく，①②③のいずれかの遺伝形式である場合が大半です。「大半」と書いたのは，すべての「孤発例」において原因の遺伝子が見出されているわけではなく，網膜色素変性と同様の病像で「網膜色素変性」と診断されていますが，実は自己抗体が原因ということがわかった例も知られているからです。

患者さんや一般の方にとって，わかりにくいのは，染色体，遺伝子，DNAがどのように関係しているかです。専門家からみるとごく当たり前のことですが，これをわかりやすくかつ簡潔に説明することは結構難しいのです。

DNAは4種類の塩基という記号が並んだもので，その配列のうち機能をもつ部分を「遺伝子」と呼びます。ヒトの遺伝情報の1セットは23本の染色体に分かれて存在します。染色体は細胞の核に存在し，普段は絡み合っていますが，細胞分裂のときはそれがほぐれるので，1つひとつを観察することができます。それを順番に並べたものを「核型」といいます。

図2-44には，正常女性の，図2-45には正常男性の核型を示しました。このように，1-22番までの染色体が2本ずつペアで細胞に存在します。この性別と関係ないものを常染色体と呼びます。女性では，このほかにX染色体が2本，男性ではX染色体が1本とY染色体が1本あります。

この写真の核型は体のほとんどの細胞，いわゆる「体細胞」で共通ですが，精子や卵子などの「生殖細胞」では，1-22番までの常染色体が1本ずつと，XあるいはYの性染色体が1本で構成されています。これは，生殖細胞が形成されるときに，2つ（1対）の相同染色体が別々の細胞に分かれて入ることを意味しています。特定の機能をもつ遺伝子は染色体の特定の場所にあります。例えば，

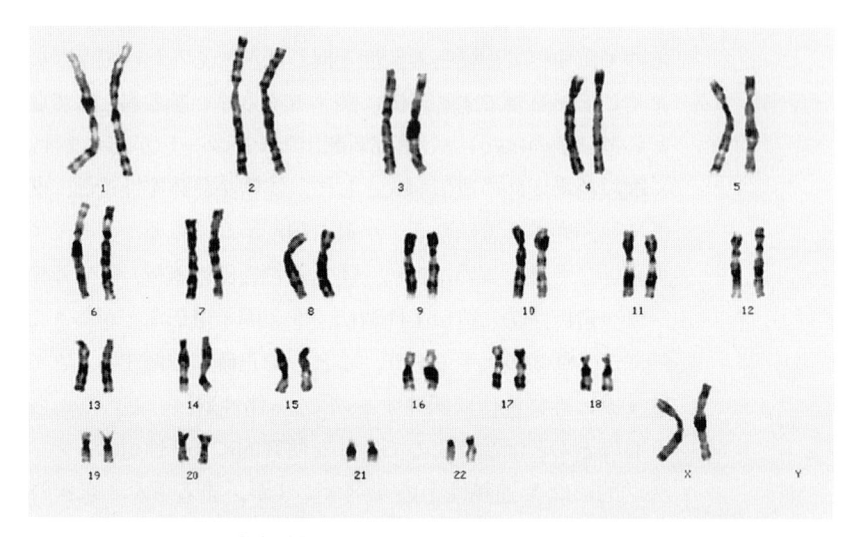

図2-44　正常女性核型（46,XX）Normal female karyotype

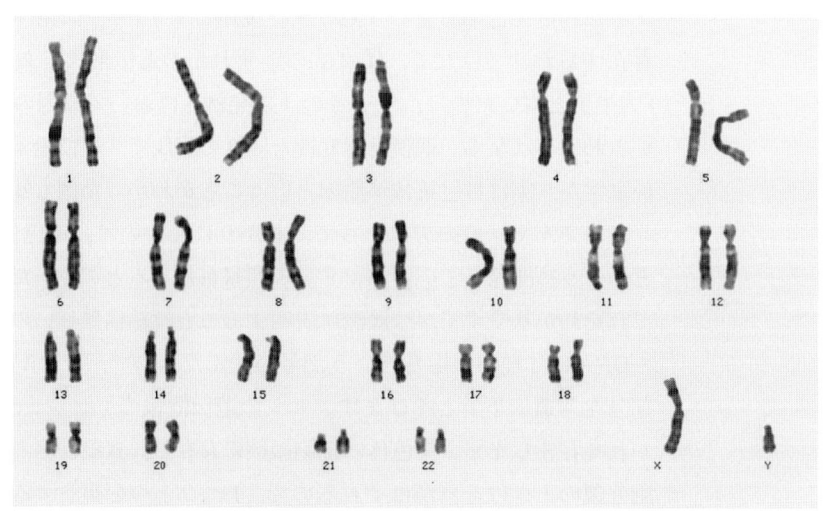

図2-45　正常男性核型（46,XY）Normal male karyotype

網膜色素変性の原因遺伝子の1つとして有名なロドプシン遺伝子は第3番染色体の3q22.1にあります（3以下は染色体の中の位置を示す番地です）。

ヒトゲノムプロジェクトで，4種類の塩基（アデニン，チミン，グアニン，シトシン）の並び方（構造）はすべてわかりましたが，どこに機能する遺伝子があり，さらにそれぞれがどのような機能をもつのかは研究途上です。これまで，網膜色素変性の原因遺伝子として29種類が見つかっていますが，まだまだ未知のものが多いのが現状です。

常染色体上に位置する遺伝子は，父母より1つずつ受け継ぐことになり，その遺伝子は体を構成する細胞には2つあることになります。常染色体性優性遺伝の疾患の場合，そのうち1つの遺伝子に変化が起こっていますが，もう1つは全く正常です。すなわち，変化を起こした遺伝子のほうが強いことを「優性」といいます。劣性遺伝の場合は，これと同じ状態では発病しません。すなわち，変化を起こした遺伝子のほうが弱い＝「劣性」です。したがって，劣性遺伝の場合は2つとも変化を起こした遺伝子がそろったときに初めて発病することになります（図2-46）。常染色体上にある遺伝子の伝わり方について，常染色体優性遺伝の場合の特徴を図2-47に示しました。一方，常染色体劣性遺伝の特徴を図2-48お

○：正常遺伝子　●：異常遺伝子

遺伝子型がヘテロ接合の時：
・異常形質が現われるのが優性
・現われないのが劣性
・すなわち変異型遺伝子のほうが弱いか強いか

区分	○○	○●	●●
劣性遺伝	正常	正常	病気
優性遺伝	正常	病気	病気

図2-46　優性（Dominant）遺伝と劣性（Recessive）遺伝

・異常形質の発現と伝達は性による影響を受けない
・異常形質が罹患者から子どもに伝わる確率は50%
・異常形質はすべての世代に現れ，原則として飛びこえない

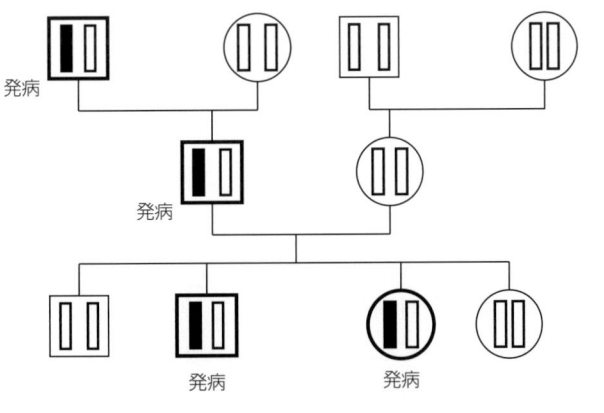

図2-47　常染色体優性遺伝

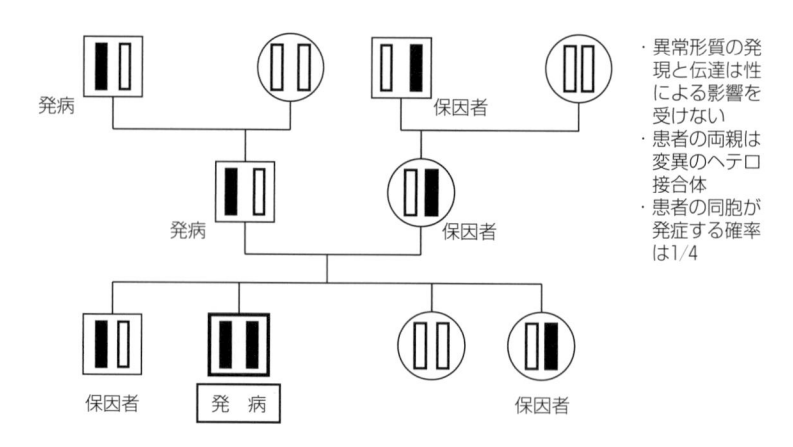

図 2-48 常染色体劣性遺伝

・異常形質の発現と伝達は性による影響を受けない
・患者の両親は変異のヘテロ接合体
・患者の同胞が発症する確率は1/4

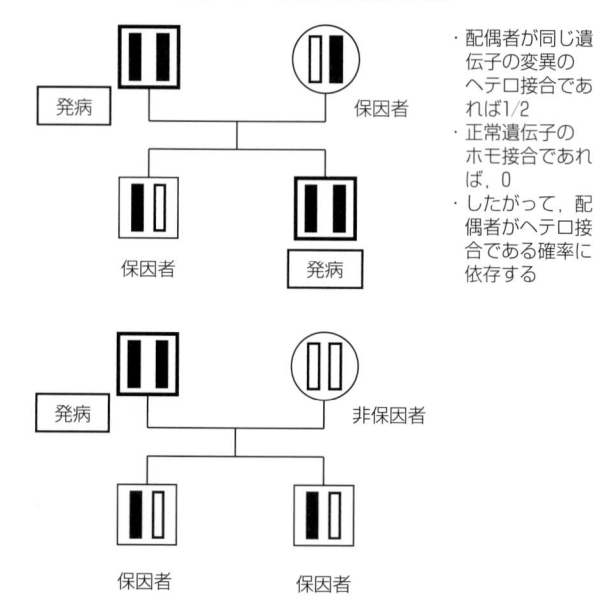

・配偶者が同じ遺伝子の変異のヘテロ接合であれば1/2
・正常遺伝子のホモ接合であれば，0
・したがって，配偶者がヘテロ接合である確率に依存する

図 2-49 常染色体劣性遺伝性疾患患者の子どもが発病する確率

よび**図 2-49** に示しました。

　家族歴がない，すなわち血縁者に同様な疾患にかかった人がいない，いわゆる孤発例について考えてみましょう（**図 2-50**）。発症者が女性の場合は，X 連鎖性は考えにくいので，常染色体優性遺伝，常染色体劣性遺伝のみを考えればよいことになります。男性の場合（**図 2-51**）は，これに加えて X 連鎖性のものも考えておく必要があります。

　まず，常染色体優性遺伝の場合です。常染色体優性遺伝による疾患は，1つの遺伝子の変化によって起こるので，突然変異によっても発症します。すなわち，父母ともに遺伝子異常がなくても，その子ども（患者）の世代で，突然変異が起こった場合です（**図 2-50**）。この場合，当然家族歴はないが，患者の子ども世代

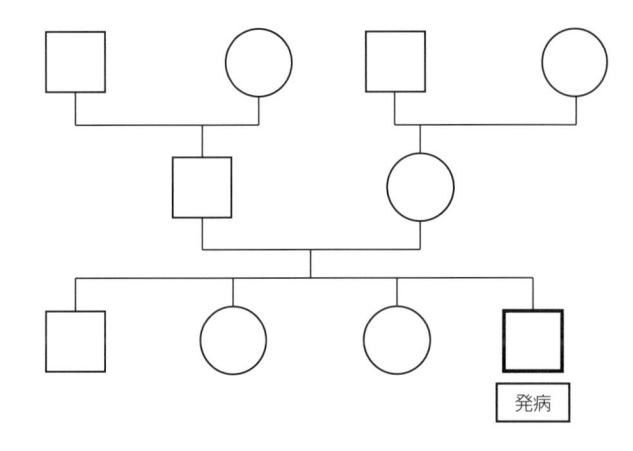

図 2-50　孤発例；両親も血縁者にもだれも遺伝病の人がいないのに子どもが発病

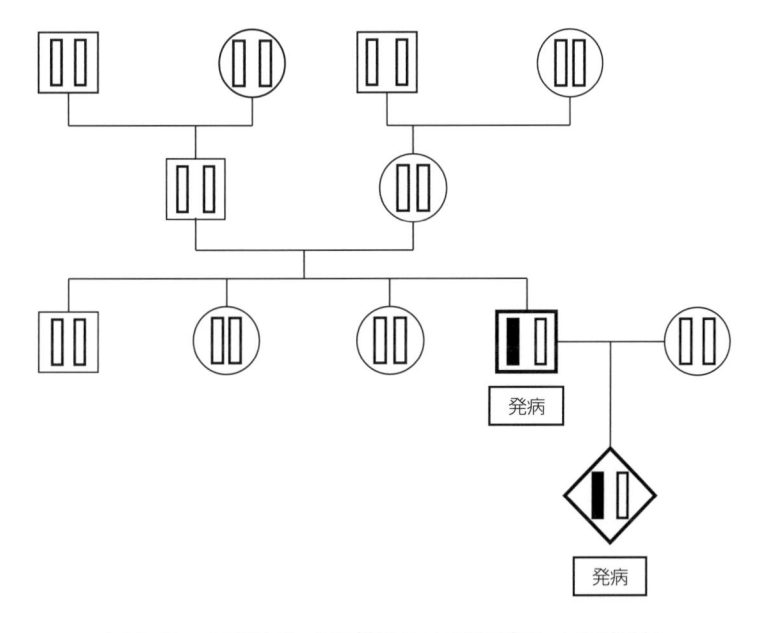

図 2-51　突然変異による常染色体優性遺伝による孤発例

には 50％ の確率で遺伝することになります（図 2-51）。

　次に，常染色体劣性遺伝の場合を考えてみます。この場合，患者の父母はともに変化した遺伝子をヘテロ接合性にもっています。したがって，この患者に兄弟が生まれれば，25％ の確率で同じ疾患に罹患することになります（図 2-52）。それでは，患者が子どもを生んだ場合はどうなるのでしょうか（図 2-52）。患者の配偶者が変異遺伝子の保因者（変化した遺伝子をヘテロ接合性にもつ）であった場合にのみ，50％ の確率で子どもも発症することになります（図 2-49）。したがって，子どもが同じ疾患を発症する確率は，配偶者と血族結婚でない限り，一般集団中のこの遺伝子の変化をもつヒト（キャリア）の頻度に依存します。ある

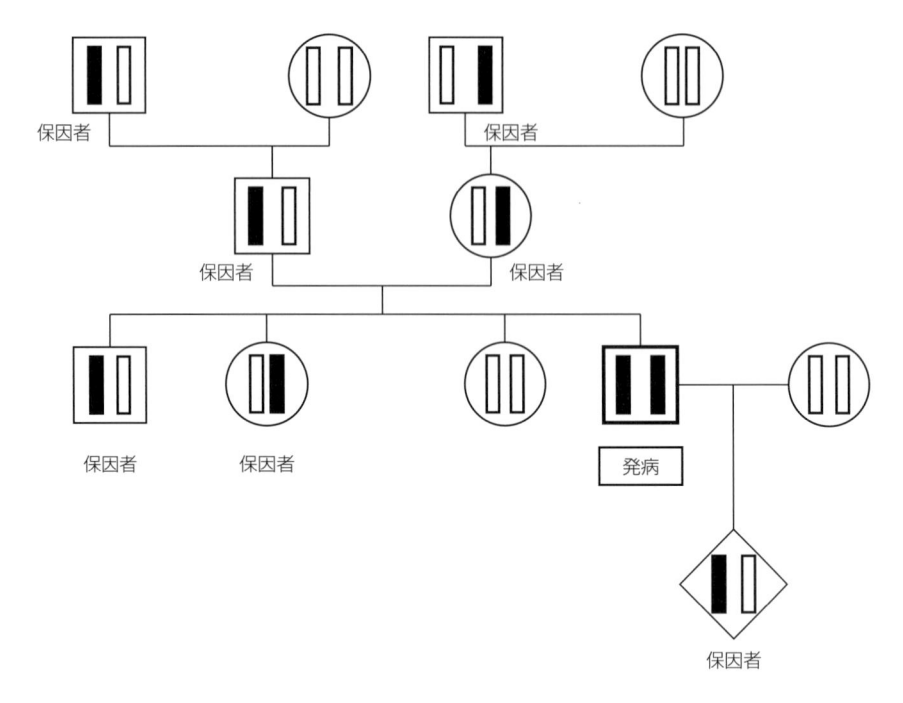

図 2-52 常染色体劣性遺伝による孤発例

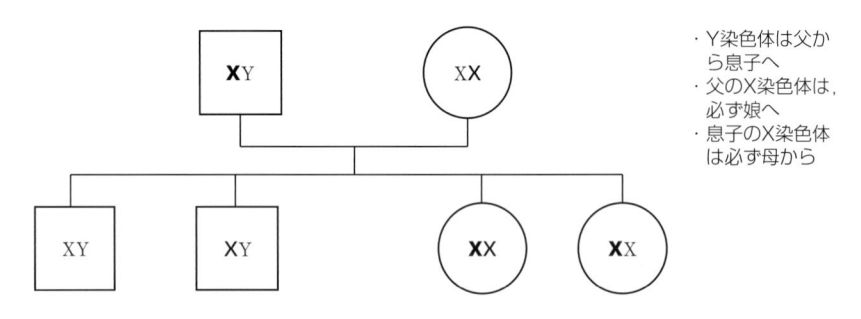

図 2-53 伴性遺伝を理解するための性染色体の伝達
　　　　（Transmission of sex chromosomes）

・Y染色体は父から息子へ
・父のX染色体は，必ず娘へ
・息子のX染色体は必ず母から

　遺伝子の変異による常染色体劣性遺伝性疾患の患者頻度が 1/10,000 とすると，キャリア頻度は 1/50 ですから，その場合の子どもが同じ疾患を発症する確率は 1/100 となります。網膜色素変性の患者頻度は高く見積もって 1/3,000 ですが，1 つの常染色体劣性遺伝の原因遺伝子で数分の 1 以上を説明できるものはないことから，常染色体劣性遺伝性の網膜色素変性で患者の子どもが発症する確率は，患者が血族結婚をしない限り，1％ 未満です。これは，実は網膜色素変性だけでなく，日本人の常染色体劣性遺伝性疾患すべてについてほぼ当てはまるのではないかと考えられています。

　X 連鎖性の場合についても考えておきましょう。その前に，性染色体の伝わり方をまとめてみました（**図 2-53**）。男性患者は唯一の X 染色体上の遺伝子に変化をもって発症します。これは，1 つの変化のみなので，常染色体優性遺伝の場合

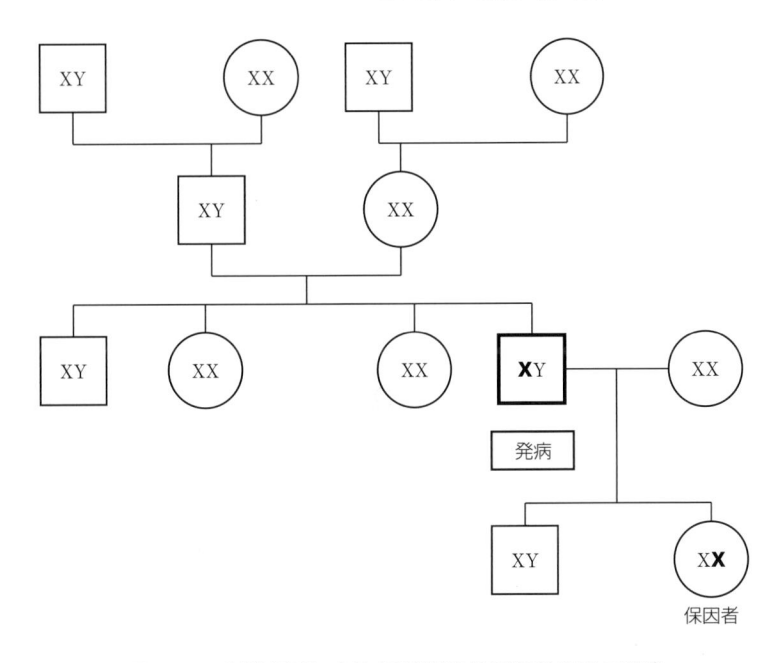

図 2-54　突然変異による X 連鎖劣性遺伝性疾患の発症

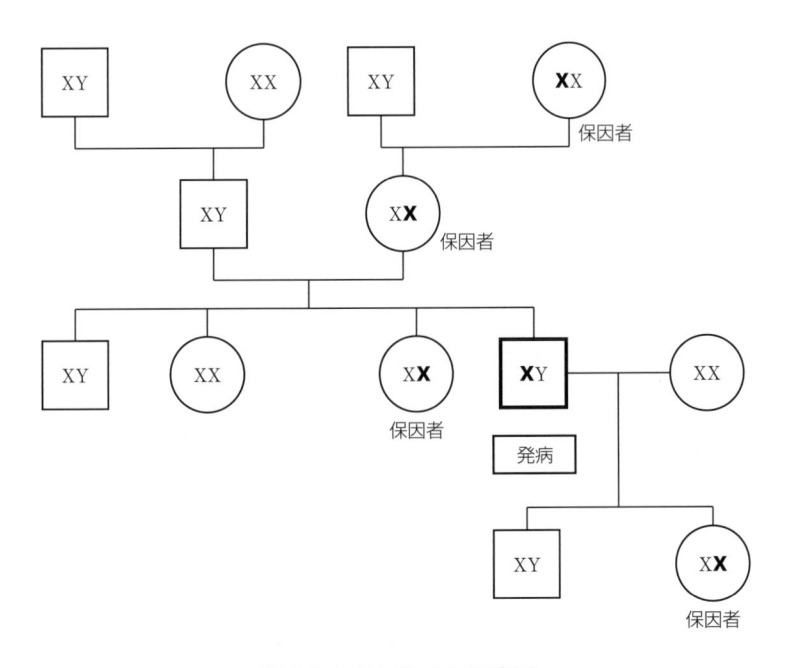

図 2-55　X 連鎖性劣性遺伝

と同様，その世代での突然変異によることもありえます（図 2-54）。また，母親から受け継いでいる場合もありえます（図 2-55）。しかし，いずれにしても，男性からの子どもへの X 染色体の伝達を考えた場合，息子には X 染色体は伝わらないし，娘には必ず伝わるが，正常の X 染色体上の遺伝子ももっているためキャリアにはなっても発症しません。したがって，男性患者の子どもが発症する

表 2-2 網膜色素変性孤発例の子供への再発確率

- 劣性遺伝であれば，1％以下
- X連鎖性であれば，0％
- 優性遺伝（突然変異）であれば，50％
- 遺伝形式不明の場合は，経験的に10％前後

ことはありません（図 2-55）。また，X連鎖性遺伝が明らかとなった家系は，現実的には少数です。

このように，家族歴のない孤発例の場合，それが常染色体優性遺伝なのか常染色体劣性遺伝なのか，あるいはX連鎖性なのかによって患者の子どもが発症する確率は大きく違うことになります（表 2-2）。

患者は網膜色素変性の診断を告げられたときに，遺伝性の疾患であることも告げられることが多いのですが，孤発例の網膜色素変性の場合は，家族例がないため，当然ながら，それを理解することがほとんどできないと思われます。「失明する」「治療法がない」などの告知がなされた上に，理解できない「遺伝する」という情報は，患者を絶望の淵に追いやることになります。

しかも，この情報は，家族などと相談するのがはばかられる可能性があります。遺伝は悪いもの，隠しておくべきもの，という意識が非常に根強くあります。そして，多くの場合，正確にそれを理解する機会のないまま，必要以上の心配をもったままになっているのです。

上記のように，常染色体性優性遺伝以外の場合は，ほとんど現実的には「遺伝しない」のであって，常染色体性優性遺伝である可能性も高くない（おそらく20％程度）のです。「網膜色素変性症＝遺伝病＝必ず遺伝する」という大きな誤解があり，まずそのところの理解を得ていただくことからはじめる必要があります。

2 遺伝カウンセリングとは

現実の眼科診療の場では，時間的な余裕もなく網膜色素変性の診断告知の状況は上述のようなものと思われます。遺伝カウンセリングとは，カウンセリングマインドをもって遺伝医学情報を提供することにより，クライアントの自律的自己決定を支援することです。ある程度時間をかけて疾患や遺伝を理解してもらうことが不可欠です。網膜色素変性の患者さんの場合について簡単にその内容を記してみます。

疾患の概要について説明し，ご本人の病歴と家族歴を聞いて家系図を作成します。遺伝形式を推定し，血縁者における再発確率を推定します。遺伝子診断・発症前診断・早期診断の方法と意義についても説明します。さまざまなサポート体制についての情報提供も重要で，ロービジョンケアの紹介，患者会の紹介，公的補助の紹介などが含まれます。関連する現在進行中の研究についても説明し将来的な展望についても理解していただきます。網膜色素変性の診断を受けてた人の

うち，遺伝カウンセリングを受けたことのない人が95％以上であることが明らかになっています。今後の遺伝カウンセリング体制の充実が望まれます。

3 遺伝子診断について

　網膜色素変性の約半数を占める孤発例の場合，遺伝形式を知る手立てがありません。血縁者の情報を詳しく検索することによって明らかになる場合もありますが，それは「孤発例」ではなくなったことを意味します。この場合，患者の子供が同じ疾患を発症する確率としては経験的な数値を示すしかありません。これは10％程度といわれています。もし，患者さんの網膜色素変性の原因となっている遺伝子が何かを突き止めることができれば，原因遺伝子によって遺伝形式が決まっているので，遺伝形式を明らかにできる可能性があり，常染色体劣性の遺伝子であれば，子どもへの遺伝を心配する必要はほとんどなくなります。

　また，今後の再生治療，遺伝子治療のためには，原因遺伝子が明らかになっていることが前提になるので，遺伝子診断の情報が役に立つことが予想されます。これまでの遺伝子診断の研究は，新しい遺伝子が見つかるとそれに集中して多くの患者を調べるというものでした。しかし，これでは，1人ひとりの患者さんの診療を目指した臨床的な遺伝子診断にはなりえません。

　京都大学病院遺伝子診療部・探索医療センター・眼科では，患者個人個人を対象に，現在までに見つかっている29種類の網膜色素変性の原因遺伝子をすべて，効率的に検索するシステムを開発し，実際に応用を始めています。まだ検出率は非常に高いとはいえませんが，より多くの情報をフィードバックしたいと考えています。

　患者さんで原因遺伝子が見出されると，同じ遺伝子変異を血縁者が受け継いでいるかを明確に調べることが可能となります。つまりいわゆる発症前診断が可能となるわけです。常染色体性劣性であることがわかれば，患者さんの子どもへの発症は現実的に考える必要はありませんが，常染色体性優性遺伝であることがわかった場合には，50％の確率で伝わるか伝わらないかです。それが遺伝子を調べることによってはっきりとわかるという状況になります。研究は進んできていますが，まだ，治療法，予防法の確立していない疾患です。

　将来の発症が明らかになった場合の精神的な負担や人生設計や日常生活への対処法について，検査を行う前にあらかじめ十分に準備しておく必要があります。陰性であることを期待し，陽性であったときのことを考えずに発症前診断を受けようとする人が多いのですが，これは大変危険です。しかし，人生設計を真剣に考えようとしている人に対しては，発症前診断の選択肢が存在することは大変意味があると考えます。十分な遺伝カウンセリングは検査前と検査後のfollow-upを通じて重要です。

　患者さん自身について原因遺伝子を見出すことができないと，血縁者について

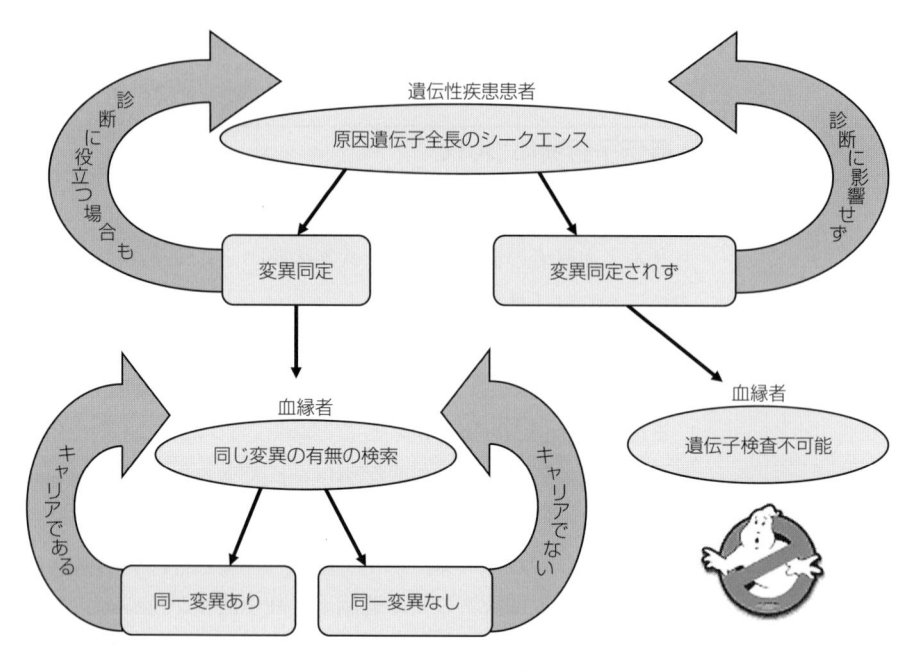

図2-56 遺伝子診断の流れ

は遺伝子検査をすることができません（図2-56）。どの遺伝子を調べていいのかわからないからです。したがって，この場合は，遺伝子検査を行う前と同じ状況であり，孤発例の患者さんの子どもであれば発症する確率は経験的に10％程度ということになります。眼底検査やERGによって自覚症状が全くない状態から早期診断をすることが可能となっています。ただし，遺伝子検査による発症前診断とは異なり，これで正常であっても繰り返し，検査が必要です（35歳くらいまで全く異常なければまず問題ないとはされています）。しかしながら，非常に早期に発症を知ることで，遺伝子診断による発症前診断の場合と同様な問題が生じえるので，検査を受ける前に十分な遺伝カウンセリングが必要と思われます。

E　特殊教育から特別支援教育，そしてインクルーシブ教育へ

1　特殊教育から特別支援教育へ

　いま，教育分野では，障害のある児童・生徒の教育が大きく変わろうとしています。2007年度から，「障害の程度等に応じ特別な教育の場で行う『特殊教育』」から，「障害のある児童生徒1人ひとりの教育的ニーズに応じて適切な教育的支援を行う『特別支援教育』」へと制度が変わり，さらに2016年4月からの障害者差別解消法の実施を受けて，「特別支援教育を推進しつつインクルーシブ教育へ」転換していく大きな教育改革が行われているのです。

ロービジョン児の教育を考えるとき，今までの多くの保護者は，その教育の場をどこにしたらよいかについて，悩まれる場合が多かったのではないでしょうか。視力の程度による就学基準はあっても，1人ひとりの見え方はさまざまであり，同じ眼疾・視力のロービジョン児であっても，実際には，適切な教育の場を，視力の数値等で画一的には判断できませんでした。

さらに，環境や教材，学習形態等の要因によって，大変困難が予想される場面もあれば，教師の個別の配慮や友人の協力を得て，十分に学習に参加できる場面もあり，小学校6年間，あるいは中学校や高等学校の3年間，基本的にどこで教育を受けさせたらよいかということは，医療や教育の専門家であっても判断が難しいことが，多くありました。

特別支援教育を推進しインクルーシブ教育へと進めていく今日の教育は，まさに1人ひとりのロービジョン児の教育的ニーズを把握し，それをどのような教育の場でも「合理的配慮」として対応できる教育を実現していこうという理念で動き始めているのです。

2 インクルーシブ教育に向けての就学指導にかかわる制度改正の趣旨

2012年7月に「共生社会の形成に向けたインクルーシブ教育システム構築のための特別支援教育の推進」(中央教育審議会初等中等教育部会特別支援教育委員会報告書)が示され，就学先決定の仕組みを本人・保護者の意見を最大限に尊重し，本人・保護者と市町村教育委員会，学校等が教育的ニーズと必要な支援について合意形成を行うことを原則とする方向性が示されました。また，どのような教育の場にあっても，障害のある子供が十分に教育を受けられるための「合理的配慮」と「基礎的環境整備」を行っていくことも明記されました。現在は，2016年4月から施行される障害者差別解消法との整合性を図りながら，国や地方公共団体が検討を重ねています。

表2-3のごとく今までの就学基準「学校教育法の一部改正について」(14文科初第148号通知)，および「障害のある児童生徒の就学について」(14文科初第291号通知)は残り，視覚障害の程度と基本的な教育措置が示されていますが，

表2-3 視覚障害と教育措置 (就学基準の改正．2002年)

視覚障害の程度	教育措置
両眼の視力がおおむね0.3未満の者または視力以外の視機能障害が高度の者のうち，拡大鏡等の使用によっても通常の文字，図形等の視覚による認識が不可能または著しく困難な程度の者	盲学校
拡大鏡等の使用によっても通常の文字，図形等の視覚による認識が困難な程度の者	弱視特殊学級
拡大鏡等の使用によっても通常の文字，図形等の視覚による認識が困難な程度の者で，通常学級におおむね参加でき，一部特別な指導を必要とする者	通級（弱視）による指導

(学校教育法施行令一部改正：14文科初第148号)

これを参考にしながら，本人・保護者と市町村教育委員会や学校等が，当該児童の力を最大限に発揮できる教育の場や支援の方策を協議し，合意形成を図って就学の場を決めていくことができるようになったのです。

また，医学や科学技術の進歩はめざましく，特に支援機器では，通常の学級においてもICTによる支援が可能となってから，支援の内容や方法も大きく変わってきました。両眼の視力が概ね0.3未満の者，または視力以外の視機能障害が高度の者のうち，拡大鏡などを使用しても通常の文字や図形などの視覚による認識が不可能または著しく困難な程度の者は視覚障害特別支援学校（盲学校）への就学が適当としていますが，通常の学級でも，タブレット端末を用いて電子教科書を活用しながら学習することが可能になってきていますので，いろいろな支援の方法や可能性を想定しつつ「1人ひとりのもてる力を最大限に伸ばすには，どのような教育の場がよいか」という視点で検討していく必要があります。

3　ロービジョン児の教育の場

視覚障害教育を専門的に行う場として，視覚障害特別支援学校（盲学校），特別支援学級（弱視学級）があります。また，通常の学級に在籍しながら一部専門的な指導を受ける「通級による指導」という制度もあります。通常の学級に在籍しているロービジョン児に，視覚障害特別支援学校（盲学校）の特別支援教育コーディネーターが巡回して専門性の高い教育のアドバイスをしたり，視覚障害特別支援学校（盲学校）と交流及び共同学習を展開したりするなど視覚障害特別支援学校（盲学校）とが連携して支援していく事例も多く報告されています。

さらに東京都では，情緒障害等の通級による指導に限り，2016年度から，各小学校に特別支援教室を設置し，児童が通級するのではなく，専門性を備えた教員が巡回に回るシステムも試行されます。そして，障害者差別解消法の実施により，どのような教育の場にあっても，「合理的配慮」として必要な支援が必ず行われなければならない時代となったのです。

大切なことは，1人ひとりのロービジョン児の教育的ニーズを的確に把握することです。学校選択や支援に関しては，視覚障害に関する実態把握だけでなく，ロービジョン児の全人的な発達の程度や特性なども大きく影響します。大人の即断や思いこみではなく，本当に1人ひとりの子どもたちが必要としている環境のもとで適切な支援を受け，一人一人のもてる力を最大限に伸ばしていけるように，関係機関が連携を密にして就学相談をすすめていく必要があります。そのためには，たとえば，それぞれの教育の場を見学することはもちろん，体験入学（入級），1日入学（入級）などのサービスもあります。いくつかの教育の場で，ロービジョン児が1日，実際に学校生活を体験してみるなど，具体的なシミュレーションを行ってみることは，本人や保護者のためになるだけでなく，教育機関の側がロービジョン児を理解していくことにつながります。

それでは，ロービジョン児の教育の場について，その教育内容の特徴を簡単に説明します。

1 視覚障害特別支援学校（盲学校）

視覚障害特別支援学校（盲学校）は，ロービジョンから全盲までの幼児児童生徒が対象です。視覚障害に配慮した施設設備，教材教具がそろっており，視覚障害児のための教育課程を編成し，1人ひとりの教育的ニーズに応じて，個別指導計画に基づく専門的な教育を行っています。幼稚部から高等部専攻科まであり，専攻科では職業教育（理療等）も行っています。地域の小・中学校との交流学習や共同学習も積極的に行っています。

2 特別支援学級（弱視学級）

弱視学級は，小・中学校の中にあるロービジョン児のための学級です。弱視学級では拡大鏡や拡大教材，ICT活用等も学び，それらを活用して通常の学級で授業を受けます。きめ細かな配慮が必要な教科は弱視学級で教科の個別指導を受けることができます。

3 通級による指導

ロービジョン児は地域の小・中学校の通常の学級に入学し，普段は通常の学級で授業を受けます。週1，2回程度，弱視学級あるいは視覚障害特別支援学校（盲学校）に通級し，拡大鏡や拡大教材，ICT活用の仕方等を学びます。ロービジョン児のニーズに応じて，通級による指導の中で，教科の補充指導を受けることもできます。通級が困難な場合は，地域の小・中学校に教員が派遣される「巡回指導」を受けることができる場合もあります。

4 通常の学級

ロービジョン児や保護者の意向によっては，小・中学校の通常の学級に入学する場合もあります。この場合にも，「基礎的環境整備」や「合理的配慮」として，それぞれ学校で可能な限り，支援を受けることができます。

5 特別支援教室

東京都では，2016年度から，公立小学校の各校に特別支援教室を設け，通級による指導を，児童生徒が通級するのではなく，教師が各学校に巡回し，特別支援教室を使って指導を行うようになります。当初は情緒障害等の障害種別のみですが，今後は，他の障害や中学校にも拡大していく計画があります。

ロービジョンに関しても，視覚障害特別支援学校（盲学校）と連携しながら，特別支援教室で専門的な指導を受ける形も可能となってきています。

4 その他の支援・サービス

　2016年4月より，障害者差別解消法が実施され，障害のある児童生徒の教育には，当該児童生徒が在籍する学校種別・学級の種別を問わず，「基礎的環境整備」と「合理的配慮」を行うことが義務付けられます。そのことも視野に入れて，どのような支援や配慮が必要であり有効であるかを見極めつつ，児童生徒にできる限り最良の環境を提供できるよう，本人・保護者・学校と専門機関や行政機関とが知恵を出し合って努力をしていく必要があります。

1 拡大教科書・点字教科書・電子教科書の使用について

　ロービジョン児のための教材として拡大教科書・点字教科書があります。現在，視覚障害特別支援学校(盲学校)用教科書として，検定教科書のうちそれぞれ1社については，小学校・中学校用の検定教科書を原典教科書とした拡大教科書と点字教科書があります。現在では，拡大教科書・点字教科書は，通常の学級に在籍している児童生徒でも，申請手続きをすれば無償で給与されます。

　また，タブレット端末で電子教科書を活用する児童生徒も増えてきました。電子教科書は拡大教材として文字を自分の見やすい大きさに拡大したり，白黒反転をしたり，見やすい字体に選定したりすることもできます。さらに音声読み上げ機能を活用して，音声で聞くこともできます。

　2008年に教科書バリアフリー法が制定され，そうした教科書の対象に発達障害も明記されました。特に発達障害の中でもディスレクシア(読字困難)のように，視覚障害の支援機器や教材が大変有効な事例がありますので，広く活用され，より使いやすいものに改善されていけばと願っています。

2 代読

　ICTを活用して，ロービジョンの児童生徒に音声読み上げ機能を活用することが多くなってからは，改めて「代読」の支援の有効性も実感されるようになりました。音声読み上げ機能が整わなくても，教師や支援員が代読してあげることは，すぐにできて有効な支援です。

5 個別の指導計画，個別の教育支援計画の活用

　視覚障害特別支援学校(盲学校)でのロービジョンケアの内容について，学習指導要領には，障害のある児童生徒1人ひとりの，障害による困難等を改善していく指導については，「個別の指導計画」を作成して指導を行っていくこととされています。視覚障害特別支援学校(盲学校)では，児童生徒1人ひとりに「個別の指導計画」は必ず作成されています。そして，「個別の指導計画」の作成は，本人・保護者の希望を踏まえて作成することとされています。

ロービジョンケアにかかわる指導が，本人や保護者の意向に添って具体的に行われていくようにするためには，「個別の指導計画」にその内容が十分反映されているかを確認しながら進めていくことが有効です。

さらに，障害のある児童生徒が教育分野だけでなく，その他の専門機関との連携も強め，積極的に支援を得ることができるように，特別支援学校(盲・ろう・養護学校)では「個別の（教育）支援計画」を作成することとされています。視覚障害教育にとって医療と教育の連携は不可欠ですが，その連携を深めるためのツールとして，特別支援学校(盲・ろう・養護学校)では「個別の支援計画」を作成し始めていますので，情報を共有化し，連携の記録となるものとして，この「個別の支援計画」を活用してください。

F 診断書の基礎知識

医師による診断書は，非常に重いもので，これによってその人の人生が左右させることも十分ありえることを医師自身が自覚しなくてはなりません。しかし，一方的に患者や障害者に有利に書くべきでは無論ありません。医学的事実を公正かつ正確に記すべきものです。

1 身体障害者手帳用診断書

身体障害者手帳の認定基準やその注意点は表1-2（p.17）を参考にしてください。ここでは認定を判断するものの基本姿勢についてまず紹介します。身体障害者手帳の取得は，本人の自由意思による申請から始まります。したがって，身体障害者手帳の取得が本人にとって有利なものでなくては意味がありません。例えば，視覚障害者が就職することは非常に難しく，身体障害者枠で就職する場合は，無論手帳をもっていなくてはなりません。公務員でも自治体などによっても5級以上，4級以上など等級などの条件が違っていますので，直接問い合わせることが肝要です。また，5級程度の障害なら，障害があっても頑張って働くね，との言葉がよく返ってきます。しかし，2級以上になると，重度の障害として捉えられてしまい，就業が困難と勝手に思われてしまうこともあります。新規採用では不利に働くことも十分ありますし，またすでに働いている人の場合でも，「やっぱり，これじゃ無理ね」ととる上司や同僚もいるのも事実です。したがって，職場には特段知らせる義務はありませんが，年末調整などでその恩恵を被ろうとするなら，会社にもわかってしまいます。この場合，年末調整せず，確定申告を行えば会社には知れません。しかし，手帳（障害）をもっているから働けないのだというのではなく，手帳はもっていても，精一杯努力し働いている姿を見せているかが問われます。

20歳前に手帳をもつか，否かは，親権者である親の判断によることが多く，

将来，本人の意思と違うこともあり，手帳をもつことのメリットとデメリットを十分に話し合って申請します。また，3歳未満の小児の認定は，誰が見ても明らかな無眼球・小眼球や眼球癆，真っ白な角膜が両眼にあれば可能です。しかし，視力値や視野異常による認定が必要なロービジョン児は，これらの検査に信頼性が乏しいので，3歳以上にならないと認定できないとされています。

また，検査が困難な知的障害児の視覚障害児としての認定は，視力値がなかなかでませんのでさらに困難です。このような場合，知的障害を示す療育手帳をもっていればよいとして，身体障害者手帳は必要なしと考える医師もいますが，この考えは間違いです。身体障害者手帳と療育手帳は全く違う制度のものです。存在する身体的障害は正しく身体障害者手帳によって認定されるべきです。すなわち，視覚障害児・者として公的支援を得ようとした場合，視覚障害者としての身体障害者手帳が必要となります。つまり，補装具としての矯正眼鏡は療育手帳ではでません。検査が難しい場合，Teller acuity cardsなどでも視力検査を繰り返し行い，日常生活と照らし合わせ，視力を決めていきます。そして最終的に障害を認定するため，担当官の面接によって決定されることもあります。

各地の視力障害センターなどの更生施設に入所するときには，身体障害者手帳が必要ですが，盲学校など学校への入学には手帳の有無は関係ありません。また，各種の補装具や日常生活用具の申請など公的な支援には手帳が必要です。無論，いくら聴覚障害2級で補聴器を支給されていても，弱視眼鏡や拡大読書器を手に入れるためには視覚障害者としての手帳が必要です。聴覚障害と視覚障害を併せもつ場合は，重複障害として等級を考えるのは無論のことです。また，矯正視力の記載がないと，矯正眼鏡の申請は難しいようです。

■チェックポイント

1) 身体障害者手帳にはメリットとデメリットがある
2) 3歳未満の認定は難しい
3) 身体障害者手帳と療育手帳は別個のもの
4) 更生施設に入所するには身体障害者手帳が必要
5) 更生施設入所中は，補装具の申請は可能であるが，日常生活用具は申請できない
6) 等級により受けられる福祉サービスや補装具・日常生活用具は違う
7) 重複障害として認定すると，等級が上がることもある

2 年金用診断書

年金制度は非常に難しく，理解しにくい制度です。その概要は，1階部分に基礎年金，2階部分に報酬比例年金があり（図2-57），年金制度の体系を図2-58に示します。自営業者は1階部分の基礎年金のみですが，サラリーマンは2階建の

厚生年金，公務員には職域年金の 3 階部分まで用意されていましたが，2015 年 10 月から共済年金は厚生年金に統一されました。しかし，それ以前の加入については旧制度が適応されますので多くの方々は本章の記載内容に大きな変化はありませんが，詳細は担当機関に問合せてください。障害年金の認定基準は**表 2-4**のごとくで，これに則り認定します。身体障害者手帳 2 級であるから年金も当然 2 級と考えがちですが，全く異なった基準ですから十分に注意してください。特に，身体障害者手帳ではゴールドマン視野計のⅠ/4 の視標で 10°以内に狭窄していることが重症認定において不可欠の条件ですが，国民年金においてはⅠ/2 のみが全方向で 5°以内にあれば 2 級となります。さらに 2013 年 6 月より視野の基準に，両眼の視野が 10°以内（Ⅰ/4 視標）で中心 10°以内の 8 方向の残存視野がそれぞれの角度の合計 56°以下（Ⅰ/2 視標）が加わりました。また，1，2 級に該当しなくても厚生年金には，3 級や障害手当金制度があります。

　2018 年度の障害等級と年金額を**表 2-5**に示します。障害基礎年金は，老齢基礎年金の満額（40 年分）が支給されますが，厚生年金加入者には障害厚生年金の 2 階部分が加わります。したがって，「初めて診断を受けた日」が重要となります。網膜色素変性症は初めて診断を受けた日が初診日となりますが，糖尿病網膜症では糖尿病網膜症と初めて診断された日ではなく，糖尿病と初めて診断された日が初診日です。初診日が在職中になら，障害厚生年金の対象となります。

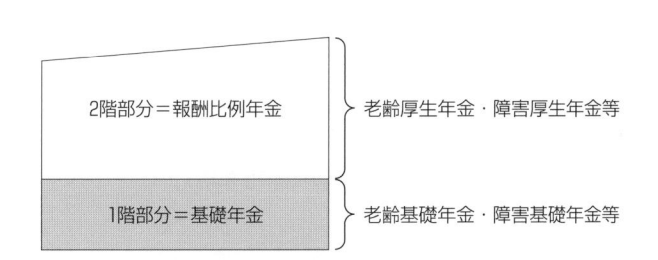

図 2-57　公的年金制度のイメージ

図 2-58　年金制度の体系

表 2-4 認定基準

令　別　表		障害の程度	障害の状況
国年令別表		1級	両眼の視力の和が 0.04 以下のもの
国年令別表		2級	両眼の視力の和が 0.05 以上 0.08 以下のもの
			身体の機能の障害が前各号と同程度以上と認められる状態であって，日常生活が著しく制限を受けるか，または日常生活に著しい制限を加えることを必要とする程度のもの*1
厚年令	別表第1	3級	両眼の視力が 0.1 以下に減じたもの
厚年令	別表第2	障害手当金	両眼の視力が 0.6 以下に減じたもの
			一眼の視力が 0.1 以下に減じたもの
			両眼のまぶたに著しい欠損を残すもの
			両眼による視野が 2 分の 1 以上欠損したものまたは両眼の視野が 10 度以内のもの
			両眼の調節機能および輻輳機能に著しい障害を残すもの
			身体の機能に，労働が制限を受けるか，または労働に制限を加えることを必要とする程度の障害を残すもの*2

*1 （ア）1/2 の視標で両眼の視野がそれぞれ 5 度以内におさまるもの
　　（イ）両眼の視野がそれぞれ 1/4 の視標で中心 10 度以内におさまるもので，かつ，1/2 の視標で中心 10 度以内の 8 方向の残存の角度が 56 度以下のもの　この場合，左右別々に 8 方向の視野の角度を求め，いずれか大きい方の合計が 56 度以下のものとする。なお，ゴールドマン視野計の 1/4 の視標での測定が不能の場合は，求心性狭窄の症状を有していれば，同等のものとして認定する。
　　（注）求心性視野狭窄は，網膜色素変性症や緑内障等により，視野の周辺部分から欠損が始まり見えない部分が中心部に向かって進行するものである。

*2 （ア）「まぶたの運動障害」のうち，眼瞼痙攣などで常時両眼のまぶたに著しい運動障害を残すことで作業等が続けられない程度のもの
　　（イ）「眼球の運動障害」のうち，麻痺性斜視で複視が強固のため片眼に眼帯をしないと生活ができないため，労働が制限される程度のもの
　　（ウ）「瞳孔の障害」のうち，散瞳している状態で瞳孔の対光反射の著しい障害により羞明（まぶしさ）を訴え，労働に支障をきたす程度のもの

表 2-5 障害等級と年金額（2018 年度）

等　級	1級	2級	3級	1，2，3級以外
厚生年金	障害厚生年金（老齢厚生年金相当額×1.25）　配偶者加給年金（224,300 円）	障害厚生年金（老齢厚生年金相当額）　配偶者加給年金（224,300 円）	障害厚生年金（老齢厚生年金相当額で，最低保障 584,500 円）	障害手当金*1（老齢厚生年金の 2 倍で，最低保障 1,169,000 円）
			なし	なし
国民年金	障害基礎年金（974,125 円）子に対する加算額*2	障害基礎年金（779,300 円）子に対する加算額*2	なし	なし
障害の目安	日常生活にも他人の介助を必要とする程度　活動の範囲はベッド周辺か就床室内に限られる	必ずしも他人の介助は必要ではないが，日常生活が困難で労働により収入を得ることができない程度　活動範囲は病棟内か家屋内に限られる	労働が著しく制限を受けるか，労働に著しい制限を加えることを必要とする程度　「傷病が治らないもの」にあっても，同様である	「傷病が治ったもの」であって，労働が制限を受けるか又は労働に制限を加えることを必要とする程度

*1 障害手当金：一時金で，症状が治癒または固定し障害が残ったものが対象。一度請求すると症状が進行した場合でも再度請求はできない。

*2 加算対象の子；1 人目　224,300 円，2 人目　224,300 円，3 人目以降 1 人につき　74,800 円

「傷病の発生年月日」は，外傷などのようにはっきりと日を認定できればよいのですが，一般に初診日の3~4か月前と考えられます。しかし，網膜色素変性症では小さいときに夜盲の記憶があっても，年月日がよくわかりませんので，不詳や不明とします。そして，初診日から1年6か月経て年金請求できます。**表2-5**の「障害の目安」のごとく，『視覚を用いて，日常生活ができない，視覚を用いた就労もできない』と記載します。そして，予後は悪化するとはっきりと書く必要があります。

参考に，国民年金第1号被保険者（**図2-59**），20歳前発症の厚生年金・国民年金第2号被保険者（**図2-60**）と20歳以後発症の厚生年金・国民年金第2号被保

図2-59 国民年金第1号被保険者

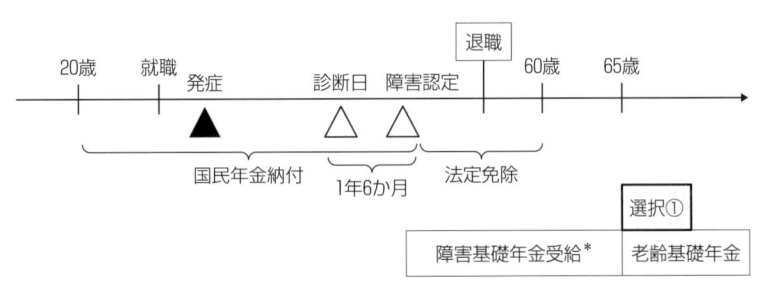

*障害基礎年金は老齢基礎年金の満額（40年分）から支給法定免除期間分は減額されるので，老齢基礎年金額は障害基礎年金額より少ない

図2-60 20歳前発症の厚生年金・国民年金第2号被保険者

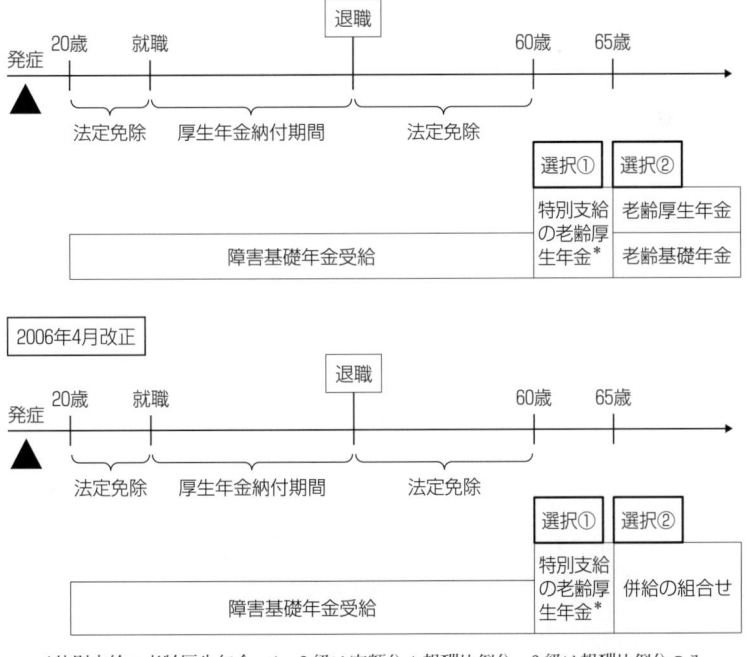

*特別支給の老齢厚生年金：1, 2級は定額分＋報酬比例分，3級は報酬比例分のみ

図2-61 20歳後発症の厚生年金・国民年金第2号被保険者

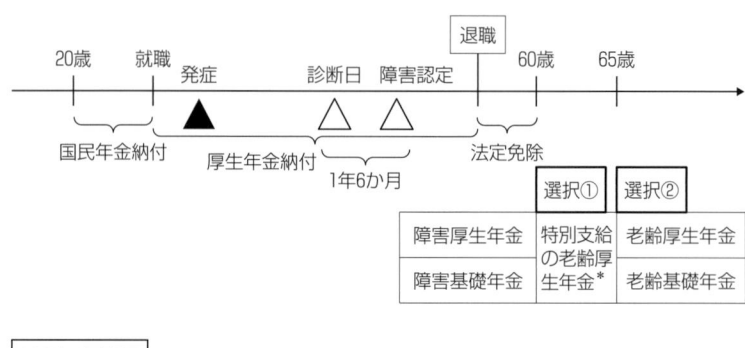

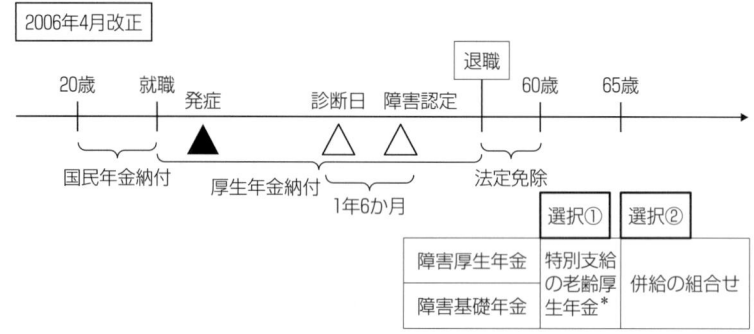

*特別支給の老齢厚生年金：1, 2級は定額分＋報酬比例分, 3級は報酬比例分のみ

年金の種類	老齢厚生年金	障害厚生年金	遺族厚生年金
老齢基礎年金	○	×	○
障害基礎年金	◎	○	◎
遺族基礎年金	×	×	○

○は改正前の制度においても併給が可能であった組合せ
◎は今回の見直し（2006年4月実施）によって併給が可能となる組合せ
×は併給できないもの
65歳から併給可能であるが，65歳未満では併給できない

図2-62 年金の併給

険者（図2-61）を例示しておきます。60歳時に年金受給者は年金の前倒し（特別支給の老齢厚生年金）を選択できますので，60歳になるまでに年金の受給権をとる必要があります。そして，65歳になると障害年金か老齢年金か選択しなければなりませんでしたが，障害があっても働いたことが評価されるよう制度改正され，2006年4月以後は障害基礎年金と老齢厚生年金などの併給が認められるようになりました（図2-62）。

■チェックポイント

1）国民年金では1級と2級，厚生年金では1〜3級の障害等級に当てはまるこ

とが支給条件である
2）厚生年金加入者は3級より軽い障害で一時金を受け取れる場合がある
3）20歳前発症か，就職後発症かによって，受給できる年金は異なる
4）障害基礎年金は障害等級によって，障害厚生年金は加入期間など複数の要素によって年金額が決まる
5）初診日が重要で，その1年6か月後から年金申請ができる
6）保険料を滞納していると受給できないこともある
7）子や配偶者を扶養していると障害年金に加算がある
8）60歳までに障害年金の申請をしておくと，年金の前倒しが可能となる
9）2006年4月より併給が可能となった

以上，詳しくは各地の社会保険事務所などに問合せてください。

3　その他の診断書

1 病気療養や傷病手当の診断書

　　病気の治療や療養のために休職することは多く，診断書を書きます。網膜色素変性症など治癒することがない疾患の療養診断書は書きにくいものですが，最近，『眼疾患の療養（リハビリテーションを含む）が必要である』と診断書に記載し，療養が認められ，ロービジョンケアのための訓練を受けている人もいます。

2 介護保険の主治医意見書

　　65歳以上の国民は必要に応じて介護支援を得ることができます。16特定疾患の1つである糖尿病網膜症がある場合は40歳以上なら認定は可能です。しかし，調査項目74のうち視覚に関するものは1つしかなく，全体からみるとどうしても介護支援の必要性が乏しくなってしまいます。このため，視覚障害単独で介護保険の適用を得ることは非常に難しいのが現実です。視覚障害者の多くは，配慮さえすれば自分で衣類の着脱や食事などもでき，自宅などでは移動もできます。しかし，介助なしに公共交通機関を利用することは不可能ですので，支援は必要です。このように記載することで，要支援に認定された方がいらっしゃいます。

3 障害者総合支援法における医師意見書

　　2006年4月より障害者自立支援法が施行され，公的支援を得るためにはその障害程度区分の認定を受ける必要があり，2013年4月からは障害者総合支援法となりました。そして2017年1月からは「難病の患者に対する医療等に関する法律第5条第1項」に規定する指定難病331疾患であれば，医療費のみの助成がなされます。これらには，医師の意見書が重要で，視覚障害者への配慮は特記事項として介護保険と同様に書きます。これに基づく支援より介護保険の支援が優先されることに留意が必要です。ただし，補装具に関しては，身体障害者手帳を

もっていない場合も，障害者総合支援法の特殊疾患（難病）ならその程度に応じて補装具の支給申請は可能です。

4 特別児童扶養手当

20歳未満で精神又は身体に障害を有する児童を監護，養育している父母等に支給されます。認定基準は障害者年金と同様で，2018年1級51,700円，2級34,430円が月額支給されます。

5 障害児福祉手当

精神または重度の障害を有するため，日常生活において常時の介護を必要とする状態にある在宅の20歳未満の方に月額14,650円支給されます。両眼視力の和が0.02以下と，視力の和が0.03又は0.04でありかつ視野の2分の1以上の欠損に及ぶ視覚障害者です。

6 特別障害者手当の診断書

特別障害者手当は，日常生活において常時特別の介護を要する20歳以上の在宅の重度重複障害者に対し，月額26,940円が支給されています。対象は「別表特別障害者手当障害等級表」に規定されています。盲ろう者の場合両眼の視力の和が0.04以下のもの，両耳の聴力レベルが100デシベル以上のものなど厳格に決められていましたが，両眼の視力の和が0.05以上0.08以下で，視野障害において両眼視野がそれぞれ10°以内でかつ視能率の損失率が90％以上のろう者にも支給できるようになりました。

文献

1) 吉田晃敏：黄斑疾患に対する新しい検査法―診断と治療への応用，日眼会誌 104：899-942，2000．
2) 日野原重明：日野原重明著作・講演集 1，医学医療の方向転換―私の提唱，pp3-28，医学書院，1991．
3) 髙橋　広，花井良江：医学的評価の臨床．あたらしい眼科 18：141-147，2001．
4) 唐木　剛：重度視覚障害者の残存視機能（眼科 Mook 39 労働眼科），pp173-179，金原出版，1989．
5) 鈴鴨よしみ：QOLの評価と測定―視覚関連QOL尺度 NEIVFQ-25（The 25-Item National Eye Institute Visnal Function Qnestionnaire），日本の眼科 76：1393-1398．2005．
6) 湖崎　克：ロービジョンの眼鏡矯正（弱視レンズは含まず）視覚の科学 24：76-90，2003．
7) 鈴村昭弘：高速道路と目，pp72-90，日本眼衛生協会，1982．
8) 川端秀仁：ロービジョン補助具と視野との関係．眼科診療プラクティス 61：40-41，2000．
9) 髙橋　広，山田信也：周辺視野の活用．Frontiens in Glaucoma 4：92-98，2003．
10) Nilsson UL, Frennesson C, Nilsson SEG：Location and stability of a newly established eccentric retinal locus suitable for reading, achieved through training of patients with a dense central scotoma. Optometry and Vision Science 75：873-878, 1998.
11) Duret F, Issenhuth M, Safran AB：Combined use of several preferred retinal loci in patients with macular disorders when reading single words. Vision Res 39：873-879,

1999.
12) 髙橋 広：高齢者におけるロービジョンケアー高齢視覚障害者の実態と訓練器としての眼底カメラの可能性．眼紀 51：1110-1114，2000.
13) 石子智士：SLO を用いたリーディング検査．日本の眼科 75：1119-1122，2004.
14) 陳 進志，涌澤亮介，阿部敏明，吉田まどか，佐藤 肇，國方彦志，宮沢弘史，助川真理絵，西田幸二：微小視野計 MP-1 で計測した偏心固視例における固視と視力，読書能力の関係．臨眼 62：1245-1249，2008.
15) 石子智士：マイクロペリメトリー．視覚の科学 30：27-83，2009.
16) 平野美恵子，毛塚剛司，菅野敦子，中村瑞紀，小林昭子，後藤 浩：マイクロペリメトリー（MP-1）による固視評価を利用した弱視治療の予後判定．眼臨紀 4：748-751，2011.
17) 梶田房枝，新井みゆき，山本修一：正常者における 2 種類の眼底直視下微小視野計の計測の比較．あたらしい眼科 29：1709-1711，2012.
18) 高橋 広，吉田雅子，田淵昭雄，田辺 厚：文字や絵視標で固視検査ができる検眼鏡の開発ーフィルターの効果についてー．臨眼 67：551-556，2013.
19) 吉田雅子，高橋 広，田淵昭雄，田辺 厚：改造検眼鏡による固視検査の有用性について静的視野計および眼底視野計との比較検討．眼臨紀 6：881-889，2013.
20) 所 敬：明るさと視力（夜間視力・グレア視力）．眼科診療プラクティス 57：63，2000.
21) Committee on Colorimetry of the Optical Society of America：The science of color, pp 101-105, Thomas Y. Crowell Co, New York, 1975.
22) 太田安雄，清水金郎：色覚と色覚異常，pp 55-59，金原出版，1999.
23) 川上元郎，小松原 仁：10 度視野による XYZ とは，新版色の常識 第 2 版，pp 141-158，日本規格協会，1999.
24) 深見喜一郎：色覚異常．色盲に対する誤解をなくすために．改訂第 3 版．金原出版．東京，1995.
25) 増田寛次郎．深見喜一郎（編）眼科オピニオン色覚異常，中山書店．東京，1998.
26) 岡島 修，中村かおる：色覚異常者と社会環境．眼科 41：873-879，1998.
27) 北原健二：色覚異常の遺伝と対応．日本の眼科 74：1129-1132，2003.
28) 中村かおる，岡島 修：学校での色覚監査に関する保護者へのアンケート調査．日本の眼科 75：443-446，2004.
29) 岡島 修，中村かおる：色覚異常者の色誤認と職業適性．臨眼 51：7-12，1997.
30) 近藤峰生：黄斑ジストロフィの診断．あたらしい眼科 22：573-580，2005.
31) 川瀬芳克：ERG 検査と VEP 検査をより正確に行うための留意点．日本視能訓練士協会誌 32：79-86，2003.
32) 中野泰志：ロービジョン・ケアにおける教育・福祉的観点からの視機能評価の実際ー視力，視野，まぶしさの機能的な評価の必要性．日本視能訓練士協会誌，25，pp. 49-57，1997.
33) Mehr, E. and Shindell, S.：Advances in Low Vision and Blind Rehabilitation. Advances in Clinical Rehabilitation, 3, pp. 121-147, 1990.
34) 大倉滋之：大河原潔，香川邦夫，瀬尾政雄，鈴木篤，千田耕基編，視力の弱い子どもの理解と支援．教育出版．pp. 177-185，1999.
35) 中野泰志：ロービジョン用静的文字処理有効視野評価システムの試作．国立特殊教育総合研究所研究紀要，第 24 巻，pp. 59-71，1997.
36) Nowakowski, R. W.：Primary Low Vision Care. Appleton & Lange, 1994.
37) Legge, G. E., Ross, J. A., Luebker, A., LaMay, J. M.：Psychophysics of Reading. VIII. The Minnesota Low Vision Reading Test. Optometry and Vision Science, 66 (12), pp. 842-853, 1998.
38) 小田浩一，Mansfied, J. S., Legge, G. E.：ロービジョンエイドを処方するための新しい読書検査表 MNREAD-J．第 7 回視覚障害リハビリテーション研究発表大会論文集，157-160，1998.
39) 中野泰志：大河原潔，香川邦夫，瀬尾政雄，鈴木篤，千田耕基編，視力の弱い子どもの理解と支援．教育出版．pp. 60-70，1999.

第3章 補助具の選択によるQOLと視機能の増強

　ロービジョンケアの第一歩は，屈折矯正だといっても異論を唱える人はいないと思います。大原則は，きれいな像を補助具で拡大することであって，ボケた像をいくら大きくしても，ボケを大きくするだけであることを肝に銘じましょう。本章には，その際の注意点が書かれています。遮光眼鏡や非光学的補助具も視機能を向上させる有力な道具です。また，義眼も大切なロービジョンエイドです。そして，何よりも大切なことは，視覚障害者がこれらの補助具を使う気持ちになれるように心のケアをすることです。

A　矯正眼鏡およびコンタクトレンズ

1　矯正眼鏡の目的

　矯正眼鏡の目的は，屈折異常を矯正し，鮮明な網膜像を作ることです。眼をカメラにたとえると，網膜はフィルムにあたります。近視，遠視，乱視など屈折異常があると，鮮明な網膜像を得るのが難しくなり，ピンボケになった写真のようになります。無理な調節を加えたり，目を細めたりすることなく，良好な網膜像が得られるように屈折異常を補正しているのが矯正レンズで，その目的で装用するのが矯正眼鏡です。正視と同じ屈折状態にしているのが矯正眼鏡といえます。最近，成人を対象に行われるようになってきた屈折矯正手術を除けば，矯正眼鏡かコンタクトレンズが屈折異常を矯正する方法です。

　成人の場合は鮮明な網膜像を得るのが目的ですが，乳幼児の場合はそれに加え，視力の発達を促す目的があります。生直後より視力は急速に発達し，3～4歳で1.0 くらいに達します。この発達のためには良好な網膜像が不可欠です。強度の屈折異常により視力発達が遅れていると思われる場合は，治療の目的でも矯正眼鏡が必要となります。

　弱視レンズの使用に際しては，屈折異常が適切に矯正されていることが必要です。焦点調節式の弱視レンズであれば，ある程度の遠視や近視は補正できます。

この場合，実際の拡大率が表示の倍率と異なることになります。それに対して乱視による像の歪みは，弱視レンズでは補正することができません。そのため，乱視を未矯正のまま弱視レンズを使用すると，歪みのある像をそのまま拡大することになります。矯正眼鏡で適切に矯正しておくことが必要です。

2 レンズ度数選択の留意点

矯正眼鏡のレンズ度数の選択にあたっては，被検者の使用目的に合うことを十分検討し，かつ自覚的に満足の得られる度数を選択しなければなりません。ロービジョン児で機能弱視の関与も推定される場合には，他覚的な屈折値に基づく矯正眼鏡が用いられることがありますが，一般には，自覚的な屈折値を重視します。

例えば，強度近視のロービジョン者が完全矯正眼鏡を装用すると，遠方視は改善されますが，対象に接近して見るときには強い調節が必要となります。また，手持ち式拡大鏡などの弱視レンズは，矯正眼鏡の凹レンズと打ち消し合うため，それを補う強い度数のものが必要となります。この場合，特に遠方視を重視するのであれば，完全矯正眼鏡が必要ですが，そうでなければ，中間距離に合った低矯正の眼鏡にすることで近方視が楽になり，使用する手持ち式拡大鏡も低倍率のものが使用可能となります。

調節力の不足を補い近くを見やすくする近用眼鏡と，像を拡大して見やすくする弱視レンズを併用するか否かは，ロービジョン者の利便によって選択します。併用する場合は，近用眼鏡も光学系の一部と考えます。

近用眼鏡で通常の読み書きが可能で，時々弱視レンズが必要という場合は併用が便利です。

弱視レンズを常用する場合には近用眼鏡は併用しないのが一般です。遠用の矯正眼鏡装用か，裸眼の状態で弱視レンズを用います。

拡大読書器を用いる場合，作業距離に合った近用眼鏡を用いることがあります。正視眼で＋8Dの眼鏡を装用しますと，眼鏡より12.5 cm前方に無調整でピントが合います。この場合の眼鏡は後述の強度凸レンズ眼鏡ともいえますし，近用眼鏡と弱視レンズの併用とも，あるいは特殊な近用眼鏡ともいえます。

近用眼鏡に拡大用のレンズを付加するワークルーペも広い意味で併用の例です。

3 コンタクトレンズの目的と利点

コンタクトレンズには，ハードコンタクトレンズとソフトコンタクトレンズがあり，屈折異常の矯正には前者がより適しています。特に，角膜の歪みによる乱視を補正するには優れています。それに対し装着感は，後者の方が優れています。ソフトコンタクトレンズは汚染されやすく，洗浄や保管などの管理を厳重に行う必要がありますが，毎日，あるいは定期的に新しいレンズに交換するディスポーザブルコンタクトレンズでは，その手間は必要ありません。

コンタクトレンズは，しばしばロービジョン者に適応します。その場合，着脱などの操作やレンズの管理を十分に指導し，確実に行えるようになることが必要です。

■ コンタクトレンズの利点

1) 円錐角膜や角膜疾患による不正乱視や強度の角膜乱視を矯正する。
2) 不同視の矯正：左右の屈折が2D以上異なるものを不同視といい，矯正すると左右の網膜像の大きさが異なる不等像になることがあります。これは，軸性か否かで異なります。一般に眼鏡に比べコンタクトレンズの方がその差が小さくなります。
3) 強度近視・遠視の矯正：強度の眼鏡レンズでは，周辺部の収差が大きく，像に歪みが出るのを避けられません。コンタクトレンズの場合，角膜上にあることと，眼の動きに従ってレンズも動くことにより，像の歪みは少なくなります。
4) 羞明の軽減：白子症，無虹彩，網膜色素変性症や錐体杆体ジストロフィなどで羞明が強いとき，カラーのコンタクトレンズを用いることで症状が軽減できます。眼鏡式に比べ，外見上目立たないだけでなく，角膜を覆うため，より完全に遮光することができます。しかし瞳孔部分も着色されているレンズは正式に認可されていませんので，使用にあたっては医師の指示に従い，十分な注意が必要です。虹彩欠損などの場合には虹彩付きコンタクトレンズに同様の効果が期待できます。

B 光学的補助具

各種のレンズを用いる補助具を光学的補助具といい，網膜像を拡大（NOTE参照）する弱視レンズと，眼内に入る光量や波長を調整するレンズに大別されます。また，プリズムや凹レンズなどを用いて視野を拡大するのもこれに分類されます。拡大読書器は，これに含める場合と，画面の拡大として別に分類する場合とがあります。

1 弱視レンズの定義と分類

レンズを用いて外界や文字などの網膜像を拡大する補助具を，総称して弱視レンズあるいは弱視眼鏡（広義）といい，拡大鏡（ルーペ）ともいわれます。弱視レンズは使い方により次のように分類されます。

1 対象との距離による分類

1) 近用の弱視レンズ：新聞など近い距離にある対象を拡大する弱視レンズで，種類も豊富で広く活用されています。

2）遠用の弱視レンズ：手が届かない距離，すなわち比較的近い中間距離から遠距離までの対象を拡大するレンズで，種類は限られます。

3）遠近両用の弱視レンズ：遠用の弱視レンズに付属のレンズを取り付けて近用とするもの，ごく短い距離から無限遠までの広い範囲にピントが合わせられるものなどがあります。また，近用の弱視レンズの上部をカットして遠用としたもの，遠用の矯正眼鏡に強度の凸レンズを貼り付けて近用弱視レンズとしたのなどもあります。

> **NOTE　網膜像の拡大法**
> - 相対的文字拡大法（relative size magnification）：文字そのものを大きくすることにより網膜像を大きくする方法で，拡大本や拡大コピーなどです。
> - 相対的距離拡大法（relative distance magnification）：物体を眼に近づけることで網膜像を大きくする方法です。拡大鏡（ルーペ）もこれにあたります。
> - 角度拡大法（angular magnification）：単眼鏡を用いて眼への入射角を大きくし，網膜像を拡大する方法です。
> - 投射拡大法（projection magnification）：スライドをプロジェクターでスクリーンに映し出したり，拡大読書器による方法です。
>   以上の方法を単独，または組み合わせて像の拡大を図ります。

2 使い方による分類

1）手持ち式：手に持って使うタイプです。
2）眼鏡式（かけ眼鏡式）：眼鏡式になるため両手が空くのが特徴です。
3）卓上式：新聞など対象の上に置いて使います。

3 弱視レンズの倍率の求め方

1）作業に必要な視力と矯正視力から計算する方法

文字の読み書きや対象の識別など作業に必要とする視力と，矯正視力の比から倍率を計算します。表3-1, 2は必要とされる視力の目安です[1, 2]。例えば必要な視力が0.5であるのに対し，矯正視力が（0.1）である場合には

$$0.5 \div 0.1 = 5$$

と計算し，5倍の拡大が必要と判断します。

新標準近点視力表などの近距離視力表も利用できます。この方法で視力測定を行う場合は屈折異常の矯正のみでなく，調節力の補正も考慮する必要があります。また，正しい検査距離で視力測定することも大切です。正しく求められた視力をもとに，前述の方法で必要な倍率を計算します。ただし拡大鏡の倍率を選択する際には，調節力の補正分を考慮します。また高齢者で近用眼鏡（老眼鏡）と併用する場合は，その度数と拡大鏡を用いる位置を考慮して倍率を選択します。最終

表 3-1　読みに必要な視力[1]

印刷物	活字の大きさ	ひらがなを読み得る視力	漢字を読み得る視力
教科書	3号	0.1	0.2
	5号	0.2	0.3
新聞・一般書籍	9ポイント	0.3	0.4
	8ポイント	0.4	0.4〜0.5
辞書	6ポイント	0.5	0.6

表 3-2　ニーズ達成に必要な視力の目安[2]

目的	必要な視力値
近見	
新聞本文を読む	0.5〜0.7
文庫本を読む	0.4〜0.5
単行本を読む	0.4
新聞の見出しを読む	0.1〜0.2
遠見	
学校の黒板の字を最後列で見る	0.7
学校の黒板の字を最前列で見る	0.3
自動車の運転	0.7

的な倍率決定にあたっては，実際に用いている書類や書籍での見え方を確認し，日常の場で評価することが大切です。

2）読書チャートを利用する方法

国立リハビリテーションセンター作成の近見チャート（図 2-12, p. 46 参照）を利用することで，必要とする近用弱視レンズの倍率を求めることができます。ミネソタ読書チャート MNREAD-J や弱視眼鏡トライアルセットに付属している読書チャートも同様に利用できます。

以上の方法は屈折異常がないか，眼鏡などにより矯正されていることが前提になっています。未矯正の屈折異常がある場合などの倍率計算は巻末の付録を参照してください。

2　代表的な弱視レンズ

1 手持ち式拡大鏡（近用）（図 3-1）

いわゆる虫眼鏡（ルーペ）です。携帯性に優れさまざまな場面で手軽に使用できるもので，低倍率から高倍率までさまざまなものがあり，高倍率のものには照明付きのものもあります。ロービジョン児・者にぜひ習熟してほしいレンズです。

■ 手持ち式拡大鏡の選択

レンズを通してみることができる視野（視界），倍率，作業距離などの条件から最適なものを探します。一般に倍率が高くなりますと視界は狭くなり，作業距離も短くなります。

照明の有無，レンズの大きさや形状も合わせて検討します。作業距離が短くなり視野が暗くなりがちな場合には照明付きのものが有効です。レンズの大きさや形はロービジョン者の持ちやすさや使いやすさと，使い方から選択します。眼前にレンズを持つ場合は，レンズを通して一度に見える視野は比較的広いのですが，レンズを眼から離して使うときは相対的に狭くなります。その場合にはやや大きなレンズを選択の対象に入れます。

未矯正の屈折異常は，レンズを使う位置や倍率に関係します。レンズを眼前にもつ場合では，未矯正の近視があればその分だけ倍率の低い拡大鏡で必要な拡大効果が得られますが，遠視では倍率の高いものが必要となります。一方，レンズを眼から十分に離して使うときは，その関係が逆になります。またこの場合，屈折異常の程度により拡大像がはっきりと見える距離が変わってきます。これらを考慮に入れて拡大鏡の選択を進めます。

拡大鏡のデザインも大切です。実際の場で活用してもらうためには，ロービジョン者が心理的に受け入れられるものであることが必要です。

■ 手持ち式拡大鏡の指導

手持ち式拡大鏡にはレンズに裏表があるものとないものとがあります。さらに裏表のあるレンズでは，レンズを眼前にもつか，対象に近づけて使うかによってレンズの正しい向きは逆転します。ロービジョン児・者の使い方に合わせて指導する必要があります。

また拡大率や視野などレンズの性能を十分に出すためには，屈折異常などとの関連で適切なレンズの位置を指導することが必要です。「見やすい位置で使ってください」ではなく，ロービジョン者の屈折異常をもとに，どの位置で使うのかを指導します。ただし，実際に使用に際しては本人の使いやすい位置も十分に考慮します。

一般には，眼前にレンズを保持することで，レンズを通して見ることができる視野が広くなり有利です。レンズを眼前にもって楽に見てもらい，対象をゆっくり近づけ，ピントが合う位置を探してもらいます。その際，手持ち式拡大鏡の度数と未矯正の屈折異常から焦点の合う位置を予測しておき，それと大きくずれるときは正しいと思われる位置に誘導します。ピントの合う位置が確認できたら，その距離を維持して読むように指導します。未矯正の屈折異常がある場合，拡大

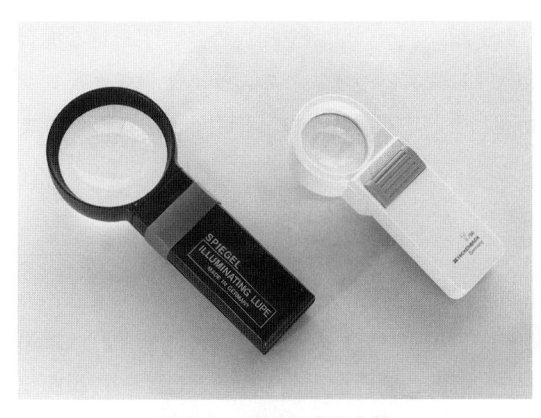

図 3-1　手持ち式拡大鏡

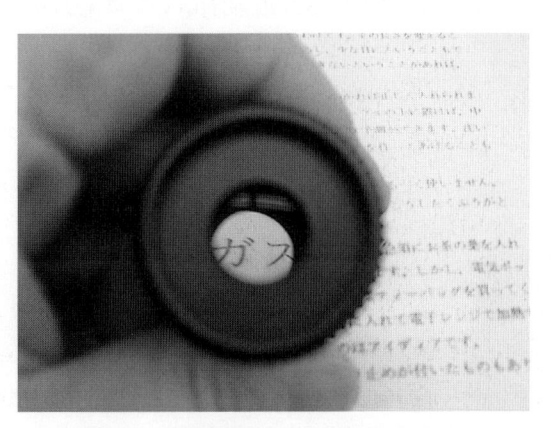

図 3-2　逆単眼鏡法による近見の拡大例

率が低くなる場合がありますが、これに対しては矯正眼鏡を装用するか高い倍率のレンズを選択することで対応します。

手持ち式拡大鏡を眼前から離して使うほうを好む場合はそれに合わせます。未矯正の遠視がある場合などはこのほうが適応しやすいことがあります。

慣れない、手が震えるなどの理由により眼前で保持できない場合は、対象に近い位置にレンズをもちます。特に手が震える場合は指を伸ばして対象に触れていることで、震えを抑えレンズと対象の距離を一定に保つ効果もあります。

暗くて見えにくい場合は、ライトつきの手持ち式拡大鏡を試用してみます。また、視野が狭い場合には口径の大きい手持ち式拡大鏡からはじめると指導しやすいことがあります。このような指導を経て、最終的にはロービジョン児・者が使いやすい位置を選択します。なお、視距離が指定してある手持ち式拡大鏡の場合はそれも参考にします。

NOTE 単眼鏡の特殊な利用法

逆単眼鏡法による近用拡大法です。一般的な方法ではなく、得られる視野も狭いため推奨したい方法ではありませんが、単眼鏡の活用法として知っておくと便利です。

単眼鏡を逆向きにし、接眼レンズ側を紙面などの対象に向け、対物レンズ側から拡大像を見る方法です（図 3-2）。接眼レンズ部を紙面からわずかに浮かせ、拡大像を単眼鏡から離れた位置で見ます。目当てゴムを折り曲げることで紙面との距離が調整しやすくなるとともに、照明の確保ができます。

2 卓上式拡大鏡（卓上ルーペ）（近用）（図 3-3）

読みたい対象の上に置いて使います。また、レンズの下に筆記用具が入れられるようになっていて書くことができるものもあります。使用法が簡単で小児や高齢者にも使いやすいのが特徴です。低倍率のものが中心ですが、中には高倍率のもの、照明付きのものもあります。視力が比較的良好な場合には、この型のレンズのみで対応できることも多く、例えば、細かい活字や画数の多い字を見る場合だけ不自由であるという症例にもしばしば有効です。このように便利な弱視レンズですが、屈折異常との関係を見落とすと、間違った指導をする危険性があります。

屈折異常と卓上式拡大鏡

正視眼では、軽い調節を加えることにより網膜に焦点が合いますが、未矯正の屈折異常では注意が必要です。近視眼で矯正していない場合、軽度であれば調節なしで良好な拡大像が得られますが、強度の場合は矯正しなければ、どの視距離から見ても焦点の合った良好な像は得られません。これは、未矯正の強度近視に

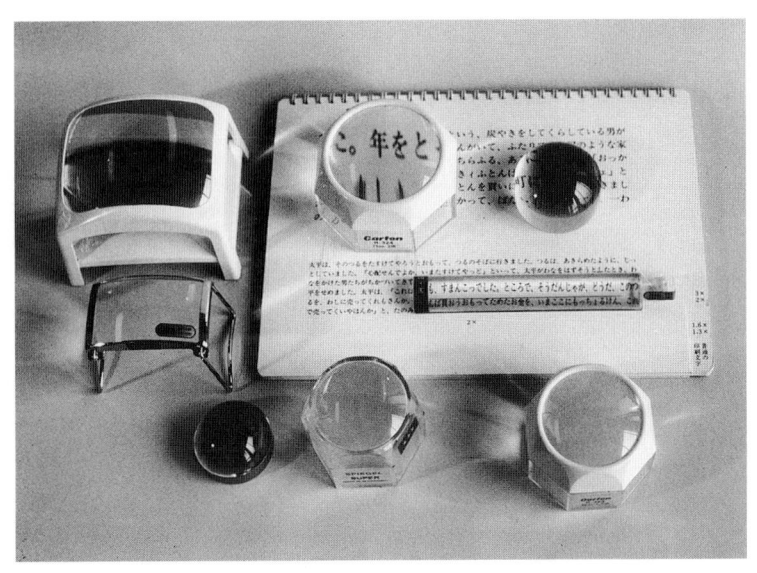

図 3-3 卓上式拡大鏡

はスタンドが長すぎるためで、強いてピントの合った像を得ようとすると、スタンドの長さを短くして対象の上に置くか、スタンドの内側に対象を入れなければならないことになります。この場合には、卓上式は不適応であり、適当な矯正眼鏡を装用するか、最大視認力が良好な場合は、接近視で網膜像を大きくして見るか、手持ち式拡大鏡を利用することなどで対応します。

遠視眼では調節が必要です。未矯正の強度の遠視や、無水晶体眼などで調節ができない場合、卓上式拡大鏡を対象の上に置くと焦点の合った拡大像が得られませんが、少しレンズを持ち上げれば、良好な像が得られる所があります。スタンドの高さが不足している状態で、レンズを持ち上げることにより、対象との距離が長くなり、射出する光線が開散光線から平行光線、さらには収束光線に変化するためです。矯正眼鏡か近用眼鏡を装用して通常の使い方をするか、手持ち式拡大鏡に変更するかなど、対応を検討します。

卓上式拡大鏡の下に指を入れて使うなど、「誤った」使い方をしているときは、未矯正の屈折異常や調節力の不足を考え、ロービジョン者に見やすい方法を指導する必要があります。レンズの光軸方向から見たときに、歪みの少ない良質な像が得られるため、しばしばうつむいた姿勢になりがちです。そのため手もとが自分の影で暗くなり、適切な照明も得られにくくなります。そうした場合には書見台を併用したり、照明付きのレンズを選択します（図 3-4）。

レンズにはロービジョン用として専門メーカーの各種タイプのほか、文具メーカーから出されているものもあります。また類似のものに光ファイバールーペがあります。

また、単眼鏡に近用のアタッチメントを取り付けることで卓上式拡大鏡になり

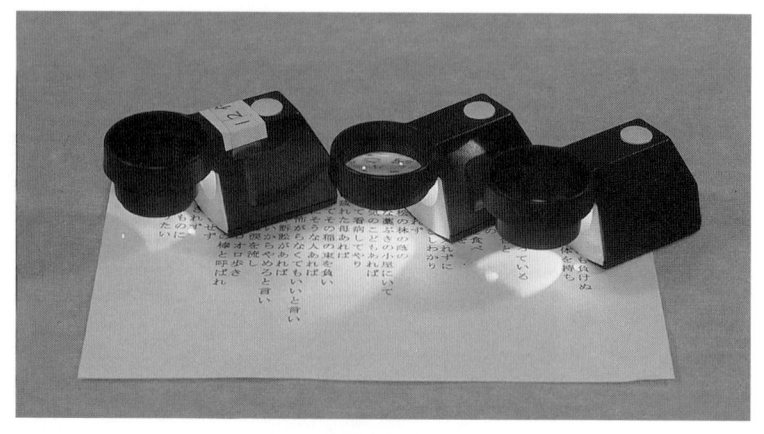

図 3-4　照明付き卓上式拡大鏡

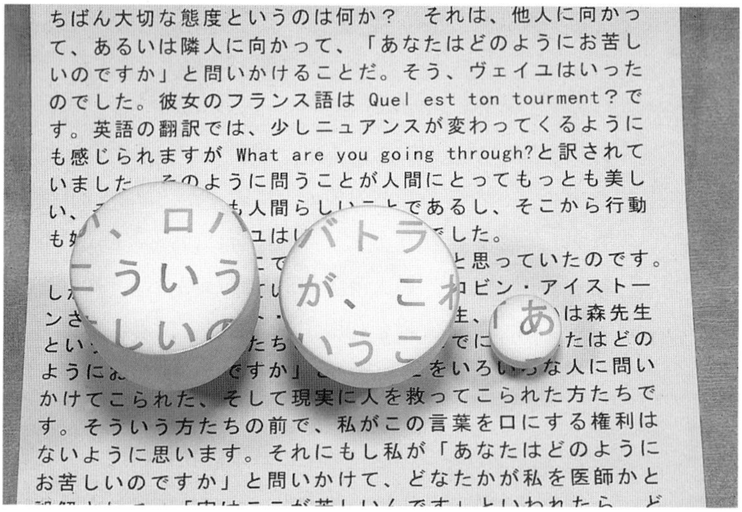

図 3-5　光ファイバールーペ

ます。その場合の倍率は「単眼鏡の倍率×近用の倍率」となり，高い倍率が得られますが，レンズを通して見ることができる視野が狭くなります。

3 光ファイバールーペ（図 3-5）

　光ファイバーの一方の端を細く絞ったものです。ファイバーの断面積が狭い一端でとらえた像をもう一方の広い端で表示することで拡大効果を出します。また，広い端を対象に付けることで縮小された像が狭いほうの端に得られます。視力が比較的良好で視野が狭窄している場合などに試みます。鮮明な像を得るためには一端を対象に密着させる必要があります。

　レンズの断面に作られた拡大像あるいは縮小像を，見やすい位置から見ることができ，焦点距離などを考慮する必要がないことが特徴です。一方，高倍率のも

のがないこと，見やすい大型のものはやや重いこと，正面から見ないと明るい像が得られにくいなどの制限もあります。

4 弱視眼鏡（狭義）（近用，遠用，遠近両用）（図3-6）

狭義の「弱視眼鏡」は，眼鏡枠に専用の拡大レンズを組み込んだ，いわゆる，「掛け眼鏡式」といわれるタイプのものを意味します。拡大レンズは，単一あるいは複数のレンズの組み合わせからなっています。指導にあたっては，それぞれのトライアルセットに付属する取り扱い説明書に従って使用法に習熟する必要があります。

弱視眼鏡の最大の利点は，両手が空けられることです。他の弱視レンズの多くが，手持ち式で，両手使いが困難であるのに対し，有利な点です。通常片眼で使用しますが，比較的低い倍率では両眼視も可能です。使用にあたっては正しい視距離を保つ必要があります。特に高倍率になるとレンズの焦点深度が浅くなり，対象との距離がわずかにずれただけで像がボケてしまいます。

弱視眼鏡には，近用を中心にさまざまな型や倍率のレンズがあります。一般に高倍率になると，レンズと対象の間の作業距離は短くなりますが，レンズによっては，この作業距離を一定に保ちながら倍率を選択することができます。

近用レンズには専用のレンズが用意されているタイプと，遠用レンズに近用キャップを被せるタイプとがあります。キャップを被せるタイプの遠用レンズは後述の単眼鏡であり，ガリレイ型とケプラー式があります。このタイプは対象を近用付加レンズの焦点距離に置くため，作業距離は遠用レンズの長さに近用付加レンズの焦点距離を加えたものになり，一般に長い距離をとることができます。しかし，レンズを通した視野は狭くなります。目的により選択します。

比較的高価であること，加工できる眼鏡店が不足していること，拡大読書器などの普及により容易に高倍率が得られるようになったこと，さらにはレンズが大

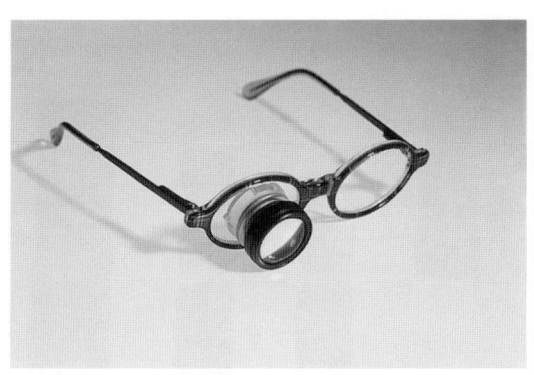

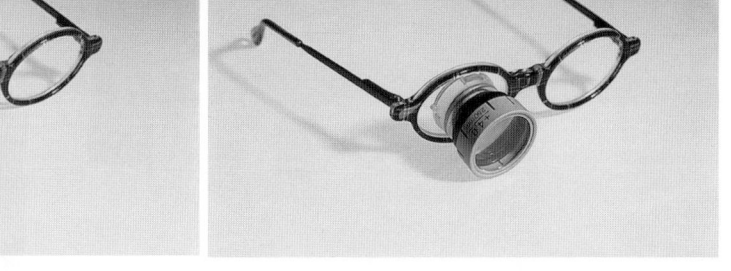

a：近用キャップなし　　　　　　　　b：近用キャップあり

図3-6　弱視眼鏡（掛け眼鏡式：ガリレイ型）

きく飛び出している外観に心理的抵抗があることなどから，弱視眼鏡の使用場面は減少していますが，限られた場面では有用な補助具です。

5 ハイパワープラス（強度の凸）レンズ眼鏡（近用）（図3-7）

強度の凸レンズを組み入れた眼鏡です。手持ち式拡大鏡と同様の効果があり，簡単な近用拡大鏡となります。外来にある検眼レンズセットで試用することができます。使用に際しては，適切な視距離を指導する必要がありますが，新しい機器の習得が困難な高齢者の場合でも適用が比較的容易です。視野が広いこと，低倍率であれば両眼視が可能なこと，外見上抵抗が少ないことなどの利点があります。

矯正眼鏡あるいは近用眼鏡に凸レンズを貼り付けて近用の拡大レンズとするものもあります。また，両眼視を考慮してプリズムを組み込んだタイプや，回折レンズを組み合わせてレンズ厚を薄くしたものなどもあります。いずれも簡便さが特徴ですが，倍率が高くなると視距離が短くなるため，姿勢や照明に配慮することが必要です。

6 単眼鏡（手持ち式，眼鏡式）（遠用，近用，遠近両用）（図3-8）

いわゆる望遠鏡で焦点調節式弱視眼鏡ともいわれています。片眼で使用するためレンズ筒が1本になっています。この形から単眼鏡と呼ばれています。遠用弱視レンズの代表的なものですが，近用としても使用できるものもあります。多くは手持ち式として片手で持って使用しますが，小型のものは眼鏡枠に取り付け眼鏡式にすることも可能です。

最も多く使用されているのは6～8倍程度のものです。10倍以上のものもありますが，視野が狭いこと，わずかな揺れで対象が大きく動くこと，本体が大きくかつ重たくなることなどから，実用性が低くなります。

比較的視力の良好な場合には，視野が広い，焦点深度が深い，軽量小型で目だ

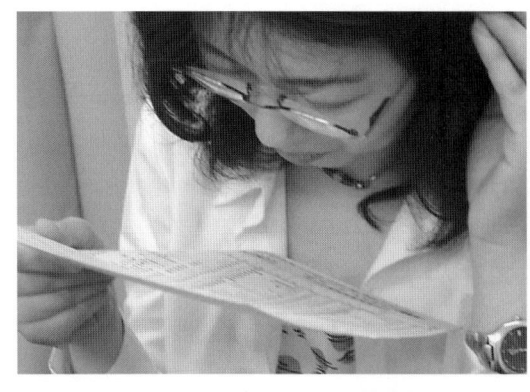

図3-7 強度の凸レンズ眼鏡

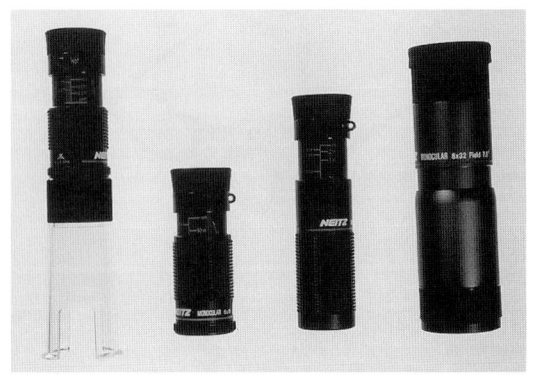

図3-8 単眼鏡（ケプラー型）

たないことなどから，3倍程度の低倍率のものが選ばれることもあります。

類似のものにオペラグラスがあります。多くは低倍率で，視野も狭いのですが，操作が容易で入手しやすいため，視力障害の軽いケースや，単眼鏡導入用としては有用です。また，双眼鏡を好む場合もあります。

■ 単眼鏡の選択

対象をとらえるのに必要な視力と矯正視力から，必要な倍率が計算されます。実際にはそれに未矯正の屈折異常を考慮に入れることになります。一方，最もよく使われている単眼鏡は，6倍と8倍です。10倍以上になると手振れの影響が出やすく，視野も狭いため，使いにくくなります。4倍以下の単眼鏡は，比較的視力のよいロービジョン者か，眼鏡式にする場合に限られてきます。その結果，手持ち式で実用性が高いのは6倍か8倍ということになります。実用性を考えた場合，こうした傾向も考慮に入れて倍率の選択を行うことが必要です。

■ 単眼鏡の指導

単眼鏡の指導では，単眼鏡の操作のしかた，対象のとらえ方，焦点の合わせ方，トレースの仕方などを具体的に指導する必要があります。

単眼鏡の操作は片手で行うことが基本です。親指と人差し指で手前を持ち，残りの指で先の長い筒を回転させます。使い始めは慣れないため，両手で操作をするのも差し支えありませんが，最終段階では片手で操作できるようにします。単眼鏡の手振れがみられる場合には，単眼鏡を持つ手の肘を机などについたり，もう一方の手で単眼鏡を持つ手の手首を支えたりします。

アイポイントの位置を適正に置くため，接眼レンズ部の目当てゴムは，眼鏡を装用しない場合には伸ばし，眼鏡を装用してその上から単眼鏡を使用する場合は，これを折り曲げて使うのが原則です。

対象をとらえるには，まず対象の方向に視線を合わせ，それに単眼鏡の向きを一致させるようにします。単眼鏡の視野は狭く，距離感も異なるため，単眼鏡をのぞきながら対象を探すのは困難です。黒板などを見るときはまず黒板の端を見つけ，そこからトレースするのもよい方法です。

また，直接遠くの対象を見ようとせず，途中の手がかりをたどっていくことも大切です。

訓練には訓練用レーザーポインターを利用するのが便利です。これは単眼鏡の先端部に取り付けることができ，単眼鏡がどの位置をとらえているかを訓練者が確認できるものです。

対象をとらえたら，次に焦点を合わせます。対象に単眼鏡を向けて持ち，レンズ筒を延ばしていき，焦点の合った位置で止めます。

焦点が合っているかどうかは次の3点で評価します。まず，訓練者が検眼レン

ズなどで使用者の屈折異常とほぼ同じ屈折異常を作り，単眼鏡で対象を観察して焦点の合っている位置を記録，または記憶しておきます。次いで，ロービジョン者にピントを合わせてもらい，その位置が自分のときと一致するかを確認します。調節力などの関係もあり，完全には一致しません。

次に，単眼鏡の長筒の位置をいろいろ変えた状態でロービジョン者に渡し，ピントを合わせてもらいます。結果の再現性を見て評価します。

最後に単眼鏡を用いて視力検査をしてみます。期待した視力値が得られれば焦点は合っていると考えます。

3 視野拡大のための光学的補助具

1 マイナスルーペ（図3-9）

－4D前後のレンズを使用します。軽く手を伸ばした位置のマイナスルーペを通して周囲を観察します。像は縮小されますが一度に広い範囲を見ることができます。レンズの位置を調節し，保有視野を十分に生かす位置をさがします。部屋の配置など全体を把握するときのほか，机の上や周りでのさがし物などに使います。比較的視力のよい視野狭窄の症例に試みます。

2 逆単眼鏡法

単眼鏡を通常と逆の向きで使います。効果および対象はマイナスルーペと同様です。

3 プリズム法（図3-10）

求心性視野狭窄や半盲の症例に試みます。わずかな視線の移動で，視野欠損部が有効視野内に写るように，眼鏡に膜プリズムを貼り，視野の拡大効果を狙ったものです。実際の使用に際しては，空間の把握の訓練をすることが必要です。

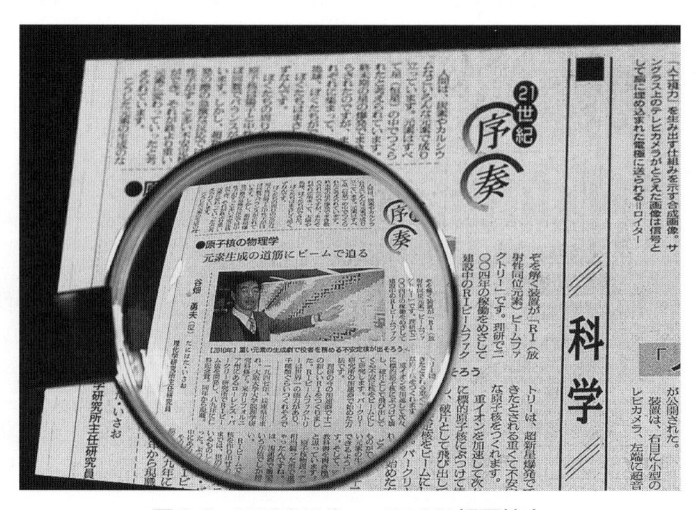

図3-9　マイナスルーペによる視野拡大

4 光ファイバールーペ（図3-11）

前述のように広い端の方を対象に置くことで，広い端でとらえた像を狭い端の方に表示することができます。視力のよい視野狭窄の症例に有効といわれています。

4 弱視レンズ指導時の留意点

ロービジョン者のニーズを正確にとらえることが最初です。また，いくつかのニーズがあるときには，必要性や操作の難易を考慮して優先順位を決めます。

単眼で使用する弱視レンズでは，使用眼を決める必要があります。両眼を開放

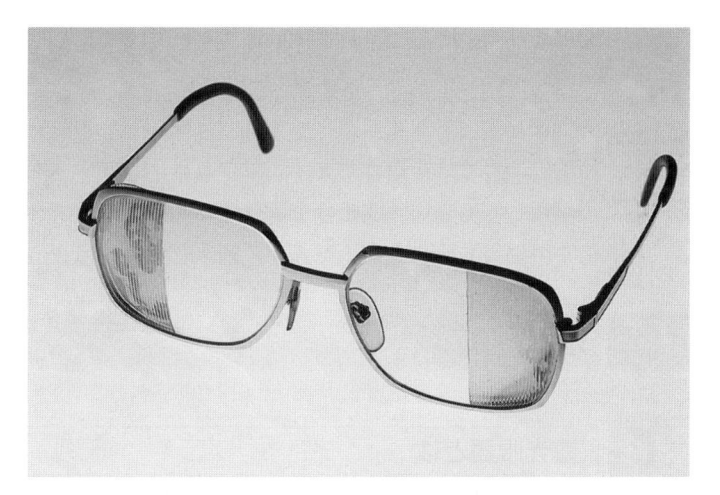

図3-10 プリズム法による視野拡大

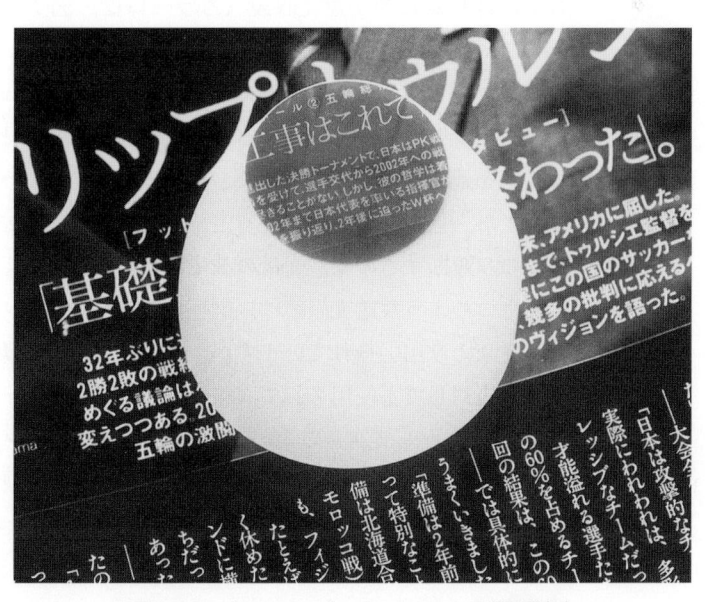

図3-11 光ファイバールーペによる視野拡大

して使う場合もおもに使う眼に合わせて指導を進めます。次いで、作業に必要な空間に合ったレンズの組み合わせを考えます。同じ6倍であっても、手持ち式拡大鏡を眼前に置く場合、作業距離は約4 cm になります。6倍の単眼鏡に1倍の近用キャップ（4 D）を取り付けたときの作業距離は 25 cm になりますが、視野は狭くなります。

補助具の選定にあたっては、対象者の意欲、年齢、経験、生活環境などについて配慮することが大切です。本人が操作でき、心理的にも受け入れられる弱視レンズを選択することが何よりも重要で、心理的に受け入れないものを無理に指導しても苦痛を強いるだけです。

弱視レンズの使用練習と並行して、視環境の整備をします。書見台、照明などを可能な範囲で整え、見やすい環境を作ります。頑張って見るのではなく、できるだけ楽に見てもらうくふうをします。

弱視レンズの決定にあたっては十分練習してもらいます。見え方が改善し、実用的であることを確認します。できれば弱視レンズを貸し出し、実際の生活場面で試用してもらい、実用性を評価することが最善です。効果も限界も納得してからその弱視レンズを処方したり、購入してもらうようにします。

C 遮光眼鏡

1 遮光眼鏡とは

ほとんどの眼疾患で、まぶしさ（羞明）があります。この「まぶしさの軽減」を目的に作られたのが遮光眼鏡（**カラー口絵、図7参照**）です。遮光眼鏡は、400 nm 以下の紫外線や羞明の原因となる 500 nm 以下の光を遮断します（**カラー口絵、図8, 9参照**）。この短波長光は、振動数が短く、エネルギー量が大きいので、ラットの網膜に照射すると網膜変性が起こるといわれています。遮光眼鏡はこれを遮断するものですから、「眼を護る」という点でも有効と考えられています。また、他のサングラスが特定波長を遮断するのに比して、遮光眼鏡は短波長領域のみ遮断するので、光量の減少はさほどなく、したがって光量調整には有効です。このような遮光眼鏡は、網膜色素変性症患者の暗順応を容易にするものとして従来より用いられていますが、最近は、網膜色素変性症以外の多くの眼疾患の羞明に対しても使用されてきています。

2005年4月から先天無虹彩、白子症や錐体杆体ジストロフィーにも遮光眼鏡が補装具として認められていましたが、2010年から身体障害者手帳を持ち、まぶしさで支障が生じていれば疾患名にかかわらず支給されることになりました。そしてさらに、2014年から難病患者等も対象となったので、手帳の取得の条件は削除されました。

2 遮光眼鏡が役立つ疾患

角膜疾患,無虹彩,白内障(白内障手術後も),緑内障,視神経疾患,網膜疾患(網膜色素変性症,錐体杆体ジストロフィ,糖尿病網膜症),白子症,VDT症候群(テクノストレス症)やむち打ち症による調節障害など,多くの眼疾患に遮光眼鏡を用いると,目にやさしく,楽になります。

3 遮光眼鏡選定の基準

遮光眼鏡の処方は,簡単なようで難しいのが現状です。そのポイントは,「まぶしさの軽減」と「コントラストの向上」を考えることです。本来は,屋内・屋外での輝度(cd/m^2:眼に入射する光の量)が重要です。私たちがものを見る際には,物体に当たった反射光により,ものの形態を認知します。肌理のコントラストの勾配によって認知するわけです。つまり,地と図のコントラストの勾配により「形」や「色」を理解できます。したがって,対象者の眼にどのような反射光が入射するかを,本人の日常生活場面を想定しなければなりません。その光を遮光眼鏡という道具を用いて,いかにコントロールするかが大切になります。

しかし,一般的にいって,輝度を計測するよりもわかりやすい指標があります。それは照度(lux)です。1 lux というのは,暗闇でローソクを1本立てた状態で$1m^2$を照らす明るさをいいます。

通常,健常者は10^{-2}〜10^5 lux の光量に対応できますが,ロービジョン者の眼は,10^2〜10^3 lux の狭い範囲を好み,10^2 lux 以下であれば「暗い」,10^3 lux 以上だと「まぶしい」と感じます。

対応できる領域は,個々の眼疾患や視野の状況により異なってきます。錐体機能が良好であれば,どちらかというと高い領域にシフトし,杆体機能が良好であれば,低い領域にシフトします。このことを留意して,遮光眼鏡を合わせる必要があります。

さて,ロービジョン者に適切な遮光眼鏡を選定するには,適切な評価と選定のための基準をどこにおくかが大切です。

通常の問診や診療は室内において行われます。その際,対象者に「まぶしい」か否かを問います。あるいは天井の蛍光管,拡大読書器(CCTV)などの画面(normal position)を見てまぶしさの要因を探ります。室内で「まぶしさ」を感じる場合は,後で述べる2つの系列からより濃い色の遮光眼鏡を屋外用として考えていきます。

もし,室内で「まぶしさ」を感じなければ,屋外に出て評価します。あくまでも,「まぶしさ」の評価は,本人自身の日常生活環境の上でなされるべきものですので,本人の主観的評価を大切にします。

次に,実際の評価上の基準を示します(**カラー口絵,図7参照**)。筆者は,東

海光学のCCP-YLと，CCP-YGの2系列で評価します。CCP-YLの系列は，400 TS→400 NA→400 AC→CCP-LY→CCP-YL→CCP-OY→CCP-RO，CCP-YGの系列は，400 SA→400 RS→400 SC→400 NL→CCP-YG→400 FR→CCP-UGの順に考えます。その他に，400 FL→400 TR→CCP-BRの系列と400 LG→400 MGの系列があります。

同様に，HOYAのレチネックスシリーズも系列化することができます。

多くのロービジョン者は，CCP-YL，CCP-YGの系列の中で，適切な遮光眼鏡を選びだすことができます。屋外でCCP-YL，CCP-YGが適切で，もし室内での若干の「まぶしさ」が残れば，室内用のものも考えればよいことになります。なお長時間のCCTVの利用やテレビ鑑賞などのニーズがあれば，別にYL系の400 NA→400 ACかYG系の400 SA→400 SC，または400 FLから選択すると，本人自身にとって使いやすいものが選びだせます。

しかし，これらの系列に当てはまらない場合の「まぶしさ」を軽減するには，どのようにすればよいのでしょうか。遮光眼鏡の上にクリップオン（前掛け）式の遮光眼鏡（**カラー口絵，図10参照**）をかけるのでしょうか。もちろん，最悪の場合にはその可能性もありますが，まだ方法は残っています。例えば，無虹彩症，白子症のようなケースです。これらの場合，屋外においてCCP-ROでも羞明感が残る場合があります。

そのような場合，まず，矯正が効かないオーバーグラス的なSTGシリーズか矯正も効くヴェルジネシリーズで軽減できるかどうかの検討をします。次いで，カラーコンタクトレンズ（**カラー口絵，図11参照**）を考えますが，障害の程度から自身で装着・離脱可能な方に限られます。カラーコンタクトレンズでは，黄色〜褐色あたりで「まぶしさ」を完全に取り去ることができます。屋内で過ごす時間が多い場合は黄色が，屋外での活動が多い場合は褐色が適切です。また，カラーコンタクトレンズは着色色素が溶け出すこともあるので（眼に有害な物質はないが長い間使用していると若干の影響がでるかもしれない。安全性については賛否両論があります），その情報も提供した上で本人自身に選択させることが重要です（インフォームドコンセント）。

次に基本の眼鏡は，大きめのフレームで偏光レンズのものとし，それにクリップオンタイプの遮光眼鏡を装用する方法です。偏光の角度については，本人にとってよい状態で合わせ，眼の手前である程度まぶしさを軽減しておいて，遮光眼鏡を合わせます。ここでも，CCP-YL，CCP-YGから始めることがポイントです。

4　まぶしさとクリアさの見分け方

遮光眼鏡を選定していると，他覚的にみて適切な遮光眼鏡を提示していても，「まぶしさ」が変わらないと訴える人たちがいます。

遮光眼鏡が合っていないと、眼を細めたり縮瞳したりするので、外部から見ていても「まぶしさ」を軽減していないことは簡単に判断できます。しかし、合っていてもまぶしいと訴える人たちがいます。こういった現象が、なぜ起こるのでしょうか。まぶしさとクリアさ、あるいはシャープさとの違いはどこにあるのでしょうか。コントラストがよくなるために、今まで曇っていた、白けた感じからいきなりクリアな像が眼に入るところから生じます。このためコントラストの向上により、肌理の勾配が明らかに変化してまぶしさを訴えます。特にサングラスの濃いものを使用したケースに多くみられる現象です。

サングラスは、反射光のすべての波長レベルから50％とか、70％減少させることにより、まぶしさを除きます。つまり、反射光全体の光量を減少することで、肌理勾配を犠牲にしてまぶしさを取り除きます。一方、遮光眼鏡は遮断することにより、光を選択的に全体の肌理の勾配を生かしコントラストを向上させるところに違いがあります。したがって、視感では、「はっきり見える」ことが「まぶしい」ことと同義語になってしまいます。

5　その他の方法

私たちの日常生活環境にはさまざまな側面があります。照度にせよ、輝度にせよ、1日の生活時間の中でも大きな範囲でダイナミックに動いています。

すべての条件にマッチした道具としての遮光眼鏡であればよいのですが、『帯に短し襷（たすき）に長し』です。少しでも有効に利用してもらうためには、どのようなくふうが必要になるのでしょうか。まず、ロービジョン者の生活パターンを知ることから始まります。例えば、幼稚園児とか農業・漁業就労者であれば、屋外での活動が主体になりますし、事務系就労者であれば、屋内での活動が主体になります。したがって、当事者本人の生活環境の重要度からまず問題を解決すべきです。

例えば、照明光に関しても、蛍光管がセピア色のとき、電球のワット数を落としたとき、あるいは吊り下げる位置を低くしたときとしないときでは、ずいぶんと遮光眼鏡の選定も変わってきます。また、窓の位置や手もとの机のコーティングなど、くふうの余地はたくさんあります。これらについては他の章を参考にしてください。

D　非光学的補助具

照明やコントラストについても十分に配慮しなければなりません。例えば、手持ち式拡大鏡は一般に焦点距離が短く、明かりが十分に視野に入らないので、照明器具を用いてコントラストを上げることが大切です。照明付きの拡大鏡（ルーペ）が好まれるのもこの理由からです。さらに、書見台の使用によって楽な姿勢

で読むことができるようになり，長時間の学習も可能となります。しかし，照明装置は熱を発散させることにも留意すべきです。詳しくは第4章D項「照明法」の項目を参照してください。ロービジョン者にとってコントラストは大切で，その基本は，明度差をつけ，彩度を上げ，色相を考えることです。簡単なことですが，階段に白いテープを貼るだけで昇降が楽になったり，色のコントラストや照明で室内の案内も可能です。

読み書きに関しても拡大本や大活字本が増えていますが，拡大読書器，コピー器の拡大機能，白黒反転機能などは非常に便利です。また，黒紙に白ボールペンを用いれば，自分で文字が書けて確認できるので，ロービジョン者から喜ばれています。また，タイポスコープ（リーディングスリット，罫プレート）やカラー定規の使用も有効です。読み書きや拡大読書器については，第5章「視覚障害者の日常生活援助」，第6章「視覚障害者への年齢別対応」で詳しく解説していますので参照してください。また，音訳テープも多くなってきていますので，問い合わせてみましょう。

視覚障害者を対象とした日常生活用具には，①点字タイプライター，②盲人用テープレコーダー，③盲人用カナタイプライター，④盲人用体温計，⑤盲人用体重計，⑥盲人用秤，⑦盲人用時計，⑧盲人用電卓，⑨電磁調理器，⑩点字図書，⑪視覚障害者用拡大読書器，⑫盲人用タイムスイッチ，⑬歩行時間延長信号機用小型送信機，⑭視覚障害者用活字読み上げ装置などがあります。近い将来コンピュータも日常生活用具に加えられるでしょう。また視覚障害及び聴覚障害の重度重複障害者（各々の障害が2級以上）には点字ディスプレイも認められています。

また，補装具（視覚障害者を対象とした）には，①盲人安全杖（白杖），②義眼，③眼鏡（矯正眼鏡，遮光眼鏡，コンタクトレンズ，色メガネ），④点字器などがあり，日常生活用具と同様，身体障害者手帳をもつことにより得ることができます（障害の種類，等級により，また，ものにより支給条件が違いますので注意してください。手帳交付時にもらう"福祉の案内，しおり"を参照してください）。しかし，視覚障害者の白杖でさえ，いろいろ種類があり，体格に応じて標準の長さがあることを知らない人もいますので，その選定は注意しましょう。また弱視眼鏡以外の眼鏡交付は，更生相談所の判定は2001年6月より必要なくなっており，制度の見なおしが始まっています（弱視眼鏡も障害者の来所は必要なく，医師の意見書にて更生相談所が判定する）。

そして，点眼瓶のふたやシャンプーなどにもユニバーサル・デザインのものが多くなってきています（図3-12）。最近，注目され，普及しつつある盲導犬も有効な手段です。全国の盲導犬協会に連絡をとってください。

以上，非光学的補助具の種類は非常に多く，また日進月歩で，毎年新しいものがたくさん出てきますので，障害者の機器展示会に足を運んでください。また，

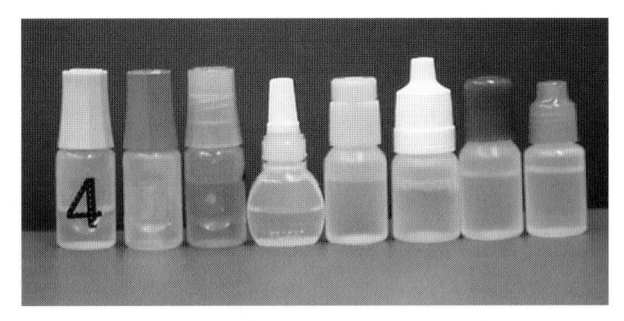

図 3-12 点眼薬のユニバーサル・デザイン
キャップの色と形，容器の形を変える，識別シールを貼るなどして識別しやすくしている。

取り扱い業者のカタログを見たり，直接連絡されることをお勧めします。IH（電磁誘導加熱）と称する最新式の調理器などは，各メーカーに問い合わせてください。

【視覚障害者用器機取り扱い業者】

- (社福) 日本点字図書館　　☎ 03-3209-0241　FAX 03-3204-5641
　　http://www.nittento.or.jp/
- (社福) 日本盲人会連合　　☎ 03-3200-0011　FAX 03-3200-7755
　　http://www.normanet.ne.jp/~nichimo/
- (社福) 東京ヘレン・ケラー協会　☎ 03-3200-0525　FAX 03-3200-0608
　　http://www.thka.jp/
- (社福) 日本ライトハウス　☎ 06-6961-5521　FAX 06-6968-2059
　　http://www.lighthouse.or.jp/
- (公財) すこやか食生活協会（視覚障害者生活改善協会）
　　☎ 03-3583-9395　FAX 03-3589-4317
　　http://www.normanet.ne.jp/~ww103725/
- (有) ジオム社　　☎ 06-6463-2104　FAX 06-6468-3949
　　http://www.gandom-aids.co.jp/

【全国盲導犬育成協会】

盲導犬の訓練は全国の9協会，10施設で行われています。

- (公財) 北海道盲導犬協会　☎ 011-582-8222
- (公財) 東日本盲導犬協会　☎ 028-652-3883　FAX 028-652-1417
- (公財) アイメイト協会　　☎ 03-3920-6162　FAX 03-3920-6063
　　http://www.eyemate.org/
- (公財) 日本盲導犬協会　（本部）　☎ 03-3375-6201　FAX 03-3375-6202
　　　　　　　　　　　（神奈川訓練センター）☎ 045-590-1595　FAX 045-590-1599
　　　　　　　　　　　（仙台訓練センター）　☎ 022-226-3910
　　http://www.jgda.or.jp/

○（社福）中部盲導犆協会　　　　　☎ 052-382-6776　FAX 052-383-8882
　　　　　　　　　　　　　　　　　　　http://www.tcp-ip.or.jp/7Echubu/
○（公財）関西盲導犆協会　（事務局）　☎ 075-881-4618　FAX 075-881-1224
　　　　（盲導犆総合訓練センター）　　☎ 0771-24-0323　FAX 0771-25-1054
　　　　　　　　　　　　　　　　http://web.kyoto-inet.or.jp/org/kgdba/
○（社福）日本ライトハウス　　　　　☎ 06-6961-5521　FAX 06-6961-6268
　　　　　　　（行動訓練所）　　　　☎ 0721-72-0914　FAX 0721-72-0916
　　　　　　　　　　　　　　　　　　　http://www.lighthouse.or.jp/
○（社福）兵庫県盲導犆協会　　　　　☎ 078-995-3481　FAX 078-995-3483
　　　　　　　　　　　　　　　　　　　http://www.moudouken.org/
○（公財）九州盲導犆協会　　　　　　☎ 092-714-3169　FAX 092-714-3176
　　　　　（総合訓練センター）　　　☎ 092-324-3169　FAX 092-324-3386
　　　　　　　　　　　　　　　　　　　http://www.fgda.or.jp/

E　拡大読書器

　拡大読書器（closed-circuit television：CCTV）は，ロービジョン者のコミュニケーションにとって必要不可欠なものといえます．拡大読書器の台の上に載せられるものであれば，確実に読み書きすることができるようになります．その人の見え方に合わせて拡大したり，テレビや液晶画面の枠をガイドにしたりして，要領よく用いれば，日常生活でのさまざまな使用が可能になります．例えば，使用例としては，読む，書く，塗る，切る，篆刻を彫る，ハンダづけをする，爪を切る，陶器の絵付けをする等々．これは，カメラ部分と台の間の空間があることでできます．

　また，拡大読書器にはスキャナータイプのものがあり，基本的に読むということしかできません．しかし，離して見ることができるので，コードを長くすれば，視野狭窄，特に求心性狭窄の人にとって，"ものを見る"ということで非常に楽な道具といえます．

　ここ数年，電子拡大鏡とも呼ぶべき，手のひらサイズの拡大読書器，携帯用の拡大読書器も作られるようになってきました．手のひらサイズのタイプはもっぱら読むことを中心にしたものですが，携帯用の拡大読書器には，書くことも一部可能なものも作られています．本人のしたい作業に合わせて，拡大読書器を選択する必要性も高くなっています．

　拡大読書器で，文字を枠の決められた範囲の中に書くことも可能ですが，一般的には読むための機器との認識があります（図3-13）．書く使い方を覚えることによって，例えば，銀行で金額を書くことが難しくても，用紙をもち帰り，家で書いておけば人に知られずに書けるというメリットもあります．手元操作，小型

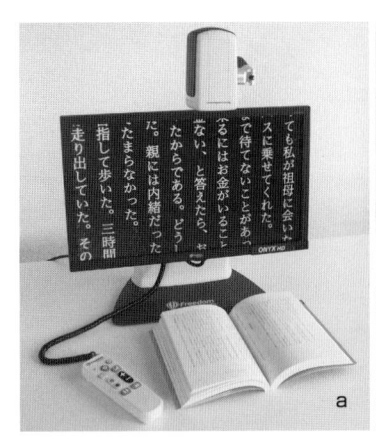

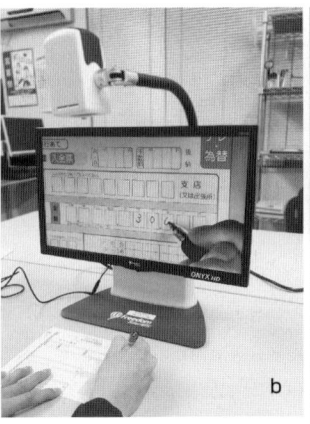

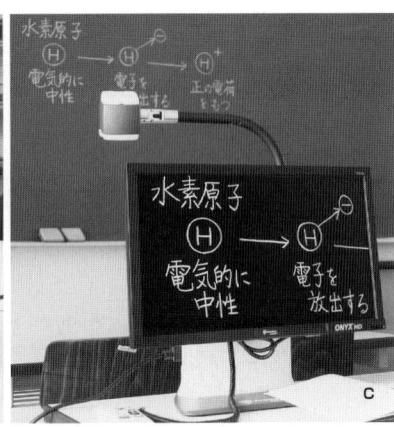

図3-13 拡大読書器
a：白黒反転で読める　b：書ける　c：カメラを回転させると板書も見える

カメラやコンピュータにつなげることもでき，原職復帰には欠かせない道具の1つになってきています。

指導法および訓練については詳しく山田信也著『自分でできるロービジョンケアワークブック』（大活字）をご参照ください。

F 義眼

　義眼が身体障害者手帳の補装具であることは承知されていると思いますが，義眼はロービジョンケアを行う上で大きな武器です。

　例えば，45歳女性で，右眼は続発性緑内障，左眼は網膜剥離にて失明して眼球癆です。左眼窩が多少くぼみ，右眼視力は0.1で，視野異常もあり，ロービジョンケアを開始しました。障害者手帳2級に該当し，その手続きを勧め，読み書き用の手持ち式拡大鏡（ルーペ）などを紹介しました。しかし，どうもルーペを積極的に使用する様子はみられませんでした。よくよく話を聞いてみると，ご本人はとても外見が気になり，外出はほとんどされず，家に閉じ込もっていることがわかりました。彼女の最大の悩みは「目が引っ込んでいる」ことだったのです。そこで，義眼を作製したところ彼女の表情は豊かになり，姿勢もがらっと変わりました。物事に積極的に対応し，ルーペも使うようになり，どんどん外出するようになりました。このように義眼もロービジョンケア，特に心のケアの大切な道具の1つです（図3-14）。

　また，乳幼児の小眼球などでは，光覚があるかどうか不明な場合，眼科医は眼窩の発育を重視し，義眼の装着を勧めます。しかし，家族にとっては見える可能性のあるものに義眼を入れることは，「ふたをする」ように感じられ，義眼装着に逡巡している両親に出会います。特に，両眼の障害では事は深刻なようです。

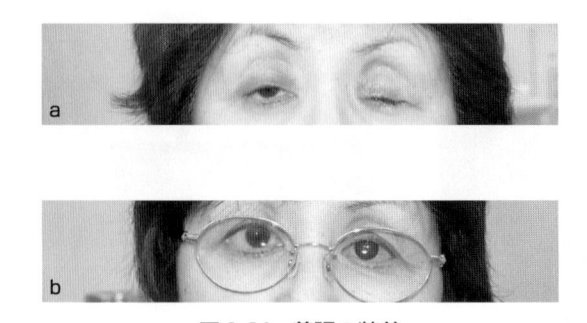

図 3-14 義眼の装着
義眼を装着（b）することで，表情も豊かになった。

このようなとき，私たちはまず透明義眼を試み，眼窩の発達を促しながら，視反応の観察を続けます。そして，義眼を入れることがその児にとって精神的負担がどの程度かも考え，最終的な決断を下しています。

■ 義眼の種類

作製方法により，既製品とオーダーメイド（患者の結膜嚢に合わせて作るもの）に分類できますが，一般には，義眼がガラスで作られていた時代の名前から，薄いものをシングル（一重），厚みのあるものをダブル（二重）と呼ぶこともあります。一方，身体障害者福祉法では，義眼を普通義眼とそれ以外の特殊義眼に分けています。既製品が普通義眼に，その他のものが特殊義眼に該当します。そして特殊義眼には，可動性義眼（眼球摘出後に可動性義眼台を用いたときに使う義眼），コンタクト義眼（眼球が残存する場合に使用する薄い義眼），外装義眼（エピテーゼと呼ばれ，眼瞼付き義眼）があります。

この他，手術直後に結膜嚢の癒着防止をおもな目的に使用される透明の有窓義眼，角膜提供者用のアイバンク用義眼，X線検査用義眼などがあります。これらの素材は合成樹脂で，PMMA（polymethyl methacrylate）がほとんどです。ガラス製の義眼を医療用に作製している製造会社は国内にはありません。

申請の手続きは身体障害者手帳による補装具ですので，他のものと同様です。

文献

1) 湖崎　克：新標準近見視力表，半田屋，東京，2002.
2) 永井春彦：視力からみたロービジョン補助具の選び方，眼科診療プラクティス61，ロービジョンへの対応（丸尾敏夫編集），34-37，2000.

第4章 視覚障害者のQOL向上のための訓練と援助

　私たちの訓練や援助の基本は，自らの機能を知ることから始まります。この保有視機能をいかに活用するかがポイントとなります。偏心視（中心外固視）訓練やeye movement訓練は決して簡単なものではありません。まして，視覚以外の感覚器をよりよく活用することは至難かもしれません。本人のたゆみない努力と周囲の励ましで単調な訓練を乗り越えることができます。リハビリテーションは決して楽なものではありません。難なくできる訓練は能力を向上させるものではないでしょう。苦しくても楽しい訓練を心がけることで，機能を最大限に使えるようになれるのです。

　「できるADL（activities of daily living：日常生活活動・動作）」から「しているADL」を増やし，「するADL」に展開していきましょう。

A　偏心視訓練

1　偏心視とは何か

　ヒトの錐体は黄斑部，特に中心窩に集中しており，この部位を用いて視対象を明確にとらえること（中心固視）が自然で，この黄斑部が加齢黄斑変性などで障害されると，視力がでないばかりか，中心に暗点が生じます。また，視神経萎縮や緑内障など視神経疾患でも中心暗点や傍中心暗点が生じます。したがって，これらの視覚障害者は，「見たいものが見えない」というもどかしさを訴えます。しかし，多くの中心暗点例では，病巣（暗点）の近接部位に，かなりはっきり見える部分（複数のこともあり）を保有しています。この部位を用いて，視対象を認知することを偏心視（中心外固視）といい，その訓練を偏心視訓練と呼びます。

2　偏心視訓練の対象者

　網膜の中心窩で視対象をとらえる習性があるため，両眼の視力や視野が同程度の例では，偏心視訓練自体が困難です。したがってこの固視訓練の対象者は，両

眼の視力や視野の障害の差が著しいか，片眼を用いている人たちです。このような場合でも，障害を受けた中心窩で視対象をとらえる機能は残っており，どうしても中心窩で見てしまいます。このため，偏心視の獲得は難しく，高齢になるほど困難です。

では，どれくらいの中心暗点がある場合，訓練できるのでしょう。ゴールドマン視野計のⅠ-2，Ⅰ-3の中心暗点（比較暗点）で，見えないという人たちがいます。このような暗点の深さが浅く，視力が比較的保有されている例では，偏心視ができない場合が多いようです。筆者の経験では，ゴールドマン視野計のⅠ-4より深い暗点があり，その暗点が広範囲に及ぶ場合に，偏心視訓練が有効です。通常，中心窩より半径5°を超える暗点が生じますと「文字」が消える，との表現が頻繁に発せられます。また，半径10°以上の暗点が生じると，中心外での「見え」に気づきやすいようです。

中心固視の場合，周辺視野でにものがチラッと見えると，衝動性眼球運動（saccadic eye movement）により，中心窩で視対象をとらえます。しかし，偏心視では，新たな固視点で視対象をとらえるために，眼球を動かさなければなりません（滑動性眼球運動：smooth pursuit eye movement）。そのため，対象物をとらえ直すための新たな枠組みを脳に構築させることが必要になります。つまり訓練が必要です。

3 偏心視をうまく行う3つのコツ

偏心視をうまくできるか否かは，保有視野の自覚にかかっています。つまり，中心暗点の大きさと，暗点周囲のどの部位が一番見やすいかを視覚障害者自身が納得すると偏心視をすることができるようになります。検眼鏡や眼底カメラでもこれらを自覚できますが（第2章B-6「固視検査」の項，p.52参照），ここではペンライトや牛乳パックによる方法を紹介します。柳川リハビリテーション病院では眼底カメラ法とこれらの方法を併用し，理解を高め訓練しています。

■コツ1：見える視野，読める視野の発見と自覚法

第1ステップとしてペンライトを，第2ステップとして牛乳パックを視対象とします（図4-1, 2）。

中心暗点の4方向（右方，左方，上方，下方）のいずれの部位で視対象を意識して，正確にかつクリアにとらえることができるかを確認することから始めます。そして，右斜上，右斜下，左斜上，左斜下でも行い，都合8方向で検討します。そのときに，本人が一番見やすい部位を意識できるように訓練します。

しかし，中心窩でものを見る習慣がついていますので，「これを見てください」と指示すると，視線は真ん中にきてしまいます。つまり，暗点がどうしても視対象と重なり合うことになります。そこで，少し眼を動かし，本人が見やすいとい

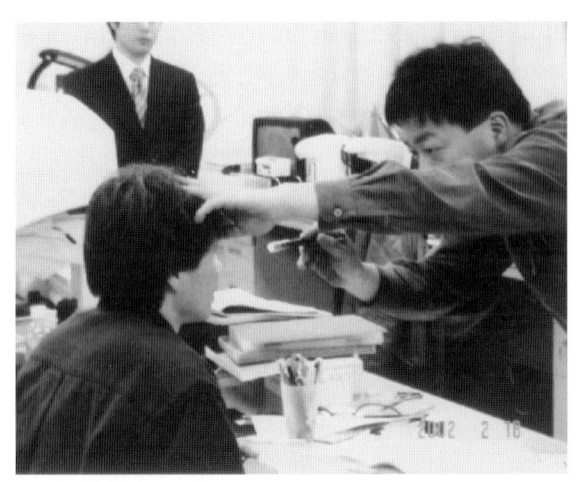

図 4-1 ペンライトによる偏心視訓練

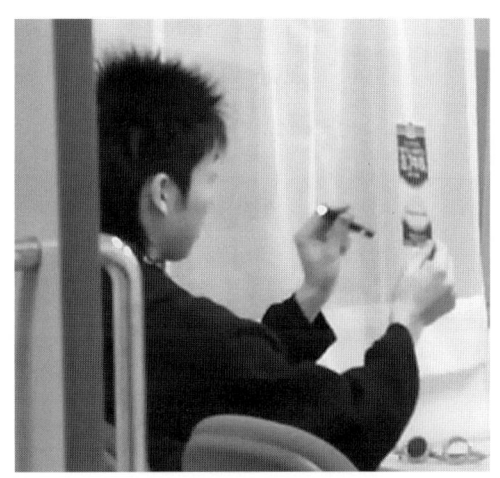

図 4-2 偏心視の自主訓練
自らペンライトや牛乳パックを見比べて訓練をしている。

う部位を真正面にもってくる訓練を学習してもらいます。例えば，左斜め下からのペンライトが見やすい場合，少し眼球を上転し，やや右に動かすことで真正面に見えます。これがトレーニングする上でのコツであり基本です。このときのペンライトの角膜反射像を家族にも見せ，その位置を憶えていただき，自宅で練習を指示します（図 2-20, p. 54 参照）。このように家族が訓練に参加できることは，共に障害を克服していけるとの実感が得られ，障害の受容に役立ちます。

コツ 2：暗点の自覚法

暗点は必ずしも真黒に墨で塗りつぶされたように見えるだけではありません。すりガラスのように見えたり，もやがかかっているようにぼんやりと見えたり，光っている場合もあります。では，このような暗点がある場合にはどのように見えるのでしょうか。

例えば，直径5°の中心暗点の場合を考えてみます。このとき，60 cm の距離では視野の中心に直径5 cm の抜けたところがあるか，ぼんやりとくもったように見えます。その周辺は，暗点より少しはっきりと見えます。約60 cm の距離からゆっくりと離れていくと見え方も少しずつ変化します。顔に注目していたとしたら，はじめは顔のある部分だけが見えにくかったり見えなかったりします。そして約6 m の距離まで離れてしまうと，そこで顔全体が全く見えなくなったことに気がつくと思います。

一般的に，暗点は，近くでものを見ようとしたときに気がつくことが多いようです。本や雑誌を読もうとしたとき，その文字や絵，図がはっきり見えないことで暗点に気がつきます。

前述の例では，約 30 cm の距離では直径約 2.5 cm の暗点があり，約 15 cm の距離では直径約 1.75 cm の暗点があることがわかります．このような場合は近くにものを引き寄せて見ることで，その暗点の影響を最小限におさえることができます．したがって，中心でものがよく見えないと，比較的近いところに視線をおいて生活していることが多く，遠方視の暗点にはなかなか気がつきません．そのため遠方視でどのように見えるのか，見えにくいのかを意識することがありません．

ここで，暗点を簡単に実感できる方法を提示しますので，やってみて下さい．

●準備
1）机の上に置くものを用意します．用意するものは動かしやすい大きさで見やすいものを選んでください．
2）机の中央に向かって座ります．

●方法 1
1）机の上にものを手前に置いて見てください．
2）机の奥にものを置いて見てください．

●POINT 1
手前にものが置いてある場合と机の奥に置いてある場合の見え方を比べます．手前に置いてあるものを見る場合には暗点が小さいため，一部が欠けていたとしてもほぼ全体を見ることができます．しかし，奥にあるものを見る場合には暗点が大きくなるため，全体もしくはそのほとんどが暗点に隠れて見えなくなってしまうことがわかります．

●方法 2
1）手前に置いたものを，眼を動かして見てください．
2）机の奥に置いたものを，眼を動かして見てください．

●POINT 2
眼を動かして，暗点を中心から少しずらすように見てみます．眼の中心ではなく，周辺ではっきり見えるところを探して見るようにしてください．暗点が小さければ，眼をほんの少し動かすだけで全体を見ることができます．暗点が大きくても，同じように眼を少し動かすだけで，多少，欠けていてもそれが何であるかがわかるぐらいには見ることができます．暗点が大きい場合には，つい眼を大きく動かしてしまい見失ってしまうことがあります．ここでは，このことに十分に注意して眼を動かします．

コツ 3：基本となる eye movement 訓練

偏心視や次項の視野拡大のための基本訓練は牛乳パックを用いての eye movement 訓練です．以下は視覚障害者自身で行う訓練方法を説明します（図 4-3）．
1）牛乳パックは 1 リットルサイズのものを用意します．文字や図柄のコントラ

ストがはっきりしていて，明朝体やゴシック体など文字の種類や大きさがさまざまなものを選びます。

2）牛乳パックを展開して1/4に切り離しそのうちの1枚を使います。

① 牛乳パックを顔の正面に，眼の前から約30 cmのところで左手でもちます。
② 一番見やすい大きさや色の文字を選択します。一番大きな文字でもかまいません。また，コントラストがはっきりした見やすい色の文字を選びます。
③ 選んだ文字の1つに焦点を合わせます。この文字を視標とします。
④ 視標に焦点を合わせてきちんとした文字として認識できる状態を保ったまま，牛乳パックを左の方向に動いているかいないかわからない程度の速さでゆっくりと動かします。
⑤ 視標を眼球だけで追視します。このとき頭を動かさないように注意します。
⑥ 牛乳パックを左端まで動かして，追視できる限界まできたと感じたらそこで止めます。初めのうちは少し痛いかなと思われるところで止めます。
⑦ そのまま約10秒，視標に眼を止めたままにします。
⑧ 牛乳パックを左手に持ったまま，左端から右の方向にゆっくりと同じように動かします。
⑨ 視標を眼球だけで追視します。このとき頭を動かさないように注意します。
⑩ 牛乳パックを顔の正面まで動かしたら右手にもちかえます。
⑪ そのまま牛乳パックを右端まで動かして，追視できる限界まできたと感じたらそこで止めます。初めのうちは少し痛いかなと思われるところで止めます。
⑫ そのまま約10秒，視標に眼を止めたままにします。
⑬ 牛乳パックを右手にもったまま，右端から左の方向にゆっくりと同じよう

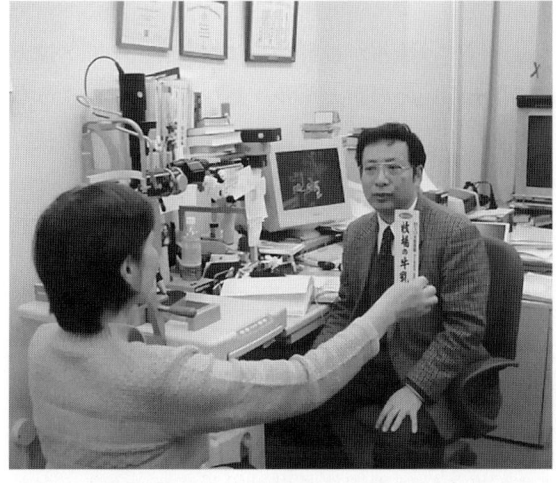

図4-3 自分で牛乳パックを用いてのeye movement訓練

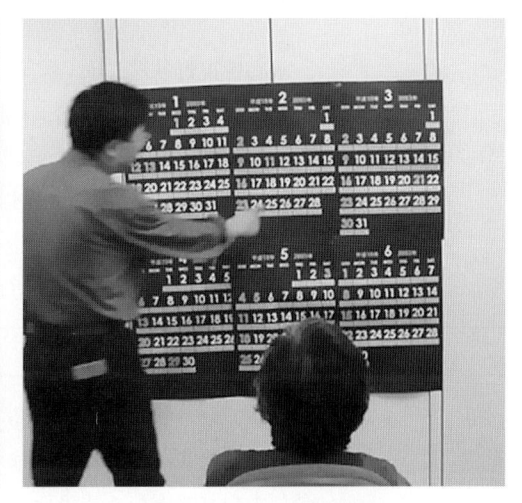

図4-4 カレンダー訓練

に動かします。
⑭ 視標を眼球だけで追視します。このとき頭を動かさないように注意します。
⑮ 牛乳パックを顔の正面まで動かしたら左手にもちかえます。
※④～⑮のプロセスを繰り返し行います。時間の目安は1日1回，3～5分間程度とします。
※水平方向ができるようになったら垂直，斜め，前後方向でも訓練します。

このようにして偏心視している部位を意識化しつつ，その視線を維持しながら視標を追視します。はじめは，牛乳パックの動きについていけません。この偏心視はじっくりと本人自身が納得するまで，根気よく行うのがポイントになります。

この訓練を約1か月続けていくと牛乳パックの動きをきちんと追視できるようになります。そして，本人が楽に読むことができる興味をかき立てる新聞の社説や小説などを教材にして，暗点をどの行にもっていけば，段落の最初や行頭が探しやすいかを繰り返し学習します。このことにより，どれだけ，視線をずらせば自分自身の見やすい部位が真正面にくるかを把握できるようになります。また，壁にカレンダーを2段6枚貼り，距離によってカレンダーの数字がどれだけ消えるかのかを把握します（図4-4）。その際，カレンダー中央の真中の数字に見えない部位をもっていき，左右，上下のどの数字が見やすいかを意識化します。ついで，牛乳パックをその見やすい位置にもっていき，正面で見るには，どう眼を動かせばいいかを繰り返し教示します。

あとは，日常生活のさまざまな場面で，多くの経験を積むことです。つまり，脳に新たにどの保有部位を用いて視対象が認知しやすいかを再学習させるトレーニングです。

B　視野拡大のための訓練

求心性視野狭窄においては，近方視では情報が視野からはみ出し，中間・遠方視では，視力が低い場合，明瞭に見えないとの訴えが多々あります。このような場合，従来より逆単眼鏡やプリズムが用いられ，また最近では，凹レンズが視野拡大のため使用されていますが，視覚障害者は，十分な満足感が得られていないのが現状です。筆者らは，中心暗点，求心性狭窄や半盲などの視野障害者に対してもeye movement訓練を行っています。

1　視野を拡大するとは？

ここでいう視野を拡大するとは，保有されている視野を用いて「見かけ上の視野」を拡大することをさします。私たちの眼は，視対象となるものを発見した場合，中心窩でとらえようとします。あるいは周辺部に視対象がチラッと入ると，中心窩で正確にとらえるためsaccadic eye movementが起こります。しかし，

周辺部の視野が大きく欠損した場合，そこに何かが存在したとしても顔を動かさなければ，ものの発見は困難です。しかも，顔を動かした場合は大きな動きで，視対象を発見することに非常に手間取ります。

例えば，半径5°の求心性狭窄の場合，6m先に視点を置いたとしたならば，直径1m程度の枠内を見ていることになり，その枠内の大きさに入るものなら発見しやすいわけですが，30cmの手もとでは，直径5cm程度の枠内の大きさに入るものを見ることになり，それよりも大きな対象物は文字通り視野からはみ出します。つまり，手前では眼球を大きく動かさなければものの全体像をつかめません。逆に，距離が離れれば離れるほど眼球を少し動かすことで全体像を把握することができるという事実です。

また，直径10°の中心暗点の場合，6m先に視点を置いたとしたならば，直径1m程度の枠内が見えないことになり，その枠内の大きさに入るものなら発見できませんが，30cmの手もとでは，直径5cm程度の見えにくい部分ができますがそれよりも大きな対象物は見やすくなります。つまり，手元に近づければ，暗点は小さくなるために，見たいものが見やすくなる反面，距離が離れれば離れるほど，見えにくくなってしまいます。したがって，ものを探索するとき，後頭葉では，二次元のモザイク上の引き延ばされた，バラバラであった映像が，適切なsmooth persuit eye movementを行うことで，高次脳機能が働き，全体像として組み立てられ，認知できます。ヒトにはすばらしい力があります。したがって，手もとの視対象を確実にとらえるには，探索する範囲の中で基準点を設け，丁寧かつ大きく眼球を動かすことが大切になります。さらに作業域が拡大すれば，視野に入る情報量が増えますが，別の基準点を設け，眼球をもっと動かす必要があります。つまり，かたちを形として認知する上でも，eye movementは有効であると思われます。

2 訓練対象者

対象はおもに求心性視野狭窄，中心暗点者ですが，最近は半盲や半側空間無視などの視野異常者にも試みています。しかし，偏心視訓練でも述べたように，この拡大方法をトレーニングする際にも，両眼の視力・視野が同程度の人たちに対しては，訓練が難しくなります。筆者らが，視野拡大訓練をまず手がけていく上では，両眼の視力・視野の障害の差が著しくあるか，片眼を用いている人たちを対象にすることから始めるのも，偏心視訓練と同じです。

例えば，両眼視力に差がないかもしくは少ないとき，半径5°より小さい視野では融像が困難になる場合があります。そこで，視野融像別々の情報が入ってくるので，高次脳機能による情報処理過程において混乱が生じます。

では，どれくらいの求心性狭窄，中心暗点者を対象にすべきなのでしょうか。筆者の経験からいいますと，ゴールドマン視野計のⅠ-4で中心から半径10°以内

の求心性狭窄があること，遠見視力0.3未満であること，両眼の視力差が著しいことを条件として考えます。ただし，日常生活レベルで困難をきたすとの主訴があれば，この限りではありません。また，中心暗点の場合は，ゴールドマン視野計のⅠ-4より深い暗点があり，直径10°以上の暗点があることを条件として考えます。

3 視野拡大訓練をうまくする3つのコツ

　視野拡大訓練法をうまくできるか否かは，偏心視訓練と同様に自身の視野を自覚できるかどうかによります。つまり，視対象との距離との関係で，どれぐらいの範囲が見えているかを実感することがその後の訓練の質を決定づけます。

　手もとでは，ある程度はっきり見えるが，全体が把握できない。また，遠見では全体は把握できるが，視対象がはっきり見えない場合，ロービジョン者の表現が曖昧で，何が問題であるか分からないこともあります。

■コツ1：固視の確立

　求心性視野狭窄の場合，その障害が高度となればなるほど，中心固視は難しくなります。したがってまずはペンライトや牛乳パックによる固視の確立を図ります。無論偏心視の例は既述のごとく行ってください。

■コツ2：視野狭窄の実感

　トレーニングに入る前に簡単に視野狭窄を実感できる方法を提示します。視野に狭窄がある場合には，近づいてくる人を見るときに，遠いところではほぼ全体を視野にとらえることができますが，近いところでは視野からはみ出してしまい，見失ってしまうことがあります。ここでは，このような場合にどのように眼を動かしたらよいのか，実感する方法を紹介します。

●準備
1) 椅子を用意してロービジョン者に座ってもらいます。彼は視線をまっすぐにして正面を見ます。
2) 約6m離れたところで正面から約30〜50cmずれたところに協力者であるあなたは立ちます。

●方法
1) ゆっくりとあなたは近づきます。ロービジョン者は視線を動かさないように，そのまま正面を見ます。
2) ロービジョン者に「視野からはみ出して見えなくなったら，見えなくなった方向に眼を動かしてください」と教示します。
3) ロービジョン者が眼でとらえることができたら，あなたは声を出しながらゆっくりとロービジョン者の前を横切ります。

4）眼で追いかけてもらいます。
● POINT
　視野からはみ出して見えなくなったときに，見えなくなった方向に眼を動かすと，体の一部でも見つけることができます。それをしっかりと眼で追いかけます。声を出しながら歩くと，位置が確認しやすくなります。また，視標との距離が近ければそれだけ眼を大きく動かさなければなりませんが，遠ければ少しずつ動かすことで追視できることをロービジョン者は理解できます。

NOTE 4つの基本的な眼の動き

　視覚障害者が，日常生活を送る上で習得しなければならないとされる眼の動きの技術には，次の4つがあります。
1）spotting法
　見たい対象を素早く発見し，固視する技術です。動かない視対象，例えば部屋の中の壁にかけられている時計を見つけて，素早く焦点を合わせて見る技術です。
2）tracing法
　静止している視対象を凝視する技術です。動かない視対象を追視する技術で，教室などで自分の席に座り，黒板の文字を眼できちんと追っていく方法です。
3）tracking法
　動対象を追視する技術で，動いている視対象に焦点を合わせて追視する方法で，例えば，背後から通り過ぎる自転車や自動車を眼でとらえて，追視することをいいます。
4）scanning法
　全体を把握するように探索する技術で，部分から全体をつなげて見る方法です。ポスターや地図を見るときに，全体がどうなっているのか，部分から全体へ，全体から部分へと眼で探索することをいいます。
　以下に述べる eye movement 訓練は，これらの手法を習得するための基礎訓練法で，かつ応用訓練法でもあります。

コツ3：牛乳パックを用いた eye movement 訓練

　視野拡大訓練においても eye movement 訓練が基本です。詳細は偏心視訓練のところで述べましたが，牛乳パックを用い，eye movement 訓練を行います（図4-5）。求心性視野狭窄例や中心暗点（偏心視）例では，たとえ牛乳パックを固視できても，追視が困難であることが多く，この smooth pursuit eye movement を水平方向や垂直方向など，あらゆる方向で追視でき，両端では文字を約10秒間凝視できるように訓練します。この訓練で，tracing, tracking, scanning の技術の向上を図ります。
　次いで，視野外にある牛乳パックを固視できるように eye movement 訓練を行います。これは saccadic eye movement, つまり spotting の訓練を意図したもので，これも水平方向や垂直方向など，あらゆる方向でできることが重要です。そして，牛乳パックを前後方向に動かし，それを固視，追視する訓練を行います。これは jump convergence の訓練で，ものとの位置関係（空間）や距離感を養う

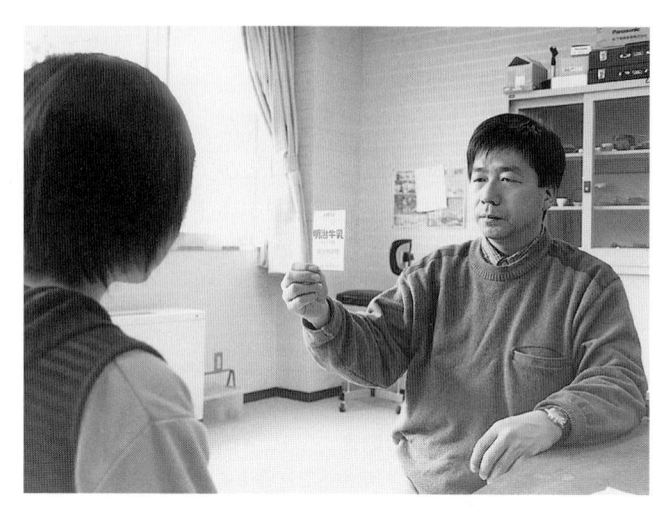

図 4-5 牛乳パックによる固視訓練

ものです（図 4-5）。以上の訓練を指導し，1日1回，3〜5分間の自宅訓練を3か月実施するとともに，月1〜2回の診療場面での指導を行っています。

視野拡大のポイントはくりかえしますが，本人の見え方を近方視，中間視，遠方視に分けて，どのような「見え」の違いが生じるかを意識化することです。音などを利用してsaccadic eye movementの訓練をすることで，周辺部の情報をとらえることができるようになります。また，同時に全体像を結びつけて意味ある情報に変えられることで，「見える」ことと「見る」ことの差違，それは「網膜像に写る」ことと「認知すること」との違いに気づくことが可能となり，眼を用いることの意味づけもできていきます。

4 自験例

上記のような訓練を，実際に就労している視覚障害者で，ゴールドマン視野計Ⅰ-4において視野狭窄10°以内の求心性狭窄症や，Ⅰ-4で中心暗点を有する10例に行いました。訓練後，spotting法，tracing法，tracking法，scanning法がスムーズに行えるようになりました。

この結果，CCTV（closed-circuit television：拡大読書器）において，訓練前の読み速度50〜100文字/分程度が250〜600文字/分の読み速度に向上し（$p \leq 0.05$），また聞き取り調査からも，日常生活上での不自由さを改善し，健常者のレベルに近くなり，継続就労可能なことが示されました。このような訓練効果は，本人自身の視野の意識化と訓練への意欲により大きく左右されます。

5 訓練経験者からのメール：函館の夜景が30年ぶりにパノラマで見えた！

eye movement訓練をマスターし，マイナスルーペ（図 4-6）を用いてさらに

視野が連続して見えた訓練経験者が，その感激をメールで発信し，そして，その後の応用編の報告も寄せてきました。

「ロービジョン眼球運動訓練道場」に入門して

　眼球運動の訓練は本当に新しい世界でした。この世界に導いてくれたタートルの会に感謝を込めて，以下に2日間（2001年2月）の訓練の報告をさせていただきます。
　「Ⅰさん，ご自分の目の見え方がどれくらいかわかっていますか？」という問いかけから，訓練の第一歩は始まりました。「どれくらい見えないか」ではなく，「どれくらい見えるか」に焦点を当てたいくつかの質問に答えたり，実際に見え方の簡単なテストを受けるうちに，だんだんと山田先生の頭の中に，確実に訓練生固有の見え方が構築されていくようで，まずこれに驚き感動しました。それから「眼球運動訓練の総論のそのまた入門編」ともいうべきお話をわかりやすく聞かせていただきました。
　一瞥したときの視野の狭さを眼球運動（眼球を意識的に動かすこと）によって補う。首の運動では，視野が狭いと景色が飛んで切れ切れになってしまい，全体像の把握ができにくくなる。眼球の運動を適切にすること（目線を丁寧に動かす）あるいは，眼は固定して腰をゆっくり動かすことで，細切れではない滑らかに連続した景色・全体像が得られるようになる。
　眼球運動には以下のような運動がある。
　① 対象物を素早くとらえる眼球運動。
　② とらえたものが眼球の揺れによって視野から消えることを防ぐため，眼球をしばらく1点で停止する。
　③ 大きい対象物の全体像を掴むための眼球運動（対象物をとらえた点を維持し

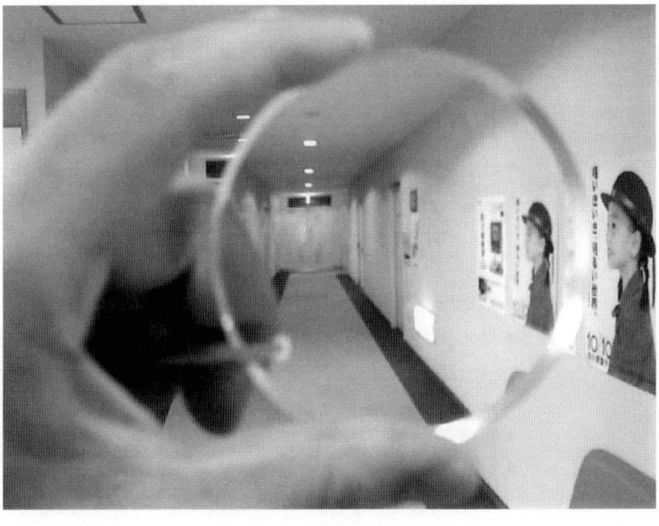

図4-6　マイナスルーペ

ながら，水平または垂直に眼球を移動させる）．
④ 動いている対象物を追いかける眼球運動（とらえたものを固守するか，素早い眼球運動）．
⑤ 対象物全体をさっと眺める，あるいは詳しくなぞっていく眼球運動．

　以上の眼球運動が自由にできるようになるには，そのための強化訓練が不可欠である．眼球運動が自由にできるようになると，現在使用している補助具の使い方も広がるばかりか，使える補助具が増えることもある．

　以上が，私の理解した範囲の眼球運動訓練総論・入門編の概略です．
　その後，補助具（各種ルーペや単眼鏡，遮光眼鏡，パノラマ眼鏡：マイナスルーペ，その他）の解説．これは単なる補助具の紹介ではなく，その訓練生に適した使い方や改造の仕方も含んだもので，夜間やパソコン使用時にも遮光眼鏡の活用が有効ということなど，初めてうかがうことも多く，大変嬉しいことでした．

　さて，次がいよいよ訓練の実際です．現在，スーパー，コンビニなどで数種類の牛乳パック（1000 ml）が手に入りますが，それぞれの企業が人目を引くように色や文字の大きさ，写真や牛の絵など，工夫を凝らしてデザインをしています．その牛乳パックの一面（いちばん目立つ面）をそのまま長方形にカットしたものが，訓練用の視標として用意されていました．日本各地から集められたデザインの異なる何種類もの牛乳パックの中から，訓練生にとって最適な視標を選ぶことが訓練の始まりでした．「最適」というのは，パックに印刷された，例えば，「牛乳」という文字の色・形・サイズ・全体の色と文字とのコントラストなど，訓練生の眼にとっていちばん心地よく見えるものということです．

　訓練は，次のような手順でした．
① 牛乳パックの視標を，眼の前約 30 cm に手でもち，顔の正面に置く．
② 視標を視認する．
③ その中の 1 文字に焦点を合わせる．
④ 視標を，視認可能な左端にまで徐々に移動させ，その文字を，顔を動かさないで眼球で追視する．
⑤ 左端極限で 10 秒間眼球運動を止め，凝視する．
⑥ 右端に向かって視標を徐々に移動させ，眼球で文字を追視する．このとき，追視する眼球が左眼から右眼に変わることを意識しながら行う．
⑦ ⑤と同様に，右端極限で 10 秒間運動停止，凝視する．

①〜⑦までを繰り返し 5 分間行う．以上

以下に個人的な感想を述べます．
- 眼を動かしているときに視認する眼球が，左眼から右眼に移動するのを意識できたのは非常に感動でした（右眼から左眼のときはそれほど強くは意識できませんでした．訓練して同じようになればと思います）．眼球を意識して使うということがこんなに難しいとは思っていませんでした．早く意識して眼を使えるようにしたいものです．
- 拡大鏡（ルーペ）に裏表があることや，その判別法を初めて知りました．今までは，歪んで見えたときは眼のコンディションのせいなのだとばかり思っていました．
- 眼球運動訓練によって，単眼鏡の焦点が定めやすくなることもわかりました．
- マイナスルーペによって，風景をパノラマで見ることを教えていただいたので，11 日の夜に，函館山からの夜景を 30 年前とほとんど同じように見ることができ

て，非常に嬉しかったです。夜景の灯りは，100万ドルから300万ドルに増していました……。
- 遮光眼鏡は，曇りの天気や夜にコントラストがクッキリして見やすいので，パソコン用の素通し眼鏡と合わせて調製しようと思います。

「ロービジョン眼球運動訓練道場」応用編

某月，函館へ訓練に行ってきました。

今回は，初回（2月）のときに出されたホームワークの成果の点検から始まりました。すなわち，牛乳パックの切抜きを視標にした眼球運動がうまくできているかどうか……。

①眼球は滑らかに動いているか，②きちんと一定の時間（分・秒）固視を続けられているか，③スピードはついて行けているか，などのポイントをチェックして「うん，なかなかいいですね」という先生のお言葉に心の中で〈やったあ〉と叫んでいました。

次はこの身につけた（眼につけた？）眼球運動基礎訓練課程の技術を応用して，「何をするか……」という段階に進みます。漠然と「もう少し見えるようになりたい」とか，「以前のような状態に近づきたい」とかのオールラウンドな目標は，ここでは無意味です。各自の生活の中からの要求が必要となるのです。自分は「何が見たいのか」「何がしたいのか」「どこに不自由を感じているのか……」，その自覚から次のステップが見えてくるのです。

私の場合，外出時の交差点での不自由さは，初回のパノラマ眼鏡（マイナスルーペ）とその使用方法をご紹介いただいたことで解消しました。また，パソコン使用時や夜間歩行時での遮光眼鏡の着用を教えていただき，かなり楽になりました。

今回は，駅の料金表や行き先表示を見るときや，趣味の絵画観賞などに単眼鏡が威力を発揮するということで，私の次なる目標は，「単眼鏡の使用」と定まりました。

山田先生によれば，単眼鏡を使いこなすための条件として，以下の3要素があるのだそうです。

① 一定の時間（分・秒）眼を止めることができる。
② 距離感の体得ができていること。
③ 片手で素早く眼に当てがい，ピント合わせの動作ができること。

さらに単眼鏡の覗き窓の部分に白いテープをぐるりと貼り，素早く覗き窓へ眼を当てやすくする工夫も伺いました。

上記の3条件が揃ってから，各自に合った適切な単眼鏡を入手するのが好ましいとのこと。やみくもに単眼鏡を手に入れても使いこなせなければ，結局無駄になってしまいます。単眼鏡に限らず，これは他の補助具についてもいえることだと改めて思いました。

そこで上記の単眼鏡を使いこなすための3要件をクリアするために，次回までに私に処方されたホームワークのメニューは，以下のようなものでした。

① 眼を止める訓練：牛乳パックに代わる新たな視標を使った眼球運動訓練。アムスラー名刺（黒地に5ミリ方眼の白い碁盤縞の印刷されたもの）を3センチ四方に切り取り，中央に直径8ミリの白丸紙を貼る。マクドナルドなどのコーヒースプーン（細長いプラスチック製のもの）で柄を付け，もち手にする。これを視標に腕を伸ばして持ち，固視して徐々に眼に向かって近づける。ゆっく

り近づける。日を追って徐々に速度を上げる。左右の眼を別々に訓練する。近づけた後しばらくの間固視する。
② 距離感の体得訓練：室内の距離を取れる位置にポスターを貼る。ポスターはコントラストのはっきりしたもの。いくつかの大きさの違う数字や文字を含んでいること。自分の歩幅とポスターの位置を確認し距離感を養う。一歩目のときの見え方，二歩目のときの見え方を覚える。
③ 片手での単眼鏡の操作に慣れる：暇な時間手に取ってピントを合わせる部分を片手で動かす練習をする。白いテープを貼った覗き窓に眼を閉じることなく，素早く合わせる練習もする。

　この道場に入門して，山田先生のご指導が実に丁寧で，各自の症状・見え方にぴったりとそったものであることは初回にも感心，感激しましたが，今回も，個人個人の眼の見え方や生活状況に応じて，どのような補助（具）が必要なのか，そのためにはどのような眼球訓練が必要なのかをじっくり相談にのってくださいました。道具については，使いこなせるようになるまでくふう・改良，そして眼の側の条件を整えるためには，眼球運動訓練，メニューの作成，といった具合です。
　前回に引き続き，今回も一緒に指導を受けたM先輩は，趣味でヴァイオリンを弾かれます。その楽譜を見るための工夫を前回は先生と取り組んでおられました。今回は携帯電話，パソコンのさらなる使いやすさ，見やすさの研究をされていました。私も加わって，市販されている各種ガイド（サイン，紙幣弁別，ハガキ／封筒宛名など）の改良をしたり，決まった書式の特定部分のみ素早く視認できるための工夫（牛乳パックで補強した黒紙で書類を挟み，特定部分を切り抜く），読み書きのためのガイドラインの作成等々，楽しいワークショップもあり，パソコン関連の新しい情報も教えていただき充実した2日間でした。
　最後に1つ。前回のレポートを「入門編」，今回を「応用編」としましたが，個人個人によってこの「入門編」もさらにその中で手順を踏む場合があるだろうということを，ここでつけ加えさせていただきます。例えば，私の場合は，中心視野を保有しているタイプの症状ですが，視野欠損のタイプはさまざまで，眼球運動訓練に取りかかる前にその訓練生の保有視野がどこにどれだけどんな状態であるかを探すところから始める場合もあるということです。保有視野（残存視野）を探し，複数箇所の場合，最適な部分に焦点を合わせて，そこで初めて眼球運動訓練に取りかかるというステップを踏んでいくということになるのでしょう。牛乳パックの視標を使った基礎訓練から次の段階に進む場合も，それぞれの状態，要望に沿って，それぞれのメニューがあるということのようです。
　慣れるまで最初はちょっぴりつらい訓練ですが，効果はバッチリです。
　もし皆さんが，「眼球運動基礎訓練」を終えられたら，その成果を暮らしの中のどんなことに応用なさりたいでしょうか？
追伸：念願であった単眼鏡と拡大読書器のスキルアップのため，さらに3か月入所しました。

C. sensory awakening（感覚の目覚め）訓練

1 sensory awakening とは

　視覚はすべての感覚機能を統合する役割を担っています。視覚に障害が生じると，その他の感覚がこれを代償するしかほかにありませんが，中途視覚障害者の初期などでは，これらの感覚は「バラバラ」に切り離され，うまく使えません。

　しかも，「バラバラ」になった感覚は信頼性に乏しく，その結果，彼らは喪失感と不安感に包まれています。したがって，視覚以外の感覚器を用いる訓練が必要とされます。しかし，「感覚器訓練」のみ行うことは，個々の諸感覚を輪切りにしたような薄っぺらいものになる可能性があり，各種の訓練，歩行や ADL 訓練中で他の感覚を養うようにすべきだと考えます。聴覚や触覚を意識して主体的に（能動的に）用い始めると，それらの保有諸感覚が開花してゆく状況に遭遇します。今まで眠っていた感覚が目覚めていくように感じられます。したがって，これはむしろ自分自身の中にあった力に気づくという表現が適切かもしれません。この意味から，感覚器の訓練を，「感覚の目覚め：sensory awakening 訓練」と名付けました。

　感覚を楽しみ始める場面として，かつて見た映画，『レナードの朝』をふと思い出すことがあります。主人公は嗜眠性脳炎に罹っており，単に眠っているような無反応な状態でした。そこで1人の医師との出会いがきっかけとなり，薬によって目覚めます。しかし，彼は今までの無反応な状態であったときですら何も感じていなかったわけではなく，彼の内なる世界では，さまざまな感覚をもち，さまざまな感情を抱いていました。そして薬による回復過程で数々の体験をしました。しかし，楽しい状況は長続きせず，再び暗転していく様を映画は感動的に描いています。このような内なる世界と感覚器のすばらしさを，ドイツの詩人ノヴァーリスも同様に次のように謳っています。

　　すべてみえるものは，みえないものにさわっている。
　　きこえるものは，きこえないものにさわっている。
　　感じられるものは，感じられないものにさわっている。
　　恐らく，考えられるものは，考えられないものにさわっているだろう。

　訓練を実際に手がけている中で，このノヴァーリスの言葉のもつ意味は大きいものがあります。例えば，聴覚訓練の中で波音を感じるような課題を提示したとき，聞こえるのは耳の可聴域であって，それ以外の音があっても気づくことはできません。しかし，白い波頭を目にしたときには，音を伴い，皮膚感覚としての涼しさ，嗅覚としての磯の匂いを感じることもあります。肉体で感じられる図と，それを支える地があってはじめて1つの世界が構築されます。「感じようとする」

主体的なかかわりが結果的に感覚を研ぎ澄ませていくようです。そして，個々の感覚は1つの機能に限定されるのではなく，多くの感覚と連携しています（共感覚）。

2 感覚器と QOL

感覚の再構築を考える上で，QOL（quality of life）のもつ意味や概念を問い直すことがとても大切です。日本語では，「生活」と訳されることが多いのですが，英語のlifeの意味は，生命，生活，人生といった幅広い意味，考え方，背景をすでに含んでいます。

例えば，リハビリテーション施設での「生活」として置き換えてみましょう。訓練対象者は，これまでの人生を背負い，生命をもってここに存在します。この人が喪失体験から抜け出し，自信を回復し，生き生きとした人間性を発揮するためには，今の，そしてこれからの生活がとても大切です。過去，現在，未来の連続した生活の中で，本人に望まれている感覚の再構築を行う必要があります。そのために必要な訓練を考えることになります。

つまり，ライフステージ全体を視野に入れ，その人が日常生活に戻った際に，自らの保有諸感覚の感覚をどう十分に用いるかが問われます。その「きっかけ」作りが訓練であり，感覚生理学に裏づけされた訓練が sensory awakening 訓練です。そのため，生活の質，すなわち訓練の質が問われます。

3 行為の分析と感覚器

ここで，紅茶を飲むという行為を考えてみましょう。

1）やかんを手に取る。ホーローの重い手触り感，それに比べ，蓋はずいぶんと軽い。水道の蛇口をひねる。キュッという音とともに蛇口が軽やかに回る。水がジャーという音を立てて流れ始める。やかんに水を入れる。はじめは高い音。徐々に水がたまると低い音へと転調していく。蛇口から流れ出る水音とやかんにたまる水の音のコントラスト。水を止める。少し蛇口が固い。

2）蓋をしてガス台に乗せる。手でガスのつまみをひねる。カチャという音と共にボッと火がつく。ボーボーとガスの燃える音。そのうち，水がシュンシュンと音をたてはじめ，やかんの蓋が少しカタカタと調子をとり始める。蓋を開ければ，ボコボコ音を立てながら水泡が踊っている。蓋を閉めるときに水蒸気が掌にあたる。湿っぽくて熱い。ガスを止める。にぎやかな音がゆっくりと落ちていく。

3）紅茶缶の蓋を取る。蓋の開く音。うっすらとブレンドされた葉の匂いが立ち上る。手のひらに少し摘んでみる。乾いたカサカサした触感。ほんの少し葉を口に放り込む。口の中に葉の香りがいっぱいに広がる。手に摘んだ葉をポットに入れる。かすかな音。お湯を注ぐ。水道からやかんに水を入れたあの音感の

逆だ。低い音から高い音へ。
4) 蒸らしている間にカップを温める。カップがゆっくり温まる。手の感覚が温かくなる過程を楽しんでいる。2～3分の待つ時間。紅茶の香りがゆっくりと空間に広がっていく。
5) カップに紅茶を注ぐ。小川のせせらぎのようなかすかな音が漂う。低くてしかし流れるような音。葉の香りが雨上がりのときのように昇り立ってくる。一口飲む。葉を口に放り込んだときとは別の馥郁とした香り。

このように，紅茶を飲むという行為ひとつとっても，実に多くの感覚器を用い，同時多発的な情報を適切に，かつ無意識的に処理しています。

4 訓練における注意点

訓練で心がけていることは，第1にグループダイナミクスの力を用いることです。1つの課題に対し，グループ全員でディスカッションし，気づいたことを自由に表現することから始まります。感じたことをそのままに表現することは非常に難しく，また同じ課題でも，感じ，受け止め，考え，語る（表現する）ことが各自で異なっていたり，同じであったことに気づくことは大切です。そして，すばらしい仲間たちの感性を自分の内にも育てる動機づけができます。

第2に，訓練は日常生活の中で簡単に，しかもその気になればすぐにできるものでなければなりません。リハビリテーションは，ややもすると訓練のための訓練になりがちで，普段の日常生活から少しずれているように思われますので，今すぐに自宅に戻ってもできる内容，方法などを工夫することに努める必要があります。

第3に，楽しみながら感覚のすばらしさに気づくことです。自分のもつ感覚の力を知ることが感覚を研ぎ澄ませる条件ですが，自信を喪失し，苦しんで訓練していると自己の感覚のすばらしさに気づきにくくなります。楽しみながら課題に取り組むと自然な形で気づきやすいのではないかと考えています。できれば，訓練している，されている意識を超えて，「できる ADL」から「している ADL」が重要です。つまり，すぐにでも生活に取り入れられるような提示が望ましいでしょう。

そして，以下のことにも配慮します。
1) 感覚は基本的には相対的なものであり，各個人のレベルによって異なっています。したがって，単純に正しい・間違っているなどの二者択一的な評価には注意すべきです。当然，訓練効果の測定・評価も難しいことを知るべきです。
2) 感覚生理学の現況に絶えず目を配る必要があります。とりわけ，感覚機能に関する論文などは少ないのですが，情報収集は怠らないことです。困ったときには，その分野の専門家に話を聴くだけでも訓練のヒントになることがあります。

3）感覚機能の制約または限界を知りながらも，ときには素人的発想に立ち「あきらめず」にさまざまな提示を心がけます。
4）自分の行っている訓練を過信してはいけません。感覚は，主観的な要素が強く，提供者が見逃した情報であっても他の者がつかんでいることもあります。
5）普段から感覚を味わっておくこと。知識でいくら知っていても課題提供者が納得しないことは提示しません。

5 聴覚訓練

1 訓練開始にあたって

聴覚について特に問題のある場合は，オーディオグラムをとります。

左右の聴力差が10デシベル以上の場合，補聴器の装用も検討課題とします。もちろん，デシベルのみが問題なのではありません。どの周波数が音として取りにくいのか，低音域，中音域，高音域のいずれの部分が問題なのかを把握しておくことも，訓練にあたっては重要です。このことは，生活環境の中で使える音と使えない音を明確に提供できるからです。

聴覚障害には，音響エネルギーを伝える伝音系障害，エネルギー変換をして神経信号として伝える感音系障害，その両方にまたがった混合系障害があります。最近の人工内耳の進歩は画期的ですが，その後のリハビリテーションが鍵を握っていることは周知の事実です。無論補聴器装用も今なお大切で，伝音系障害の方が効果的です。なお，両耳が難聴の場合は，両耳装用を考えるべきです。

また，片耳が完全に失聴している場合は，音源定位ができない事実も知っておくことはいうまでもありません。しかし，学習によってある程度音源定位できる人もいます。

したがって，訓練を開始する前には，①診断書のチェックと分析，②本人の主訴，内省報告，③課題提供者の普段のまたは訓練時間の際の観察が必要で，言い換えれば，音のインテークを適切に行うことが大切です。

2 訓練の実際

・ステップ1
　a．聞こえた音をすべて書き出す
　b．それらの音を分類する
　c．音を方向，距離，大きさにて配置する
・ステップ2
　a．自分の前を通過する音，通過しても止まっている音，一緒に動く音の探索
　b．動いている音に意識を集中する
　c．街角に出て音の動きを耳で追う

           d．連続音を探し出す
           e．BGM の音が混じり合っている場所の探検
           f．静かな店，騒がしい店の発見
           g．特定の音に集中する
   ・ステップ 3
           a．音聴き歩き：一番大きな音は，小さな音は
           b．盲卓球台での音聴き
           c．聞こえた音から環境を推測する
           d．言葉による環境全体のイメージと実際の確認．
           e．面白い音のスクラップ
           f．サウンドオリエンテーリング

[参考図書]

R．マリー・シェーファー：サウンド・エデュケーション，春秋社．東京，1992．

6 触感覚訓練

1 訓練開始にあたって

　触感覚については，身体の 2 点弁別閾についてのデータが参考になります。皮膚の触覚受容器の密度（感覚受容器のメルケン小体とルフィニ小体の分布密度）は，2 点分離，空間的閾値検査によって明らかにできます。より敏感な部位では，触覚計の 2 点を狭めても，さらにまた 2 つと感じますが，例えば，示指の先は 2.5 mm しか離れていなくても 2 点と感じられます。成人の指腹部での 2 点弁別閾の正常値は 3～6 mm，手のひらは 7～9 mm で，12 mm 以内であれば手がその機能を果たすのに十分だとされています。ちなみに，背中の 2 点弁別閾は 70 mm です。したがって，視覚障害者の触感覚訓練の実施にあたっては，手指の 2 点弁別閾を重視し，手の機能を十分に引き出すようにすることが大切で，訓練効果を図る上でも，できるだけ手指の感覚生理的な検査を実施することが必要です。もちろん，体性感覚野や運動性感覚野の手指の大脳皮質に占める割合が大きく，触感覚の利用の仕方，特に，母指，中指，示指を十分に使わせる訓練がおもになることは容易に推測できます。

　さて，手指の触感覚は物に触れることに基づいた感覚で，体感的なものです。触感覚には，①一度触れたものを記憶し物理的接触を保つことのできる知覚機能，②指の対向により，摘む，つかむ，握るなどの運動機能，③巧緻運動と呼ばれる細かい複合動作も可能という特徴もあります。また，運動機能と知覚機能を同時に働かせながら，知覚情報を巧みに運動へ反映させるという特徴もあります。

　この知覚と運動のバランスのとれた動きは，さまざまな手の用い方によって獲

得されたもので，その背景には，深部の関節の位置，筋の緊張などに関する情報が中枢神経に伝えられ，巧妙なフィードバック機構があるからです。皮膚感覚から生じる知覚は表在知覚と呼ばれ，触覚，圧覚，痛覚，温覚，冷覚があります。

また，訓練開始にあたっては，糖尿病，腎臓病，ベーチェット病の訓練生の中に，末梢神経系障害や高齢による指の角質が肥大し，感覚が鈍くなっている事例もあり，1人ひとりの状態を見極めることが必要です。

2 訓練の実際

訓練課題のみをここではあげておきますので，詳細な方法は他を参考にしてください。

- ステップ1
    - a．いろいろな紙を触る
    - b．いろいろな布を触る
    - c．いろいろな葉を触る
    - d．いろいろな花を触る
- ステップ2
    - a．日常生活用具，コップ，紙製品，陶器，磁器，プラスチック製品などを触る
    - b．熱い湯や冷水を各種の容器に入れて触る
    - c．日常生活用品の形，構造や素材を説明する
    - d．足の裏で感じる：床，板張り，コンクリート，タイル，じゅうたん
- ステップ3
    - a．間違い探しゲーム：点字，触図（円，三角，四角），立体コピー，ペグボード盤，視覚障害者用囲碁盤にて五目並べ
    - b．折り紙，レゴブロック
- ステップ4
    - a．街に出る
    - b．触感をスクラップする

7 嗅覚訓練

1 訓練開始にあたって

においとして感じるためには，におい分子が揮発性であることが条件で，かつ，常温で気化し，鼻孔の上部ににおいが到達し，においの成分が粘液に溶け込み嗅覚の受容細胞を刺激します。

嗅覚の受容細胞は，空気中に漂う数千もの異なる化合物を検知し，判別できるといわれ，ヒトの嗅覚は味覚より1万倍感度が高いともいわれています。

嗅覚訓練については，①危険警報システムとしての嗅覚，②感情・情緒を伴っ

た記憶としての嗅覚という側面から，ほんのわずかな嗅覚訓練を考えているにすぎません。

したがって，訓練と呼べるものではありません。少なくとも，「におい」に興味・関心を抱いてもらう一助としてのプログラムを考えています。

なお，頭部外傷，呼吸器上部の疾患，鼻腔内のポリープ，ホルモンの変調，歯槽膿漏，咽頭切除術，毒性薬物の長期吸引，高齢などにより，においの感度が低下するので，このことも知った上で「におい」の紹介を進めることが，大切です。

2 訓練の実際

- ステップ1
    - a．草や木のにおいを嗅ぐ
    - b．紅茶の葉のにおいを嗅ぐ
    - c．お香のにおいを嗅ぐ
- ステップ2
    - a．部屋のにおいを嗅ぐ
    - b．言葉による環境全体イメージと実際の確認

8 味覚訓練

1 訓練開始にあたって

味覚は，口腔，特に舌の上にある味蕾によって感じますが，口腔は鼻腔につながっているので，「におい」物質は鼻の嗅覚受容器にも広がります。口や舌の粘膜には，触覚，圧覚，痛覚，温覚，冷覚があり，これらが刺激されて味覚が生じます。しかし味を感じることは他の感覚器官と協働し，複雑な要素があります。味覚訓練についてもごくわずか行っているにすぎませんが，味覚に興味・関心をもつ一助としてのプログラムです。

なお，頭部外傷，内分泌疾患，肝不全，糖尿病，腎尿路感染症，舌および口腔内病変，高齢などにより，味覚の低下があることも知っておく必要があります。

2 訓練の実際

- ステップ1
    - a．干しブドウを味わう
    - b．生野菜を味わう
- ステップ2
    - a．牛乳を味わう
    - b．コーヒーを味わう

D 照明法

　視覚障害者の中で，暗さを主訴とする人には，照明が必要です。特に手もとの明るさを求めることが多いようです。視力が 0.05 ぐらいでは，手持ち式拡大鏡（ルーペ）も高倍率のものを処方しなければなりません。しかし見たいものにルーペを近づけるので，自分の頭が影になり照明を妨げてしまいます。そこで手もとを明るくするために電気スタンドや，ルーペにライトの付いたものを使います。日常生活である程度の手もとの明るさを保証してあげたいとき，以下のことに注意します。

　部屋全体が暗くて，手もとだけ明るいと目が疲れるので，天井からの明るさを考えながら手もとの明るさを足すことが必要になります。理論的には，手もとの光に対して天井の光の明るさが3分の1以内に収まるようにしなければなりません。つまり，手もとが 900 lux あるときには，天井の明るさは 300 lux 以上なければならないということです。それ以下ですと見え方も悪くなりますし，眼精疲労にもつながります。

　新聞を読む場合など，明るさを確保するために昼間なら南窓を背にして，背後からの光を紙面に当てることで楽にものが読めるということがあります。このように，本人の日常生活場面における自然光もうまく使うことも必要です。

　また，網膜色素変性症や緑内障の視野狭窄例では，「暗くなると歩けない」「足がすくむ」という訴えがあります。このようなとき，クローゼットを開ければライトがつくとか，調理をするときには，流しの手もとを照らす所にライトをもってくるというような工夫で，日常生活が楽になります。トイレについても，レバーやトイレットペーパーの所にピンスポット的に光を当てるようにすれば，位置がわかりやすくなります。また，枕もとに少し明るい懐中電灯を置いておいて，必要に応じ照らすようにすれば，怖いことはなくなります。

　照明法というのは，日常生活のさまざまな場面でうまく使えば非常に役に立ちますので，特に「暗がりに行くと足がすくむ」とか，「歩けない」といった訴えをもつ人は，照明を工夫することで，よりよい生活をすることが可能です。

　最近は各メーカーでも，見やすく，目にやさしい照明器具や電球に注目しており，自分に合ったものを探し出すのも楽しみの1つです。ぜひショールームに足を運びましょう。照明に関しては，第6章 C「学童期のロービジョンケア」，H「高齢者のロービジョンケア」の項を参照してください。

E まぶしさの防御法

　視覚障害のある人は，まぶしさもしくは暗さを訴えることが多く，特に視力障

害者の 8 割程度の人が，まぶしさを主訴として相談に来られます。

　通常ですと，10 万 lux になっても，よほど反射が強くなければまぶしさを訴えませんが，視覚障害者の多くは，2,000 lux を超えるとまぶしさを訴えるのです。

　訴えとして，「白けて見える」「はっきりしない」「まぶしくて目が開けていられないので歩けない」などがでてきます。まぶしさを遮光眼鏡によってカットし，コントラストを変えます。症状が進んでくると，室内の 1,000 lux 以下の光でもまぶしいと訴えますので，その場合には，屋内用，屋外用の遮光眼鏡の使用が考えられます。また水面や窓ガラスに光が当たってぎらつくことを抑える働きをする偏光レンズや，カラーコンタクトレンズを付けることによってまぶしさをカットすることもできます。

　野球帽や日傘を使用することによっても，まぶしさをカットすることができます。その人のまぶしさを感じるレベルがどの程度なのか，言い換えれば，何 lux からまぶしさを感じるかによって，遮光レンズにするか，偏光レンズにするか，あるいはそれらを組み合わせるかというようなことを考えることで，かなりの部分でまぶしさを防ぐことができます。

　気をつけなければならないのは，まぶしさに目を細めた状態で遮光眼鏡をかけると，コントラストがはっきりするので，まぶしさが助長されたような錯覚をすることがあることです。このような場合，「コントラストははっきりしましたか？」と質問し，「はっきりした」と言うなら，実はまぶしさは取れているというケースがあります。さらにこういった主訴をもつ人が，サングラスの濃いものをかけて全体が暗くなっている状態を，「楽だ」としている場合があるので注意を要します。

　また，眼疾患としての問題というよりも，加齢とともに角膜や水晶体，硝子体が濁ることが原因で，光が眼内で乱反射することがあります。そのために，まぶしさや白け感がでてきますが，この場合も遮光眼鏡などで入ってくる光を調整してあげることができれば，かなりのまぶしさは取り去ることができます。なお，俗にいう UV カットの眼鏡と，遮光眼鏡とは違うものです。遮光眼鏡については，第 3 章 C「遮光眼鏡」の項，第 6 章 B-1-4「羞明（まぶしさ）の軽減」の項や，同 H-1-5「まぶしさを強く感じる」の項も参照してください。

F　視覚障害者とコンピュータ

　小さな文字や込み入った図表のある文書，例えば，新聞や手紙などは，視覚障害のある人にとってアクセスが困難です。文字や図表などを拡大したり，音声化や点字化をしたりしなければならず，スムーズなコミュニケーションが困難になり，文化・情報面で多くの制限や制約を受けてきました。しかし，インターネ

トやメールなどの電子化された情報が普及したことにより，コンピュータを用いた拡大や音声化・点字化などの支援が容易になりつつあります。また，画面拡大ソフトウェアや画面音声化・点字化ソフトウェア（スクリーンリーダ）の登場により，視覚障害のある人が直接，情報にアクセスできる可能性も広がりつつあります。通信販売や行政サービスの電子化も進みつつあり，コンピュータを上手に使いこなせば，視覚障害によるバリアを軽減することができます。ただし，視覚障害のある人がコンピュータを活用するためには，文字や画面などを見やすくする方法や音声や点字で表示させる方法を知らなければなりません。

なお，コンピュータの進歩は非常に早いので，ここでは，概略のみを示します。具体的な製品に関する情報は，視覚障害者パソコンアシストネットワーク SPAN（http://www.span.jp），東京都障害者 IT 地域支援センター（http://www.tokyo-itcenter.com/600setubi/tenji-soft-10.html）等をご覧ください。また，最近，注目されているタブレット端末やスマートフォンの情報は，氏間和仁研究室（http://home.hiroshima-u.ac.jp/ujima/src/research08.html），株式会社 Studio Gift Hands（http://www.gifthands.jp/lowvision/）等をご覧ください。

1 表示を見やすくする方法

1 解像度を変更して見やすくする方法

画面の解像度を下げると，画面全体が拡大できます。解像度の変更はウインドウズ OS（以下，Win）の場合は「画面のプロパティ」を，マッキントッシュ OS（以下，Mac）の場合は「システム環境設定」の「ディスプレイ」を選択すると設定できます。

2 標準のアクセシビリティ機能

Win にも，Mac にも，iOS にも障害者のアクセシビリティを考慮した機能が標準装備されています。Win の場合は「ユーザ補助機能」（図 4-7），Mac の場合は「ユニバーサルアクセス」（図 4-8）と呼ばれています。画面の文字やアイコンの大きさ，色（白黒反転もできます），マウスポインタの見やすさ，スライドバーなどのエレメントの大きさなどが変更できます。Win の場合には「拡大鏡」という虫眼鏡のような働きをする拡大ソフトや「ナレーター」という画面情報を読み上げるソフトも付属しています。拡大倍率は 16 倍までですが，拡大画面（レンズ）の大きさを変えたり，一瞬で白黒反転をしたりできるようになっています。Mac の場合には，ユニバーサルアクセスに最大 20 倍のズーム機能があり，さらに，最新版には，「ボイスオーバー」と呼ばれているスクリーンリーダ機能も標準装備されています。そのため，画面を拡大させながら，音声で読み上げることも可能です。

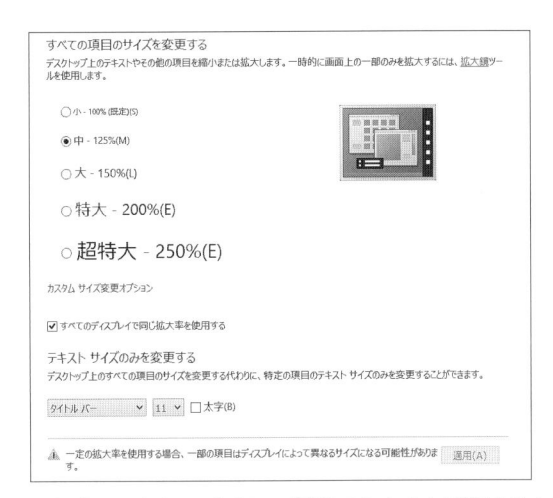

F. 視覚障害者とコンピュータ　　151

図 4-7　ウインドウズのアクセシビリティ機能で大きさを変更するための設定画面

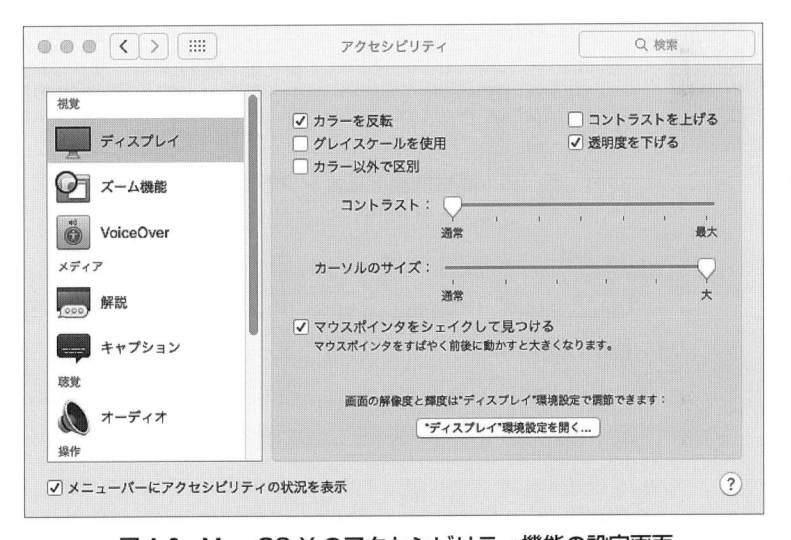

図 4-8　Mac OS X のアクセシビリティ機能の設定画面
　　　　注：本図ではカラーを白黒で表示してある。

3 高機能画面拡大ソフトウェア

　OS に標準で付属している画面拡大機能では物足りない方のためには，専用の画面拡大ソフトもあります。画面の拡大方法，色やポインタ等の強調機能等が充実しています（図 4-9）。

4 読書用ブラウザ

　電子化の普及に伴い，印刷物ではなく，パソコンやタブレット端末を使って読書をするためのブラウジングソフトも出てきています。例えば，株式会社ボイジャーの「T-Time」(http://www.voyager.co.jp/T-Time/index.html) や

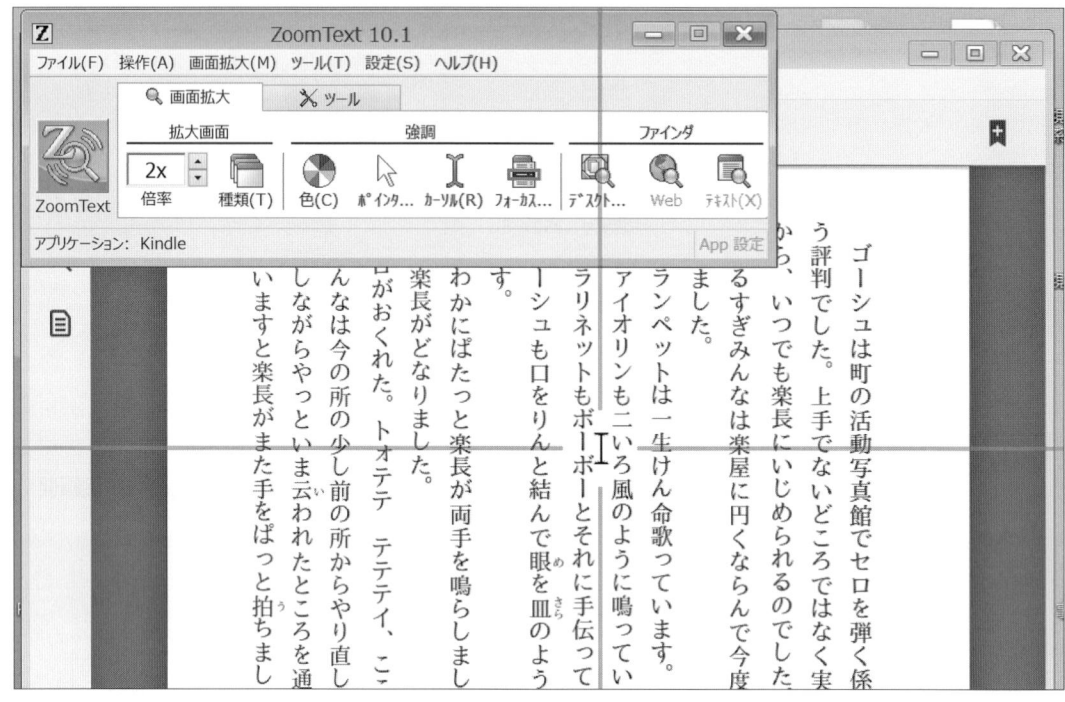

図 4-9　高機能画面拡大ソフトウェア（ZoomText）
注：本図ではカラーを白黒で表示してある。

UD ブラウザ（https://itunes.apple.com/jp/app/id986238350）などです。これらの読書用ソフトは，情報の表示機能に重点がおいてあり，文字サイズやフォントの変更はもちろんのこと，行間隔，文字間隔，段組みが変更できます。また，縦書きへの対応，ルビ，そして，付箋の機能もあり，ロービジョンのユーザには便利です。

5 表示の見やすいキーボード

通常のキーボードの表示は文字が小さかったり，コントラストが低かったりするため，ロービジョンの人にとって見にくいことが多いように思います。このような場合に便利なのが，文字サイズや配色をくふうした「目にやさしいキーボード」（http://iwatadesign.com/）などです。

2　音声や点字の併用

いくら画面を見やすくしても，長時間作業をすると疲れます。そのような場合には，音声や点字を併用するのが有効です。

1 画面音声化・点字化ソフト（スクリーンリーダ）

画面に表示される文字やアイコンなどの情報を音声や点字ピンディスプレイに

出力するためのソフトウェアです。漢字を特定するために用例などで読み上げたり，リンクなどの特別な情報を声の高さなどを変化させて読み上げたりする機能などがあり，音声や点字で画面の情報にアクセスできます。また，スクリーンリーダには，マウスを使わずに，キーボードだけでコンピュータを操作できるナビゲーション機能なども搭載されています。なお，スクリーンリーダがあれば，キー入力を音声化することができるため，タッチタイピング（手元を見ないでキーボードから入力する方式）を覚えるのにも便利です。

2 点字ピンディスプレイ

画面に表示される文字情報を点字ピンディスプレイという，小さなピンを電気的にコントロールして点字の凸点を表示する装置に出力することができます。紙のいらない点字という意味で，ペーパー・レス・ブレイルと呼ばれることもあります。なお，点字ピンディスプレイに点字を表示するためには，表示用のソフトが必要です。前述したスクリーンリーダの中には，点字ディスプレイにも対応しているものがありますので，音声を聞きながら，点字でも確認できるわけです（図 4-10）。

3 ホームページを音声で聞く（音声ブラウザ）

ホームページは今や電話帳やテレビよりも便利な情報源です。このホームページを音声で確認しながら，キーボードだけで操作できるのが音声ブラウザです。スクリーンリーダでもある程度，ホームページを読み上げることは可能ですが，音声ブラウザには，ホームページの読み上げをより便利にする機能が豊富に揃っています。

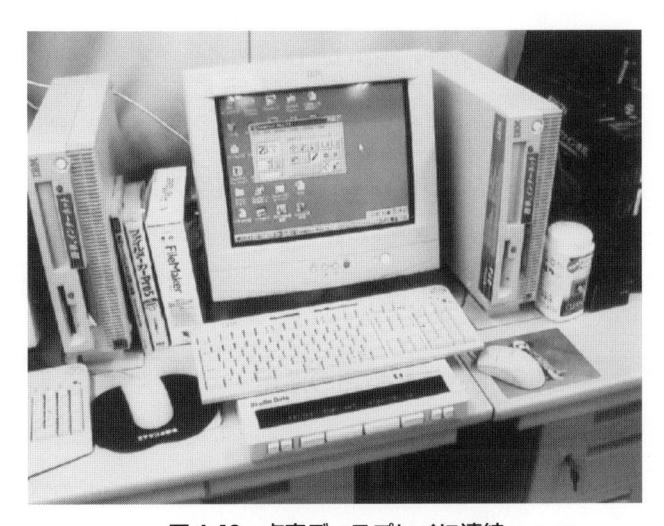

図 4-10　点字ディスプレイに連結

4 点字で印刷する（点字プリンタ）

点字プリンタは点字を紙に印字する装置です。点字プリンタの種類によっては，点図を作成するためのグラフィック・モード（点字の点を使って図を印字する機能）をもっているものもあります（点図データをデータベース化して，利用できるようにした「点図図書館」サイトもあります）。また，日本の点字は諸外国と比較すると，点と点の間隔（点間）や文字と文字との間隔（マス間）が狭く設計されています。点字プリンタを選択する際には，この点字のサイズも注意する必要があります。

3 マウスやキー入力の操作に関するアクセシビリティ

ロービジョンの人にとって，マウスの操作は容易ではありません。前述したようにマウスを見やすくする機能はありますが，見失ってしまったり，間違ってクリックをしてしまうことも少なくありません。ここではマウスを使わないでコンピュータを操作する方法を紹介します。

1 キーボード・ショートカット

Win や Mac には一連のポインタ操作をキーボード操作でショートカットできる機能があります。また，新たなショートカットを登録することも可能です。これらのショートカット機能を活用すれば，マウスを使わなくても，ソフトの操作ができます。なお，音声や拡大表示を行う視覚障害ユーザ用のソフトでは，テンキーに特定のナビゲーション機能をもたせることで，操作性を向上させているソフトもあります。

2 スクリプトによる操作

キーボード・ショートカットによる操作の限界を補うのが，スクリプト言語です。スクリプト言語は，DOS のバッチ機能を強化したようなもので，複雑な手順の操作もまとめて実行できます。

3 点字タイプライタ方式による文字入力

点字のタイプに慣れたユーザは，文字入力の際に，点字タイプライタの入力方式を好む場合があります。そのような場合，通常のキーボードから点字入力を行えるようにするドライバ・ソフトが活用できます。

4 電子化された情報の活用

1 電子メディア

最近では，CD，DVD，インターネットなどの電子メディアで本（情報）が供給される場合が増えてきました。電子出版も増えており，小説だけでなく，各種

辞書類，地図などがあります。これら電子化された書籍は，上述のスクリーンリーダや画面拡大ユーティリティで拡大表示したり，音声や点字にしたりすることが可能です。

2 インターネットは電子化された情報の宝庫

印刷された情報は，視覚障害のある人にとってアクセスしにくいものが少なくありません。これに対して，電子化された情報は各自が自分の見え方に応じて加工することが可能です。電子化された情報は，青空文庫（http://www.aozora.gr.jp/），光文社（http://www3.kobunsha.com/kappa/），Barnes & Noble（http://www.barnesandnoble.com/），電子書店パピレス（http://www.papy.co.jp/），HONYA（http://www.honya.co.jp/index.shtml）などで入手することが可能です。例えば，青空文庫は，著作権が切れた作家の作品をボランティアが電子化し，インターネットなどで公開しているものであり，文学作品などを無料で楽しむことができます。

3 電子化されていないメディアへのアクセス

電子化されていないメディアへのアクセス方法としては，OCR（光学的文字認識装置）が有効です。スキャナーで取り込んだ文章をテキストファイルにしたり，拡大表示や音声化したりすることが可能です。

［参考図書］

1) ジョゼフ・ラザーロ（安村通晃監訳）：アダプティブテクノロジー―コンピュータによる障害者支援技術，慶應義塾大学出版会．2002．
2) 北山恵美子（著）：見えにくい人の初めてのパソコン―買い方・使い方入門，大活字．2001．
3) 小松聰子・増山由紀子・池田久仁子（編）：見えにくい子どものための情報ハンドブック，大活字．2000．
4) 氏間和仁（著）：弱視教育におけるタブレットPCの活用と基本的な考え方と活用事例．弱視教育，52（3），21-33，2014．
5) 三宅琢・野田知子・柏瀬光寿・後藤浩（著）：多機能電子端末（iPad 2）のロービジョンエイドとしての有用性，眼科臨床，66（9），831-836，2012．

第5章 視覚障害者の日常生活援助

　視覚障害者も，日常生活を営んでいることをもう一度思い出しましょう。
　病院外来にいる視覚障害者は，患者として扱われ，障害者としての配慮が十分でない場合が多々あります。1人で歩けず，家族とともに来院されている場合が多いのです。このような方に防御姿勢や誘導の基本型を教えてあげればどんなに心が和むでしょう（図5-1）。基本は，①誘導者は斜め半歩前に立ち，患者さんは誘導者の肘のすぐ上を握る。②肘をつかんでいる腕の肘は体側につける（肘は約90°屈曲）。③体の向きは平行で，肩と肩を結ぶ線は直角になるようにします。患者さんがあなたの腕をそっと握っていれば，あなたは信頼を得ています。
　この章にはその他多くの生活面の援助が書かれていますので，試みましょう。きっと喜びと，感謝の笑顔に出会えます。

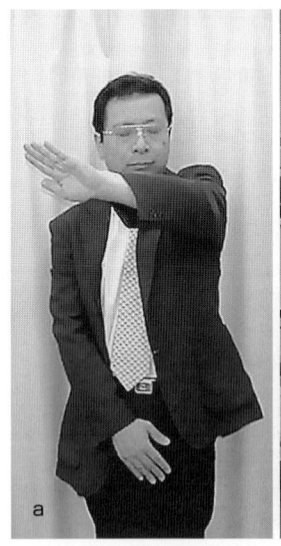

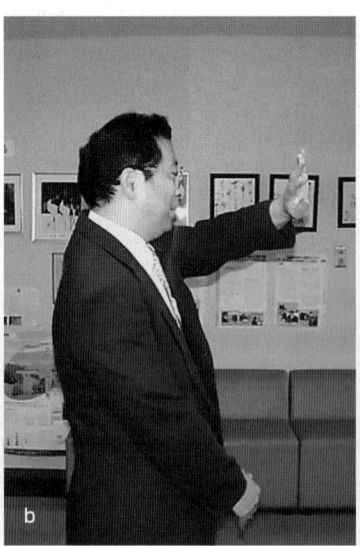

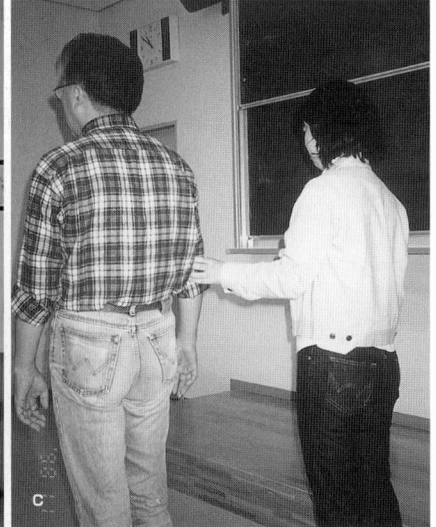

図5-1　防御姿勢（a, b）誘導の基本型（c）

A 歩行の訓練と援助の基本

1 歩行の訓練と援助の基本

　視覚障害者約600人に「困っていること」の実態調査をしたところ，移動の問題が一番大きいことがわかりました。視覚障害者にとって歩行は最も重要な問題といえます。QOLの面からいっても日常生活の中で歩くことは非常に大きな意味をもっています。

　歩行訓練で，健常者と同じように室内での移動，散歩，買い物，レクリェーションができれば，他の問題が解決しなくても元気になっていきます。視覚障害者は，眼の使い方や眼球運動，さらに白杖を使うことによって楽に歩けますし，夜間も歩行訓練によって歩くことが可能です。網膜色素変性症の人も眼の使い方と白杖操作をきちんと学ぶことで，夜間の歩行が可能となり，会食や観劇などもできるようになります。夜になると怖いと制限されていた活動や生活圏が広がっていきます。視覚障害者にとっての歩行はQOLの面からも重要です。

2 歩行訓練の実際

　視覚障害者の見え方はさまざまで，昼間，薄暮，夜間や室内・屋外などの状況での歩行訓練を考えます。単独歩行が可能になるまで，全盲者だと120時間ぐらいの訓練が必要ですが，ロービジョン者ではさまざまな状況に対応できるようになるには150時間程度かかります。しかし保有視覚の状況によっては，50時間程度ですむ場合もあり，室内と屋外，昼間の屋外訓練や夜間訓練など，具体的にプログラムを立てて行えば訓練後には，自由にどこへでも行けるようになります。

　注意しなければならないのは，ロービジョン者は，自分の眼を過信して歩こうとするので，危ない場面に遭遇しやすいことです。例えば，道路歩行では交差点での道路横断で信号機をきちんと確認していません。眼がかなり悪くなっても，自分が見たものがすべてだと思う傾向が強いので，白杖にものが当たったとしても，それよりも自分の眼で見えるものを信じてしまいます。これが危険を誘発します。

1 白杖の操作

　視力0.3，視野狭窄が半径10°程度のロービジョン者に対しては，本人が歩行する上で困難さ，もしくは不安に感じている環境に限って白杖の使用を勧めます。例えば，段差や階段，溝などの落ち込みや，出っ張りの部分に対しての白杖操作を指導します。白杖をもつことは心理的抵抗が強い場合，折りたたみ式の白杖や傘などで代行してもよいことを話します。

視野狭窄が半径10°以下でなおかつ視力が0.1以下の保有視覚が悪い場合，歩行はかなり大変です。その場合は，白杖を常時使うように本人に勧めます。導入にあたっては，白杖を用いることで保有視覚を十分に活用できることを納得してもらった上で始めます。つまり，白杖を用いることで，足もとの情報はすべて杖で確認できること，杖先に何かが当たった場合に眼で確認すればよいことを示し，杖に何かひっかかったら立ち止まることを原則とします。それ以外は杖を振り，eye movementしながら道路の特徴を確認します。こうして目的地に行くことの楽さを実感することで，白杖を持つことができるようになります。無論，視覚障害の程度に応じて歩行訓練の内容は変わってくるのは当然です。

2 夜間の歩行訓練

薄暮や夜になったら歩けないと思っているロービジョン者が非常に多いのが現実です。特に，薄暮のときは，錐体と杆体が平衡状態となり，健常者でも非常に歩きにくく，ましてロービジョン者では足が止まってしまうことがままあります。しかも，夜間は足下の情報が取りにくいだけでなく，さまざまな光に意味づけができず，夜間歩行をあきらめてしまっている人がとても多いようです。しかし，街灯の明かり，車のテールランプ，自販機などの明かりを目印にし，足もとの不安をなくすと，昼間の「白けて」まぶしくて見づらい環境よりも情報を絞り込むことができるので楽に歩けます。またロービジョン者用の明るい懐中電灯もあります。

このようにすれば，夜間でも歩けるのに，歩けない状態を視覚障害者自らが作っていることに気づくことが大切です。

夜間歩行訓練で，アイマスクをして訓練する指導者がいますが，これには反対です。「将来見えなくなる可能性があるからアイマスクが必要だよ」とか，「夜間も見づらいわけだからアイマスクを体験する必要がある」というのは，ロービジョン者の見たいという心に対する配慮に欠ける場合もあります。しかも，ロービジョン者には，夜間のさまざまな光を利用できますし，音も手がかりになります。まずは，自分の眼で「ああ，これが使える」というふうに実感することが大事です。

3 雨天，積雪のある所での歩行

歩行訓練では，天候の問題が無視されがちです。雨が降った後や雨が降っているときは路面が濡れ，そこに街灯があると，歩道や車道が1本の白い道に見えて，他の部分と区別がつき歩きやすくなることがあります。しかし，雨音が大きい場合は，音が取りづらくなることもあります。安全かつ効率的に歩行するためには，場面場面でどの感覚を優位に用いるかが大切です。雨天時の歩行では，透明のビニール傘を用いると，多少クリアさは欠けますが目の前の情報を取りやすくなり，

ビニール傘は役に立つ道具の1つです。

　また，雪が降ると雪明かりで路面の雪が反射します。昼間は，その路面からの反射光によりまぶしさが強くなりますので，冬季用の遮光眼鏡などが必要です。しかし，夜間になりますと，同じ雪が街灯の光を受けて1本の白い道がつながり，実は歩きやすくなったりします。このように歩行は天候に応じて考えていかなければなりません。

4 盲導犬と白杖の使用

　盲導犬はかつて，全盲者に限って貸与されていました。盲導犬育成の初期のころは，視覚障害者自身が，自分で見た状況を信じてしまい，盲導犬が「危ないよ」と止まっているにもかかわらず「行け」と言ってしまい，転落するという事故などが多発しました。

　最近は，盲導犬から与えられた情報をきちんと扱えるように指導され，ロービジョン者にも貸与されるようになりました。しかし視覚障害者にとっての基本は，白杖をきちんと操作できることです。

3　指導する側の留意点

　訓練は何よりも「安全」を重視します。「歩けたらいい」ということではなく，安全，確実に目的地に行けるということが大切です。また，安全に行きたいところに行けるとしても，普通の人の5倍も6倍も時間がかかって行けても意味がありませんので，効率性も大切に考えます。ただし，高齢者などで，自分で，住んでいる近くをゆっくり歩きたいという場合は，この限りではありません。

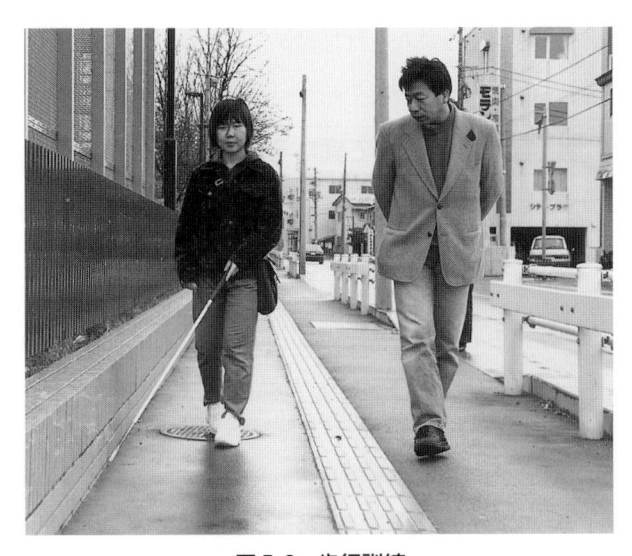

図 5-2　歩行訓練

また，迷っているような歩き方に見えてしまったり，「どこに行きたいのですか」と急に声をかけられると，視覚障害者自身が位置がわからなくなることがあります。本人は，一生懸命頭の中で「ここまで確認できた。次は……」「そろそろ手がかりがあるはずなんだけど」と思っていて，急に声をかけられたことですべてが飛んでしまうことがあります。それゆえ，美しい姿勢できちんと確実に歩くことが大切です（図5-2）。

4 歩行訓練に積極的にならない人への働きかけ

視覚障害者の中には，不安や自信のなさ，あきらめなどから歩行訓練に積極的にならない人がいます。視覚障害者の日常生活訓練全般にいえることですが，本人は，「このままの人生で終わりたくない」と思っておられます。しかし，簡単なこともできないことが多く，もどかしく，腹立たしくても日常生活の建て直しをあきらめている人が多いのです。このようなときには，一番最初に本人の思いのたけを十分に時間をかけて聴き，まずは本人の心を受け止めることが必要です。

その上で，信頼関係ができたところで「本当にそのまま終わってしまっていいの？　もう一度輝きたいと思わないの？」などの問いかけを，折々にします。そうすると「このままでは終わりたくない」と思われている方が多いので，多くの場合「どうすればいい？」と聞いてこられます。そのときに移動の問題で困っているなら，「歩けることで，自由にいろいろなところに行けますよ」「会いたい方と会うことができます」「行きつけの喫茶店に自分の好きなときに行けるよね」「いままで人に頼んでいたことを頼まずにすむということは，精神的に楽だよね」と動機づけをします。

そして，実際に手引きをし，歩行してみます。そこで本人が「思ったより怖いことじゃないんだ」「怖いけれど歩けそうだ」と思いながら，さらに「きちんと歩けるようになれば世界が変わるかもしれない」と考えるきっかけづくりをしていくことが大切です。

5 見え方によって異なる指導法

視覚障害者の見え方の違いにより，指導方法を考えなければなりません。例えば，求心性狭窄の人は，遠くに視点がある場合には，ある程度視覚情報は入ってきますが，近くに視点が移動した場合には，近づくにつれ，その対象物が大きくなりすぎてわからなくなる，あるいは小さなものだと視野から消えてしまいます。

視野狭窄半径5°とした場合，6m先では直径1mの円の内側が，60cmだと10cmの円の内側しか見えないのです。このため歩きにくく，非常に困難な状況に戸惑ってしまったり苦しんだりされています。周辺の視野が残っている人は，歩くには歩けますが，本当に確認したいときに中心の視力のいいところでものが見えませんから，「あれっ，本当なんだろうか？」という不安に陥ります。中心

暗点直径10°があった場合，6m先では直径1mの円の内側が，60cmだと10cmの円の内側が見えません。ですから，遠くから何人かの人が並んで歩いて来た場合，真ん中の人がいなくて，近づくにつれ見えてきます。

このような見え方を理解した上で指導していくことがとても大切で，偏心視訓練やeye movement訓練が役立ちます。

B 食事の訓練と援助の基本

1 食事の訓練と援助の基本

　視覚障害者の方の中には見えないことで，「みんなと一緒に食事をするのはイヤ」という人がいます。これは，「ご飯をきちんと食べられない。飯粒をたくさん残してしまう」「こぼすのを見られるのがイヤだ」などの理由からです。このような場合，食卓の上の位置関係を示したり，ちょっとしたくふうの仕方を教えることで，視覚障害者も食事を楽しむことができます。

　視覚障害者の食事摂取は，どの段階で失明したか，その際，どういうふうにかかわったかによって介助の必要性が違ってきます。例えば，視力が0.02の人，または視野狭窄半径10°の視覚障害者でも，幼いころからの視覚障害者と中途障害者とでは全く違います。最近失明した場合，食卓の位置関係さえわかれば食事は容易にできますが，幼いころから自分で食べる訓練や経験をしてこなければ食事は難しく，介助が必要な場合もあります。

　しかし，視覚障害者でもさまざまな感覚を使い訓練することによって，食事は普通にできるようになります。コントラストやその人の視覚，触覚，運動感覚をうまく利用できれば，さらに上手に食事をすることができます。例えば，箸が食べ物まで届いてつかむことはできるが，口にもっていくことが難しい場合，眼を使わず，筋運動感覚，位置感覚の訓練で，口にもっていくほうがスムーズに口に入ります。周辺視野，かなり下方視に視野が残っていれば，つかんでから直近までもってくることができますから，諸感覚で口元にもってくることができ，食べ物を落とすことは少なくてすみます。

　うまく口まで運ぶ訓練の第一歩は，寿司を手で食べることです。手で口までもってこられたら，次に箸で試みます。このように少しずつ自信をつけるようにします。寿司の次はラーメンを食べます。ラーメンは，少しずつ取って口に運べばいいわけですから，比較的簡単です。こうして日常生活の中でも「これはできる，これもできる」と健常者と変わらず楽しく食事ができるようになっていきます。

　視覚障害者は当然，食べ物をこぼすことがあります。それを「こぼしたら駄目！」などと注意するのではなく，「こぼさないようにするには手を添えたらい

いよ」などと，プラス方向へのアドバイスをしながら訓練をしていくことで，自信が深まります。

2 食卓につく

食事の場所には，座卓と，テーブル・椅子の場合がありますが，基本的に座卓，テーブルを問わず，自分が座る位置を決めておくと便利です。どのような視力障害者や視野障害者であっても，食卓の決められた場所に近づく際の注意は必要ですが，特別な工夫をする必要はありません。普通はテーブルや椅子の色は茶色や黒といったシックなものが多く，見分けにくいので，椅子の色を変えコントラストをつければ食卓につきやすくなります。

3 ランチョンマットでコントラスト

テーブルの色と食器の色が同じであったり，調味料の位置がわかりづらいと，手が先に出て食器や調味料を倒してしまいます。できれば食卓には本人専用の認識しやすいコントラストのあるランチョンマットを準備することも必要です（**カラー口絵，図5参照**）。また，料理の盛り付けは，食器の色にも気を配ります。例えば，青地の食器であれば緑のものを入れるとか，黄色いものを入れるとか，皿と料理にコントラストをつけます。ご飯茶碗でも内側に色のあるものや，全体に黒いうわぐすりが塗ってあるものであれば，茶碗にご飯粒が残っているかどうかわかりやすくなります。

4 位置：クロックポジション

食器を準備するときは，視野や視力に応じて見やすい環境を作ることが必要です。求心性狭窄の人には，少し手前に置くか，少し離して置いてあげると，食卓の上で自分の見えている範囲がわかります。視野に入っていると存在しますが，視野に入らないものは，たとえ横にあっても視覚障害者にとっては存在しないのと同じことです。

極端に視力が弱く，視野も狭い場合には，全盲の人と同じようにクロックポジション（時計）が有効です。"5時の方向にご飯，7時の方向に味噌汁，お茶は3時の所に置いてある，主菜12時の所"という配置を決め，口頭で説明します。さらに手を当てて位置関係を教えてあげれば，楽に食べられます。ただ，会席でのお膳のように3列とか4列に並んでいると，クロックポジションでは対応できません。そのときには，身体の手前から，右から順に配置を説明し2列目は，3列目は……とイメージしやすいように説明します。

5 調味料，香辛料

食事の場合，難しいのは嗜好の違いがあることです。刺身にわさびをたっぷり

つけたほうがいいという人もいれば，ちょっとだけという人もいます。その"ちょっと"というのも微妙です。醤油や香辛料などの好みも人によって違います。家庭で食べる場合で本人の好みがわかっていれば，本人用に刺身を取り，その皿に醤油とわさびを乗せておけば，自分で少量ずつ調節できるので，嗜好の問題は解決します。醤油やソースも，かけるときに大量に出てしまうと料理を台無しにします。醤油差しの中には，1回に3cc程度の少量しか出ないものもあり，容器を換えることで自分の好みに合わせた調整も可能になります。

また，ソースや醤油などの調味料がまとめて置いてあるとどちらかわかりづらいこともあります。その際には，一方に輪ゴムを巻くなどの工夫も大切です。

基本的にはテーブルの上にはあまりものをごちゃごちゃ置かず，本人が取りやすい位置に調味料を置き，その位置を教え，いつも決まった場所に置くよう心がけることで，食事も楽しくできるようになります。

6 食物・食器の色のコントラスト

コントラストの違う食器を何種類か使い分けることが大切です。お皿の中に何種類かの食べ物を入れている場合には，それぞれが引き立つようなコントラストを考えて，それぞれが引き立つように配置します。あるいは，主菜を入れる皿はこれ，副菜は別の色の皿という分け方も有効です。

何かよくわからないけれど，見えているものに箸は動きます。その際，食べ物なのか銀紙なのか，ツマなのかわかりづらい場合もあります。ですから，コントラストも大切ですが，食器の盛り付けの際にはシンプルであることも大切です。

食べ物の彩りから，食欲がそそられる場合もありますが，彩りがわかりづらい場合，例えば，「この肉はレアよ」と言うことで，「レアか，ちょっと赤っぽいんだな」とか，「ウェルダン」と言えば，「こげてるな」というふうなイメージをもつことができます。

7 食物の温度・種類

食物や食器が熱い場合，例えば，ステーキなどで鉄板が熱くなっていて，触ると火傷しそうなものは，「触ると熱いですよ」という言葉かけで十分です。食べ物が熱くて，びっくりしてはき出さないように，事前の言葉かけによって注意を促すことが大切です。

8 食事用具

中途視覚障害者は何年も箸やフォークを使ってきたので，今まで通りに箸やフォークを使うことに支障はありません。問題は，取るべき食べ物の場所がわからないことと，自分の口にどう入れたらいいかがわからないことです。食べ物を口へもっていくという感覚を繰り返し練習することによってスムーズにいくので，

あえて「あなたは見えないからこういうスプーンがいい」などと言うことはありません。

　箸で食べるときに特に難しいのは，小骨のある魚です。サンマやカレイのように骨の多い魚を焼き魚にした場合，その処理が面倒なので食べたがらないことがままあります。そういうときには，骨抜きをして出すとか，食べやすくほぐして出すことです。ただし，本人自身が望んだ場合にすることです。

　ステーキなど，ナイフの使い方が下手だということであれば，最初からその人の食べやすいひと口サイズに切り分けて出すことです。これにはご本人のプライドというものもありますから，「どうしますか？」ということを聞いておきます。一般的に，「食べたいな」と思っても，その処理が面倒臭いと思えば，「それは好きじゃない」とか，「嫌いですから」と言って食べないこともあります。そんなときには，「こんなふうにすれば食べられるかもね」ということの確認を取って，盛り付けの段階で工夫してみることです。

　洋食でフォークやナイフを用意しても，本人が苦手であれば箸でもかまいません。そのような柔軟性があれば，十分に対応できます。練習の方法は，器のコントラストに配慮し，ライスの入るような器を2つ用意します。手前の器から奥の器に箸でつまんで入れる訓練をしますが，多くの場合，コントラストに変化を与えるだけで，スムーズな道具使いができます。なお，保有視覚が十分でない場合は，少し，筋運動感覚を考えて，多少の訓練が必要になる場合もあります。

9　既製の食品・飲料

　注意したいのは，スーパーや食材の店で買ってきた弁当などです。プラスチック容器中の醤油やソースの容器が，食物なのか調味料なのかがわからず，口に入れてしまうことがあります。視覚障害になってこのような経験があると，「人前では食べたくない」という気持ちが強くなり，食べることが苦痛になることもあります。「醤油は横にずらしておきますよ」「かけましょうか，それとも出しておきますか」という一声をかけることで，気持ちよく食事ができます。

　弁当の醤油やソースはビニールの小さな袋に入っていることもあります。視力や視野がある程度ある人や，開けた経験のある人は袋を破り，醤油やソースを食べ物に好みに応じてかけることができます。牛乳やジュースで，紙パックにストローを差し込むようなことも同様です。しかし見たことがなかったり，使ったことのない人は開けられません。このような場合には，「どうしますか？」と相手に聞き，自分でできるというのであれば，保有視覚や触覚を使ったりして，本人の主体性に任せます。できないときには「開けておきます」と声をかけて，本人のわかる位置に置きます。

10 お茶，コーヒーなど

　紅茶の色はワインレッド，コーヒーはこげ茶です。黒い器や濃い色の器に入れると，入っている量が非常にわかりづらいので，中が白で外に色がついているものを使用します。お茶も同じです。

　お茶，コーヒーなどで難しいことは，お茶を急須からコップに入れるときに，どこにどう入れたらいいかがわからないことです。これはビールを注ぐときも同じですが，カップや茶碗の縁がわかりにくいためです。そこで縁に当てるようにして入れます。見えにくい人は音の変化とか，感覚を使って訓練します。具体的には水と器を用意しておき，実際に何回も何回も容器に入れて，もったときの重さで「これくらいが8分目」という感覚をつかんでいくようにします。そうすると，全盲の人でも上手に入れられます。

　器に入った分量を確かめるのに，かつては指を入れました。指がお茶に触れるので，どこまで入ったかわかります。しかし，それを見ていた人はこのお茶を出されても飲まないでしょう。そこで，容器に適量が入ると音のする新しい補助具が開発されています。2本脚が出ていて，水が入ると電気が通ってビーッと鳴るわけです。その音の長さを変えることによって，ぎりぎりいっぱい入れることもできるし，少な目にということもできます。どうしても重さがわからないとか，理解できないということであれば，補助具を使うことで対応できます。

　視野狭窄が半径10°程度であれば，コントラストさえわかれば正しく入れられます。ビールやコーラなどをグラスに入れるとき，白いテーブルの上に置けば，中身が上がってくるのが確認できるので，「だいたいこのへんかな」という予測ができます。注いでいる器の後ろに，コントラストのつく何かを置いて背景を作ってあげることも有効です。

　基本的には透明のコップは容器自体が見分けにくいのでなるべく使わないようにします。ビヤマグのような陶器のものをうまく使えば，飲みやすくなりますが，個々のロービジョン者の見え方はさまざまなので，本人とあれこれ検討しながら工夫することが大切です。

　お茶の場合，やかんに水を入れ，ガスでお湯を沸かし，急須にお茶の葉を入れて，湯を入れて湯飲みに注ぐという複雑な過程をたどります。しかし，電気ポットを使えば簡単ですし，お茶の葉の管理が面倒であればティーバッグを買ってきて対応することができます。さらにペットボトル入りのお茶をコップに入れて電子レンジで加熱すれば，暖かいお茶を飲むことができます。

　大切なのは，視覚障害者がどういうふうにお茶を飲みたいのか，どういう方法なら自分で飲もうとするのかを本人自身の話を聴きながら選択していくことです。そして，それを幾通りかのやり方やアイディアで，実際に日常生活の中で活かすことです。

C 調理と後かたづけ

1 調理の訓練と援助の基本

　食事を作る場合の基本技術として，ご飯が炊けて，味噌汁がつくれることから始め，焼く，煮る，炒める，揚げる，炊くの中で一番簡単なものを必ず経験しておくことです。本人が，自分で「これをやりたい」を思ったときに，基本技術があれば，工夫することでできるようになります。しかし一度も経験していないと，要領がわからないから「やらない」ということになってしまいます。

　時間に余裕があれば，複合するものを作ってみます。それによって技術は格段と上がります。あとは，個人の食生活の好みがありますから，本人のやる気が重要になります。糖尿病などで，カロリー制限や塩分制限があれば，一通りの料理の基本だけは，きちんと訓練しておくことが大切です。しかし自分で食材を用意できない場合や，買いに行けない場合には，「宅配の業者がありますから，それに対応する道具を揃えましょう」というような個別の支援になります。

　食べ物を自分でつくりたいのか，それともつくってもらいたいのか，自分でつくるとしたらどういうものがつくりたいのか，丁寧につくりたいのか，レパートリーをどんどん増やしていく方向でつくり方を覚えたいのか，手軽で簡単で早く楽に，とりあえず食べられればいいのか，「本人がどうしたいのか」ということをはっきりさせることです。ニーズによって当然，積み上げていく訓練が違います。

　こうした基本の上に，病気や重複している障害などを考えて，食事や調理のプランを組んでいきます。糖尿病であれば，塩分や糖分，カリウムのことを考えなければいけませんし，1日何単位ということになってくると，できる人は自分の視覚などを使って正確に計測できるようにします。そして，本当にできているかどうかのチェックを入れながら訓練を進めていきます。

2 食材の準備

　調理をするには，まず食材の準備をしなければいけません。食材の準備は，一般的にスーパーなどで買い物をします。品物を選ぶために手に取ってルーペで見る方法がありますが，「ベタベタと触ってしまうと迷惑かも……」「変に目立ちたくない」という意識があるので，賞味期限や金額を確認せず，すぐにかごに入れてしまうということが多いようです。コーヒーや乾物など，かなり日もちのするものならいいのですが，鮮度の高いもの，季節感のあるもの，切り分けてもらうもの，少量でも取り扱ってもらえるものであれば，説明もきちんとしてもらえる小売店で買うことも1つの方法です。

しかしスーパーで買うとき，店が空いていればレジに行って，必要な商品を頼めば，店員さんが準備してくれます。場合によっては，一緒に商品棚まで移動し手に取って説明もしてくれます。

また，求心性狭窄であっても，中心暗点であっても，売り場の番号やコーナーごとの商品表示板を目印にして，単眼鏡で探すこともできます。しかも外側の壁面が生鮮食料品になっていますから，まず位置関係を覚えて，欲しいものの場所を聞いて，自分の視力を使って手に取れば十分に買い物はできます。

3 調理をする上でのくふう

1 主食

食材が揃っていよいよ調理ですが，一番基本的なご飯を炊くには，計って，といで，水加減をしなくてはなりません。ここでは手の感覚を利用することも必要です。炊飯器に米を入れ，手のひらを入れて手首の位置ぐらいに水がくるようにすれば，ご飯を炊く上で問題ありません。最近は無洗米も発売されていますので，とぐ手間も省きつつ，計量カップを用いて同量のお米と水の配分にさえすれば，ご飯炊きは難しいものではありません。

また，ご飯もガスを用いて炊いてみるなど，やり方を変えてみることで，料理に取り組む姿勢もかわりますし，ガスを用いることも怖くなくなります。

2 副食

調理は煮る，炊く，炒めるなどいろいろありますが，いちばん難しいのはガスの火加減です。視覚障害者が，本当は食べたいけど怖くてできない料理の1つは，てんぷらなどの揚げ物です。温度がわからないのが原因ですが，油がちょっと煮立ってきたときに，塩をパラパラと入れると，パチパチはねる音で適温だとわかります。これは健常者も用いている単純な方法です。もちろん，200℃とかそれ以上計れる温度計で，目盛りの太いものを鍋につけて適温を知ることでもかまいません。

新しい電子レンジには，「揚げ物ができます」というものがありますが，昔のものでも十分できます。そのノウハウを点字の本や，弱視者用の電子レンジを使った調理法の本が，すこやか食生活協会（前日本食生活改善協会）などから発行されています。

ガスを用いることが怖くても，電子レンジで揚物から煮物，炒め物までできます。本人にとって抵抗感の少ないやり方を身につけることで，料理に対する関心も高まり，食生活も豊かになります。

視覚障害者自身も自分の食生活のことですから，安全で，より簡単，効率的に調理ができれば，実生活に取り入れます。したがって，さまざまな情報を提供することも必要です。

例えば，味の素などのホームページには，何千種類のレシピが載っていますので，プリントアウトして，光学的な補助具などを用いて読むことで，レパートリーも増えます。

料理は経験ですから，初めから上手にはできません。適合な量や自分の食べる量だけつくるというのは，意外に難しいものです。しかし，繰り返し調理訓練を行っているうちに体得できます。ガスを使うか，電子レンジを使うか，電磁調理器(IH)を使うかの決定は，本人の使い勝手によります。

4 調理用具

調理用具は，鍋やフライパンなど，道具は普通のものを用意して対応しますが，色のついたもの，柄やデザインでコントラストのついたもので区別したり，片づける場所を決めておきます。また，その使用頻度によって分類するなどのくふうが必要です。まな板も，白のまな板で反転したら黒のまな板，あるいは，アウトドア用のシートタイプのカラフルなまな板，木のまな板とあり，本人が使いやすいものを選択する，組み合わせることも必要です（図5-3，カラー口絵，図5参照）。

計量については，調理用秤で，表示の大きいもの，音声のでるものもあり，計量カップも，太目の文字を使っているものや，赤や黒で書いてあるものもあります。自分の食生活に合った道具で，できるだけ手間がかからずに，それでいてきちんと食生活が守れるような道具選びをすることが大切です。

また，手の感覚も有効な場合があります。塩少々というのは，親指と人差し指でつまんだ量で，ほんの少し味を調えるために，塩ひとつまみは，親指，人差し指，中指でつまんだ量です。手も立派な道具として活用できます。調理用具とは別ですが，電子レンジやトースターなどの目盛りのあるものには，樹脂で印をつける，あるいはネームテープなどで点字を打ち，貼り付けるなどの工夫により使

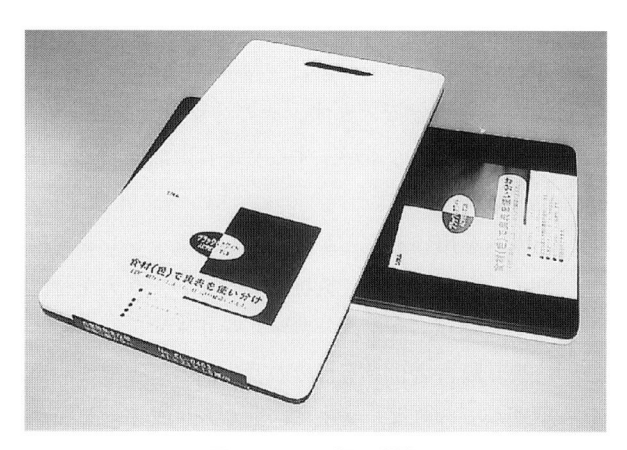

図5-3　まな板の種類

いやすくすることもできます。

最近では，黒いしゃもじなどもでてきており，日常的なちょっとした道具探しによって，調理自体も楽にできるようになってきています。

5　食事の後かたづけ

　食事の後かたづけは，調理している最中から後かたづけの準備も始めることが必要です。食べ物を盛るために使う皿など，調理したときに使うものを自分で把握しておきましょう。洗い場でも，洗う場所やしまう場所を決めておきます。食器を決まった場所に置いてある洗剤でスポンジを使って，洗い桶に入れて洗い，乾燥させて食器棚に入れるなど，やりやすい手順を決めておくことです。

　また，洗剤やふきんなどは必ず決めた置き場所に戻します。いつもそこに戻しておけば後かたづけも簡単にできます。一連の作業の中で，かたづけやすい方法を決めて，整理整頓を意識します。他人が気を利かせて，洗ってくれて適当な場所に置かれてしまうと無用の混乱を招きます。視覚障害者は，ものを異なる場所に動かされてしまうと非常に困惑します。

　食器洗いでは，洗剤を流さずに洗い残してしまう心配があります。まず洗剤を洗い桶に入れ，食器を全部洗い桶に入れて洗います。不安であれば，その食器を出して水を捨てて，もう一度その中できれいに洗うなどして徹底すれば，洗い残しはありません。

6　調理用品・調味料・食器の整理

　調理用品，調味料，食器類は順番に並べて，1つのグループとして管理します。洗剤が3つあるならば用途別に並べ，スプーンならスプーンで統一して置き，計量カップなら計量カップのシリーズをきちんと用意しておけば，十分利用できます。

　調理用具も，調味料も，必ず右の何番目には砂糖とか，塩とか，を決めておきます。マジックで大きく"砂糖"と書いても，輪ゴムで印をつけても，容器の大きさを変えても，点字で表記しても，本人が把握しやすい状態にし，かつ置く位置関係を決めてきちんと並べて管理することです。

　食器棚の中の置き場所も決めておけば，必要なときに必要なものをきちんと取り出せます。

　台所のものは台所のもので整理し，その順番を自分なりにくふうすることが大切です。自分の視力や視野で見える大きさの文字や印をつける，書くなどのくふうが大切です。また，○とか△のマークをつけたり，色のついたインデックスカードを使って色分けしたり，色のついた輪ゴムで区別するなどもあります。いずれにしても順番を決めて並べておきます。

　通常，台所は上が明るくて，手元は暗いので，手元に照明を足してあげること

で見やすくなり，食材を切ったり，洗ったり，整理したりするのも楽になります。

7　残飯・ゴミの処理

　ゴミについては現在，分別が厳しくなっています。ゴミ入れも，生ゴミ用，燃えるゴミ用，燃えないゴミ用と色を変えて分けておくようにします。台所の流し三角コーナーに残飯を入れることが多いですが，生ゴミはそこに入れ，捨てるときには燃えるゴミとして一緒にすれば解決します。電池，瓶，缶，プラスチックの弁当箱などの燃えないゴミや，生ゴミなどを分別して，ゴミ箱を用意します。

　訓練の場面では，同じくらいの大きさのバケツやゴミ箱の色を変えるなどのアドバイスを徹底することも大切な要素です。

D　清潔と身だしなみ

　日常生活の中で，清潔や身だしなみは重要な要素ですが，視覚障害者の場合，「見えないから洗顔は難しそう」「歯磨きは大変そう」「爪切りは無理」などと思われがちです。しかし補助具を使い，訓練によって歯磨き，手洗い，洗顔，髭剃りなど，普通にできるようになります。

1　洗顔

　視野狭窄の場合，洗顔はまず鏡で自分の顔を見ることが基本です。鏡は拡大できるものを使い自分の顔を確認します。置いてある石鹸箱やボディソープなどを手に取って泡立てたものを鏡で確認し，触覚を使って顔全体につけます。

　訓練のポイントは，眼球運動をきちんとして，自分の眼で顔全体をとらえるようにします。半径10°程度の視野狭窄であればできますが，5°以下の高度の求心狭窄では，鏡の位置が大変重要です。60 cm のところで視野狭窄半径5°だったら，10 cm くらいしか見えません。しかし，視力が0.2とか0.3あれば，もう少し離してあげればボーッと顔が見えるので，基本的には普通に洗面台で洗顔できます。白い洗面台に白い石鹸ですと，コントラストが悪く見えにくいので，色のついた石鹸箱を使うと手に取ることが容易になります。

　中心暗点の場合は，鏡で自分の顔の一番見たい部分が暗点に入りますから，偏心視法を用います。自分の眼をどれだけずらしたら，正面に自分の顔がとらえられるかを理解し，訓練します。

　全盲の人またはその状態に近い人では，洗顔するときは触感覚を使うことになります。この場合，鏡の位置はあまり関係なく，石鹸や洗顔後に顔を拭くためのタオルの位置を，いつも同じ場所にきちんと置くことが大事です。また使ったら必ずもとの場所に置くことです。置く位置を「まあ，いいや」などといい加減にすると，置いたはずのものがなかったり，石鹸が転がったりします。できれば，

タオルで石鹸のぬめりを取っておくと滑らないし，落としても変に転がりません。

特に洗顔で注意しなければいけないのは，泡が残ったときに自分の視野に入らず，洗い残しが問題になります。特に髪の毛の生え際に泡が残った場合，きれいに取るには，生え際も含めて，丁寧にタオルで拭くことです。これは視覚障害者に共通していえます。

2　歯磨き

歯磨きで白い歯ブラシに白い歯磨き粉をつけるのは，コントラストがつかず，わかりにくいので，部分的に色のついている歯ブラシにし，つけた部分が白くなりわかりやすくします。歯磨き粉は歯ブラシの色の変わっている部分に軽くつけて磨きます。一度自分の手のひらにのせて，それをブラシにつけるようにして磨くと楽です。最近は，歯ブラシのブラシの部分が黒のものが市販されており，コントラストがつきやすくなっています。

視野狭窄の場合でも，チューブを手元にもってくるとわかりませんから，ある程度手を伸ばした状態でつけます。視野狭窄の人は，歯ブラシを口にもっていくのを怖がることがあります。これは歯ブラシが見えなくなるからです。訓練のときに注意する点は，箸の使い方の訓練と同じように，歯ブラシに歯磨き粉をつけない状態で口にもってくる，この筋運動感覚や唇に当たる感覚を養えばうまくいきます。

口にもっていくときに見えなくなるのが不安な場合には，箸で豆などをつまんで口にもっていく訓練をします。これは毎日の生活の中で無意識にやっている筋運動感覚ですから，これを呼び戻すことができれば歯磨きもできます。

混濁のある場合は，歯ブラシの毛の色が違うことを1つの手がかりとしたり，歯磨き粉の方にコントラストをつけます。また歯磨き粉自体が器に入っているものもあるので，歯ブラシを濡らしたり，軽く湿らせて使えばうまくできます。

気をつけるべきことは，洗顔の頃でも書いたように，口元に歯磨き粉の洗い残しがあることもあるので，歯を磨き終わった後，口元を丁寧にタオルで拭くように心がけることです。

3　髭剃り

髭剃りもそれほど困難なことではありません。中心暗点では，周辺は見えますので拡大可能な鏡を用いて剃っていくことはできます。剃り残しがあるかないかは，手のひらで探れば，ツルツルかザラザラかでわかるので，そこにきちんとカミソリを当てればきれいに剃れます。求心狭窄でも，混濁のある人も同様です。

髭剃りに使うのは，いわゆる2枚刃も使えますし，それが怖いというのなら電動髭剃りを使用すればきれいに剃れます。シェービングクリームを使いたいなら，手のひらに出してから顔につけ，剃った後は洗顔の要領できれいに洗って，残さ

ないようにきちんと拭けば難しくありません。電動髭剃りの中には，水洗いできるものもあり，本人が使いやすいものを選択することです。注意したいのは，カミソリを当てる角度によって皮膚を切ってしまうことですが，丁寧な道具使いをすれば問題ではありません。

4 髪の手入れ

視覚障害者の髪の手入れは難しいものです。女の人が3つ編みにしたいというのは特に難しいことです。櫛をきちんと入れて，髪を分けてもっていくときに鏡を見ることができる場合は見ながら，わからない場合は指の感覚で引っぱっていけば可能です。

髪をとかすと抜け毛が出ますが，肩にタオルをかけておけば抜け毛が全部そこに落ちるので，後はゴミ箱に捨てればきれいに処理できます。それでも気になる場合は，髪をとかした場所の床をガムテープで軽く叩くようにしておけば，問題ありません。

おしゃれも保有視力でできない部分は，触感覚を使えばいいわけです。また，かつらを使用することも有効です。

5 爪切り

爪切りは，爪切りの刃を自分の指の腹にあてて切り進んでいきます。難しいのは足の爪の場合ですが，ヤスリを使って磨く方法があります。手でも，深爪をしそうな人はこまめにヤスリをかけてきちんとしておけば爪切りを使わなくてすみます。ネイル・フリッパーという爪切りや爪やすりがあり，これを使うと全盲者でもうまく切れます。

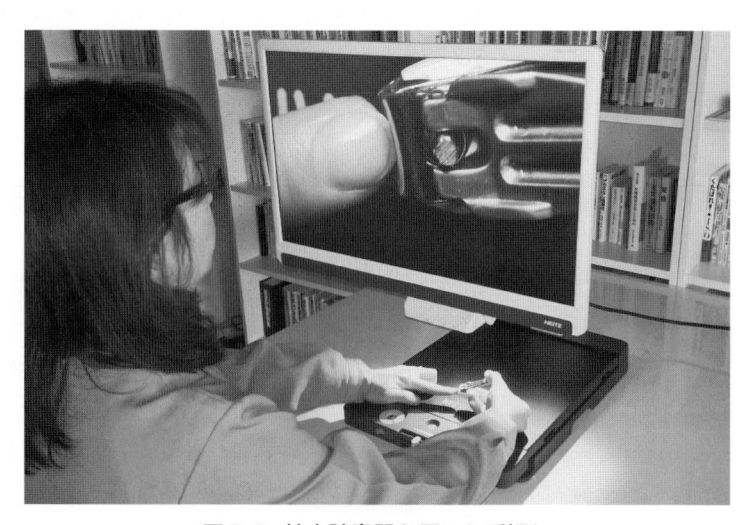

図5-4 拡大読書器を用いた爪切り

視野が広い人は、刺繍用の拡大鏡（ルーペ）を当てたりしながら切りますが、混濁や中心暗点がある場合も楽に安全にできます。拡大鏡や拡大読書器に爪を大きく写して切る方法もあります（図5-4）。どういう方法が望ましいか、いくつか試してみて、安全にできる方法で爪を切ることです。

視野が狭いことは、手元が弱いということですから、首かけ式のネックルーペを使うよりもスタンドルーペを使ったほうが楽です。スタンドルーペの中で、趣味に使用するタイプのものは、空間がとれますので、上手く活用できれば爪切りも楽にできます。

6 耳掃除

一般の耳掻きを使います。耳掃除は見ながらやるものではありません。金属製品で回転させていくタイプのものは、耳垢もよく取れます。このタイプのものにはブラシがついているので、片づける際には、周りをよごさないように、大き目の紙を置いた上でブラシをかけ、その紙を捨てます。視覚障害になったら、見えないから何もできないのではというイメージをもちがちですが、実際の日常生活の中では、普通にできることが多く、耳の手入れは普通にできるものの1つです。

7 化粧

化粧は保有視機能があれば、拡大鏡（ルーペ）や拡大読書器が使えれば十分にできます。パフのようなものを使って伸ばすときに、それが均質に伸ばされているかどうかを確認するなど、量との関係が大事です。マスカラなどは難しいですが、全盲者用に、眉毛の形を決めるようなキットも売っています。

視野狭窄でも、視力が良好であれば化粧はできます。周辺視野が残っていて眼を動かして顔の部分を拡大してあげれば、きちんとできているか見ることができます。

口紅は小指の先端につけておいて唇に当てていけばできます。後は、ティッシュペーパーなどを唇に挟み仕上げをします。自分で満足な状態になるまで繰り返し訓練をすれば、さほど難しいことではありません。

視覚障害者は、アイシャドウはあまりしません。眉毛の色をうまくきれいに塗ったり、口紅をワンポイントにして薄化粧をするようなやり方が一般的のようです。要は、視野にきちんと入れば、視覚を使った化粧をすることが可能ですし、保有視覚が使えなければ、自分の顔の面を手のひらの感覚できちんと把握し、周りの人にきちんと化粧ができているかを確認する習慣をつけることで、よりよい化粧ができるようになります。

なお、女性の場合、特にものにぶつかって顔に切り傷などができた場合には、それらを目立たせないコントローラーという下地になる肌色の化粧品があります。これを使うことで外出時の心理的な圧迫感も減る場合があります。もし本格的に

お化粧したいなら，資生堂などに相談すると，実技指導をしてくれますので，積極的に連絡してはいかがでしょう。

8 洗濯

　洗濯について大事なことは，パンツやシャツなどの下着類は1つのネットに入れて洗うことです。ネットには大・中・小を組み合わせて入れます。干すときにも同じ系統のものを一緒にしますが，視野狭窄でも離れて見れば識別できます。

　難しいのは，全自動洗濯機が嫌いで，どうしても2層式の洗濯機を使いたいとこだわりをもたれている場合です。洗剤を入れるタイミング，柔軟剤を入れるタイミングがわかりづらいようです。洗剤の量が多すぎたり，少なすぎたりすることに関しては，経験的にどのくらいの量であるかということを覚えておくことです。そのときに洗剤がカップ1杯であれば，コントラストの強い青や緑の市販の洗剤カップを使うのも有効です。

　全自動洗濯機のスイッチには"おまかせ"とか，"おいそぎ"とか，"通常"とか，"4リットル"など，用途に応じたものがあります。拡大鏡（ルーペ）を使って文字を読める場合は，ダイヤルボタンの位置がわかります。わからない場合には，点灯する明かりの色や位置で，一番目，二番目，三番目の関係がどうなっているのか覚えます。音や明かりを補助的に使ってみたり，樹脂で凸をつけるマーカーを利用して触覚で判断したりするなどのくふうも必要です。

　全盲の人や保有視覚が使えない人の場合ですと，音が出るものや，最近は各電気メーカーから点字の表示のあるものが発売されています。ボタンひとつ押せば，ほとんど何もせず洗濯できる機能をもった洗濯機もありますので，それらをうまく使いこなすのも1つの手です。

9 入浴（風呂）

　視覚障害者であっても入浴の基本は変わりません。風呂は複数の人が入浴しますので，自宅の風呂であっても，後に入る人たちに不快な思いをさせないことが大切です。浴槽に入る前に，身体を全部洗ってから入るようにします。

　髪を洗うときシャンプーとリンスの区別がつけば問題ありません。シャンプーの入れものを手で探すとき，泡がついていると容器のギザギザがわかりにくいとか，触感覚が悪い人はわかりづらい場合があります。そのときには，シャンプーの容器にはゴムを巻いておくなどの工夫をします。

　シャンプーや石鹸の泡立て方が下手で，必要以上に大量に使うことがままあります。そういうときに，ナイロン製の布など，泡立てのしやすいものに取ってもんで，その泡を使うようにすれば，それほど大量に使わずにすみます。風呂場は，特に冬などは湯気で視界が悪く，シャワーなどを使った後では鏡が曇っていたりしますので，触感覚をうまく使います。お湯と水を調節するとき，適当に蛇口を

回すと熱いお湯が急に出てきて火傷することもありますので，保有視機能を使えるのであれば確認してから出すようにします。全盲の場合，蛇口から水を先に出しながら，湯を出して適温にします。手順を考えてきちんと行うことが肝心です。

シャンプー，石鹸，タオルなどの置き場所を決めておき，いつもそこへ戻しておくことを徹底します。保有視機能の使える人は，各容器の特徴を覚えておくとか，容器に大きくマジックで"シャンプー"などと書いてもいいわけです。リンス容器は四角形でシャンプー容器は丸形にするなど，形で区別するのも1つの方法です。

視野狭窄で混濁があり，保有視機能を使いにくい場所には，風呂場などは全盲のタイプと同じようにします。

なお，洗髪する場合，プラスチック性のざるを用いてその上で洗うと，抜け毛が排水溝にたまりにくくなり，風呂場の掃除も楽になります。

E 衣服の着脱・整理

1 衣服の着脱

視覚障害者の場合，衣服の着脱について特に指導しなければならないことはありません。要はボタンがきちんと止められているかどうか，裾がほころびていないかどうかのチェックが大事で，それがきちんとしていれば，上着，下着，ズボンの着脱はそんなに難しいものではありません。衣類の整理も，極端に難しいわけではありません。

前開きのシャツなら前後が判別できますが，かぶるシャツをあわてて着ると，表裏や前後が逆になってしまったりします。これは，整理の段階できちんと表裏と前後を確認して収納しておけば，完全に防げることです。それを，「見えないから」とか，「急いでいるから」という理由でいい加減にしまっておくと，失敗します。

特にトレーナーは，前後を間違えて着る人が多いようです。そういう場合は，買うときに，ロゴが前に付いているか，後ろに付いているか，どちらが表でどちらが裏かの確認さえしておけば困ることはありません。前後がちょっとわかりにくいものについては，収納する段階で表を確認しておくようにすれば，着脱で問題になることはありません。

2 コーディネート

衣服の管理を含めて難しいのは，組み合わせです。スーツにどの系統のシャツが合うか，ジーンズにトレーナー，シャツ，Tシャツという組み合わせにするか，靴下なども含めてコーディネートを考えなければならない場合があります。特に

保有視覚機能の低い人は見えにくいため，組み合わせの悪いものを着てしまうことがあります。視覚障害者で，色覚の感度が落ちている人が買い物したとき，「自分は赤だと思って買ったのに茶だった」とか，「緑だと思ったものが黄緑色だった」という場合があります。これを防ぐにはは買い物をするときに，売場で，「自分はこういう色柄のものを探していて，私にはこう見えますが，本当にこれでいいでしょうか」と確認することが大切です。また自分の色に関する感度が低いなら，家族や友達と相談しながら自分の好みのものを探すことも必要となります。

　自分はジーンズが好きだとか，スカートが好きだとか，好みがあると思いますので，組み合わせをどうするのかを日頃から研究しておくことです。家族，友達，仲間ときちんと評価し合うことは楽しいことで，このことがコーディネートなどに役立ちます。視覚障害の女性もちょっとした工夫によって，いろいろな色のものを着ることができますが，一般的に地味なものしか着ない傾向があります。これは，明るい色がどんな色かよくわからない，一度失敗したので怖くて着られない，などの理由が考えられます。しかし，組み合わせをきちんと考える習慣をつけ，周りからアドバイスをもらったり，買い物に行くときにも友達や家族と一緒に行って確認するようにしていれば，相応のものが選べます。

3　衣服の整理

　衣服の整理については，上下の組み合わせが合っているものなら，まとめてハンガーに掛けて，順番を決めて並べていく方法があります。セットにしておけばすぐに取り出すことができます。自分の視野や視力をうまく使って組み合わせて収納する習慣をつけておくことです。

　洗濯した後も，一番目にあったものは一番目に掛けておく，五番目にあったものは五番目に掛けておけば，今日，どういうコーディネートにするかを10のパターン，20のパターンから選ぶことができ，おしゃれを本当に楽しむことができます。この背広には，このシャツとこのネクタイ？　こっちのネクタイ？　と考えていくと，ずいぶん違ってくると思います。

　下着類やタオルなどについてはたたみ方を工夫して，できるだけコンパクトにきちんと並べていくと，整然として，探す手間も省けますし，何が足りないかもすぐにわかります。この棚は下着類，この棚はシャツ，トレーナー，この棚はズボン，というようにきちんと区別して，右からシャツ，パンツ，靴下，バンダナやスカーフの小物というふうに並べておくことで，そこからサッと取り出すことができます。

　アイロンかけは，自分でアイロンをかけるのが苦手であれば，背広，シャツ，ネクタイのセットを何回か着たらクリーニングに出して，それを1セットの形で吊るしていけば，いくらでもおしゃれはできます。

4 靴下の整理

難しいのは靴下の整理です。靴下はみんな同じようなサイズで，色柄が違うだけです。ですから，色をきちんと合わせておかないと，左右違った色のものを履いて出かけてしまうことが多々あります。自分が履いた靴下を一緒にくくるなり，まとめておいて，洗濯するときにはネットに入れることで防げます。点字用の赤や黄色や青などの色をしたシールがあり，これを服などに付けられるものがあるので，そういうもので確認する方法もあります。

F 視覚障害者と居住環境

1 居住環境

居住環境の中でいちばん大事なことは，足元にものは置かないことです。足の回りは，移動しやすいようにきちんと整えます。ダイニングキッチンにテーブルや椅子がほぼ中央に置いてあると決まっていれば，部屋の端から端までの動きの中で，何があるかわかります。足元に点々と何かが置いてあったりすると，つまずいて危険です。特に視野狭窄の人などは，近づくと見えなくなり，「ああ，あの辺にあるな」と思っていても，油断した途端に足を引っかけて転んでしまうことがあります。とにかく足の回りにはものを置かないことです。

扉は，開けているなら開けっ放し，閉じるなら閉じると，きちんと決めておきます。家族とよくトラブルを起こすのは，普段は閉まっている扉を開けたままにしておいて，それも半開きだったりすると，ぶつかってしまいます。扉をどうしておくかルールを作っておくことも大切です。

最近の住宅事情では，鍵を二重，三重にすることがあります。視覚障害者にとっては，鍵の位置を使いやすい場所に設置してもらわないと大変な思いをするので，注意を要します。

2 掃除と整理整頓

部屋は，普通に拭いたり掃いたりすればいいのですが，掃除機を使うときには畳の目と縁（へり）を利用する方法があります。また，テーブルを拭くときにも，自分の視野にきちんと入る状況であれば普通に拭いてもいいのですが，自信がないときは，端に手を置いておいて，端まで拭いては戻して重ねるようにして，最後に手を置いた部分を拭けば拭き残しがありません。これは視野や視力が極端に悪い人，あるいは全盲の人たちのやる方法ですが，床面でも同じ方法が使えます。

テレビの上やラックを拭いたりするのは普通と変わりませんが，どうしても水を使うのはイヤだという場合には，化学雑巾などでこまめに拭くことです。私た

ちは，汚れているなと思っても，「後で立ったついでにやろうか」と後回しにします。目が不自由な場合は，後でやろうとすると大変な思いをしますので，「できることはその場でやる」ように指導していくことがポイントです。

3 照明，照明器具

　照明器具，明かりのコントロールは非常に大事なことです。特に全盲の人は，「見えないから電気をつけなくてもいいだろう」と考えがちですがそうではありません。他人が来訪した場合，普段から電気をつける習慣がないと，暗いままで話をすることになって，不快の念を与えかねません。そこで夜になったら普通に電気をつけます。これは，防犯上も非常に有効です。ロービジョン者にとって，明かりのコントロールは最も大事なことで，いきなり暗い部屋に入ると足がすくんでしばらく動けないことがあります。くふうの仕方にはいろいろありますが，ドアを開けたらスイッチが入って電気がつくというようなくふうが有効です。押入れやクローゼットを開けたときに明かりがパッとつけばものを探しやすくなります。人探知センサーも開発されています。

　また，一般家庭の居室の照明を簡単に調光できるコントローラーも開発されており，本人のまぶしさや暗さに合わせた調整も可能です。手元の作業には明るさを増すとか，くふうはたくさんあります。台所でものを切るとき，洗うとき，拭くときにも補助的な光をうまく使うことでやりやすくなります。パソコンを使うとか，拡大読書器を使う場合にも，窓が東西南北のどちら側にあるかによって，外から入ってくる光は，時間帯によってまぶしかったり使いにくかったりします。その場合には，ブラインドやカーテンの選び方を含めて照明をどのようにするかも大切です。照明が原因で，「使い勝手が悪いけどしかたがないな」と我慢をしてはいけません。こうした配慮によって視覚障害者の日常生活はずいぶん楽になります。

4 修理，修繕

　水漏れ時，どこをどう閉めれば水が止まるのか，電気のブレーカーが落ちたときに，ブレーカーはどこにあるのかということを把握しておくことです。それを知らないと，水道が漏れっぱなしで業者の到着を待たなければなりません。ブレーカーが落ちただけで業者を呼んで「高額の出張料をとられる」という話になってしまいます。電気や水回りの簡単な対応はできるようにしておきたいものです。

　普段から，自分はここまではやるということを決めておきます。パッキンの取り替えができない人や面倒だという人なら業者を呼べばいいのですが，少なくともトラブルが起きたときに水を止めておく対応だけは取れなければいけません。

5 文書などの管理

　公的な税金や年金の通知書，領収書は，自分がわかりやすいようにタイトルをつけた所に入れて，それを必ず決まった場所にしまう習慣をつけておきます。そうすることにより，払ったか払わないかがすぐにわかりますので，その種のトラブルはなくなると思います。文書などの整理においては，例えば，道具類のマニュアル書はマニュアルのグループに，保証書は保証書のグループに分け，同じフォルダに管理したり，クリアファイルに綴じるなどの工夫をすれば探す手間が省けます。引き出しに整理する場合は，引き出しの底にカラー用紙を敷き，コントラストがはっきりつくような整理の仕方をします。

G 排泄

1 排泄の基本援助

　視覚障害者の排泄については特に留意することはありません。むしろ普通に考えるほうが自然です。ただトイレなどの内部のコントラストが非常に大きな影響を与えます。水を流すためのハンドルや押しボタンの位置をしっかり確認しておく必要があります。紙のホルダーの位置，鍵の位置も確認します。

　男性の小便器に関しては，壁と便器の白さのコントラストを用いるか，センサー式の場合は横切れば水の流れる音がするのでそれで判断します。トイレの入り口から便器や洗面台の位置についても確認しておけば問題ありません。

　女性の排尿あるいは排便は，トイレのスペースが決まっていますので，洋式であるか和式であるかの確認をする必要があります。洋式だと思っていて和式トイレだった場合，便器に足を突っ込んでしまうことがありますので，注意を要します。

2 トイレ，便器の種類

　最近のトイレですと，紙のホルダーの位置にピンスポットで照明が当てられているものもありますが，どうしても保有視覚を使って見ることができない場合には，紙のホルダーの位置と水洗のレバーの位置を確認しておく必要があります。ただし，身障者用トイレの場合は，入り口の扉のスイッチと出口のスイッチを確認しておかないと，視覚障害者で，特に視野狭窄の狭い人では，出られなくなるというようなトラブルが起こります。

　また，女性が男性を手引きをしている場合には，トイレに入って行く他の男性に頼む勇気をもちましょう。

　女性トイレには汚物入れがありますが，これは汚物入れを確認さえすれば本人

がきちんと始末できます。どの位置にあるかを言ってあげればできます。

入浴や食事，トイレは，基本的に毎日の生活で行うことですので，特別に考えるとかえって奇妙な指導法になりますので，その点を留意することがとても大切です。

H 就寝

1 布団を敷く

布団を敷くためには，通常，畳の上に敷くので，基本的には畳の縁を触覚的に確認しておけば普通に敷けます。よく問題になるのは，布団が斜めになっていることですが，畳の縁を確認すればまっすぐに正しく敷けます。視覚障害者にとっては，きちんと敷くという点では，触感覚を使った方が楽です。

シーツが汚れた場合には，なかなか細かい汚れは見えませんので，こまめにシーツを洗濯するなどして対応します。

2 ベッドの調整

ベッドメイキングにおいては，一応の手順があります。順番どおりにセットできているかどうかということと，四隅をしっかり止めているかどうかがポイントになります。ベッド枠ははっきり決まっていますので，その中に正しく敷かれているかどうかを確認します。

基本的に，布団，ベッド回りの関係は，どちらかというと保有視覚よりも触覚的なものを優位にし，ポイント，ポイントを保有視覚で確認するようにすれば，特に問題なくできると思います。

I コミュニケーション

1 電話

電話器には大きな数字表示のもの，黒地に白数字で表示されているものが市販されています。ファックス機能の付いた電話には，ディスプレイ表示の大きなものやかかってきた電話番号を記録するものもあります。保有視覚機能に応じた電話器選びも1つの方法です。

電話器には，数字の5の位置に凸の印がついています。5を中心にその上が2，下が7，8，9というふうに覚えてしまえば，触感覚で番号操作をすることが十分にできます。一般的に，電卓を使うとき，いちいち手元を見るということはありません。むしろ補助的に眼を使います。

電話をかけるときや切るときも同様です。電話をしているときにボタンの位置が光るタイプのものであれば，切ったときはどうなるのかなど，基本操作を確認しておくことが大切です。

また，最近の電話ですと，電話番号を表示できます。保有視覚が使える場合，どこに表示するかということを知っておけば十分に使える場合もあります。なお，公衆電話でテレホンカードの"残り度数"が表示される場合，ダイオードで発光させているので見にくい人もいますが，拡大鏡（ルーペ）を使うことで十分に見ることができます。

2 スマホ／携帯電話

最近，障害者の中で，スマホや携帯電話を使用することが盛んになっています。

特に視覚障害者が街中で公衆電話を探すことは非常に困難なため，簡便性からも携帯電話を使用する方が増えています。また，メール機能を音声で確認することも可能で，パソコンのメール以上にやりとりする場面も出てきています。NTT docomo や au の携帯の中で音声対応の機種があります。また，携帯電話からインターネットの接続も可能なことから，本人にとって必要な情報も取り込むことができるなど，今後，使用価値も高まっていくものと思われます。

モバイルのパソコンなどを使用する場合にも，スマホや携帯電話で接続して，外出先からさまざまな交流もできます。求心性視野狭窄，中心暗点があっても，画面の文字を拡大することで対応することもでき，全盲者でもかなりの機能を使いこなすことができますので，1つのコミュニケーション手段としても有効なものとして生活の中に取り入れることが望まれます。

3 ベル，タイマー時計など

玄関のベルや料理のタイマーなどは，表示の大きいものであるとか，番号が浮き出しているものなどをうまく利用します。スイッチと背景のコントラストがはっきりしているようなものを選ぶと使いやすくて便利です。

計測時間をカウントダウンしてくれるものや，分設定で残り時間をベルで知らせてくれるものなどさまざまなタイプのものがあります。これらのものを使用するにあたっては，本人自身がどこまでの機能を求めているかによって選択する必要がでてきます。

4 コンピュータ（パソコン）

パソコンは，視覚障害者にかなりビッグバン的要素として受け入れられているところがあります。パソコンは，自分が視覚障害であるということを表明しない限り，精神的には非常に楽な道具といえます。例えば，eメールであるとか，インターネットを使うときにも，自分が視覚障害だと言わずに同じように意見を言

うことができ，"心のバリアフリー"が非常に得やすい道具だといえます。

なお，パソコンも，拡大ソフトや音声ソフトを併用することによって楽に使う環境を整えることができます。特に中心暗点のある人は，拡大ソフトなどを使うことによって，一般の使用方法でほぼ確実に使うことができるし，求心性狭窄の人は，拡大ソフトを低倍率で用いるか，もしくはそのソフト自体の拡大をうまく用いることによって楽に使うことができます。

保有視覚を使うことが難しい人や全盲である場合，音声ソフトを使うことによって，より快適なパソコン環境を作ることができます。なお，パソコンでは，基本的に本人が見やすい図と地の関係があります。白黒反転をするとか，黒地に黄色の文字で表すということが簡単にできるので，その意味では，拡大読書器のようなものと同じか，むしろさまざまな図と地のコントラストを選ぶということで，本人にとって使いやすい環境ができれば，かなり楽な道具だといえます。

また最近，ノートパソコンなどが発達し，これがノートや本の代わりになります。携帯することによって情報などをまとめたりできるので，今後伸びてくる道具の1つといえます。そして，原職復帰などでは，パソコンと拡大読書器を用いて仕事環境を整えていくなど，本人自身のニーズに合わせた組み合わせも必要です。

5 ICレコーダー

ICレコーダー自体の機能は，ここ数年飛躍的に高まっています。ICレコーダーの中には，150時間の録音が可能なもの，音声で操作できるものなどができています。簡単な音声メモのみならず，録音したものをパソコンに取り込んで利用するなどのマルチな利用方法が広がっています。保有視覚機能のあるなしにかかわらず，操作性も良く，携帯にも便利なものですので，今後，利用範囲が広がるものと思われます。

J 余暇

1 読書

新聞を読むときや読書に不可欠なものとして拡大鏡（ルーペ）などがありますが，拡大読書器を使わない場合，書見台，照明や拡大鏡をうまく使うことによって，楽な姿勢で長時間読書をすることができます。これらは特に視覚障害者のニーズの高いものといえます。

ロービジョン者を，特に求心性狭窄と中心暗点に関して分けて考えると，求心性狭窄の人は，自分が見ている所を，行替えの際に行飛ばしをしたりして読み落としたりするので，カラー定規やタイポスコープを使い，行送りを失敗しないよ

うにします。さらに眼球運動によって眼の動かし方を会得することで，これらの道具を使わずに楽に読書をすることも可能です。

　中心暗点の場合は，その大きさによりますが，周辺で見るので，かなり拡大することが必要になってきます。拡大率が高いため，拡大鏡を使って長時間読むことは非常な苦痛を伴います。むしろ拡大読書器を自由に使い，自分の見たいポイントからやや暗点をずらし，見やすい所で読む工夫をすれば，十分に読書ができます。あるいは，比較暗点の場合や中心暗点が直径10°以内で視力がある場合は，読みたいものをできるだけ眼に近づけて暗点を小さくした上で読むなどのくふうをすることで，読み速度が変わる場合もあります。

　保有視覚を用いるのが困難な場合は，インターネットで日刊新聞や週刊誌を読む，メールマガジンから情報を得る，ニュースを配信してもらう，ニュースを抽出するソフトを用いる，朗読されたデイジー図書*を聴く，対面朗読をしてもらうなどの方法により，形を変えて楽しむことができます。

2　音楽を聴く

　音楽などを聴くためのオーディオ製品は，さまざまなメーカーからいろいろなタイプのものが発売されていますが，基本的には，スイッチの大きさの違い，印のあるもの，コントラストのハッキリしているもの，操作性の簡単なものなどを，保有視機能を利用したり，触覚を利用して使うことができます。

　電源のON／OFFは色光で確認するので，その位置を覚えておけば，これらのオーディオ製品は自由に使うことができます。なお，最近のオーディオ製品には，たくさんの機能がありますが，あまりにも付加機能が多いような場合には，限定して使うくふうをし，それと同時に自分の買ったオーディオ製品にどのような機能が付いているのかマニュアルを読むことをお勧めします。

　マニュアルは，やはり拡大読書器や拡大鏡で確認しながら読む，またはスキャナーで取り込んで，スクリーンリーダで読ませる，対面朗読，朗読ボランティアにテープで録音してもらったものを聴くなどすることが必要です。スイッチ類も，拡大読書器で拡大して1つひとつ端から確かめていくと，その構造も理解できます。また大きなものなら拡大鏡を使って確認していくことで，ロービジョン者でも対応できます。

　全盲の人に関しては，1つずつ，どこが表面であるかとか，どれがON／OFFか，再生はどれで，録音はどれで，巻き戻しはどれだということがきちんとわかるように，シールをつけるなどのくふうをすることによって容易に扱うことができます。また，樹脂性の凸の印をつけるとか，さまざまなくふうの余地がありま

＊デイジー（DAISY）図書：世界の点字図書館で合意した共通フォーマットでCD-ROMに音声情報を記録している図書。

す。

3 その他

　その他の余暇活動として，視覚障害者であっても例えばキャンプ，釣り，ジョギングなどが考えられます。夜間キャンプは，非常な困難さを伴う場合があります。その場合には，懐中電灯の非常に明るいものを利用することによって十分に楽しむことができます。また，釣りのときに，浮きが見えにくいということであれば，偏光レンズを使って見るとか，浮きの大きなものを選ぶとか，触感覚で"あたり"がわかるような仕掛けを作るなどのくふうをすることによって，十分対応できます。

　また，視覚障害者の中には，マラソンやジョギングが好きな人もいますが，全盲の人の場合，タオルを使って伴走者と走ることが十分に可能です。視覚障害者は，日中に走るときにはまぶしさを感じますので，そのための遮光眼鏡をうまく使い，眼球運動によって自分の走るコースをきちんと先を見て確認するなどのくふうをすることによって十分楽しめます。視覚障害者のゴルフ大会も年々盛んになってきています。

　水泳やヨット，スキューバダイビングなどマリンスポーツも盛んです。ヨットの場合は身体の重心を動かすことで，風を感じればかなり楽にできます。視覚障害者の中には，体感でそれらを感じて楽しむというような人もいます。

　その他，コンサート，観劇，スポーツ観戦なども，座る位置や単眼鏡の使用などにより，楽しむことのできる機会はたくさんあります。多くの視覚障害者は，見えないと楽しめないというイメージをもっていますので，機会があっても参加しないことが多いようです。そんなとき，ちょっと一押ししてあげることで趣味や余暇活動が復活します。

　詩吟，踊りや楽器演奏等も同様です。保有視覚で少し足りない部分をどう援助し，くふうできるかをともに考えていくことで解決策もでてきます。

　このように，それぞれの保有視機能や状況に応じてできることはたくさんあります。また，地域によっては，視覚障害者の団体で，例えばスキー，クロスカントリー，サッカー，ゴルフなどの集まりもありますので，どのようなものがあるかを調べておくことも必要です。

第6章 視覚障害者への年齢別対応

A 乳幼児のロービジョンケア

　視覚障害をもつ子どもはどれぐらいいるかの1つの答えは，2001年の厚生労働省調査です[1]。これによると，身体障害者手帳（視覚障害）保持者は305,800人で，そのうち18歳未満の視覚障害児は4,800人にすぎません。では，視覚障害をもつ子どもがどれぐらい病院に通っているのでしょうか。北九州視覚障害研究会が行った北九州市内19病院眼科での視覚障害者実態調査では，18歳未満の視覚障害児（最良視力が0.3未満の人や身体障害者手帳該当者）は4％とわずかで，病院通院者全体の0.1％でした[2]。その原因眼疾患は**表6-1**のように多彩で，先天異常疾患が主です。7割は知的障害をもつ重複障害児で，視覚障害のみの単独障害児は3割にすぎません。少子高齢化が急速に進むわが国では，眼科を受診する小児の数自体も減少しており，ましてや視覚障害児に対応する機会は極めてまれで，一般の眼科医，視能訓練士や看護師は対応に戸惑いがちです[3]。

　そこで，視覚障害をもつ子どもの対応について，以下の6つのポイントについて述べます。

1 視覚障害をもつ子どもには「ハビリテーション」が必要

　視覚障害をもった子どもに対応するときは，まず「リハビリテーション（rehabilitation）」より，「ハビリテーション（habilitation）」の部分が大きいこと

表6-1　原因眼疾患

・未熟児網膜症	3例	・先天緑内障	1例
・先天白内障	3例	・網脈絡膜萎縮	1例
・網膜色素変性症	2例	・家族性滲出性硝子体網膜症	1例
・小眼球・無眼球	2例	・網膜剥離	1例
・先天眼球振盪	2例	・角膜混濁	1例
・視神経萎縮	1例		

を認識すべきです[4,5]。リハビリテーションは，もともとあった運動や言語能力などが消失した後，訓練などで再度（re-）これらを確立することです。一方，ハビリテーションとは，何もないところから新たにこれらを構築することです。したがって，ハビリテーションとリハビリテーションとは異なる概念ですが，最近眼科領域では，両者を合わせてロービジョンケアと呼んでいます。視覚的経験の乏しい乳幼児や学童児では，中途障害であっても運動や言語発達も遅れていることが多く，ハビリテーションの側面が強いようです。まして，視覚障害をもつ重複障害児ではなおさらハビリテーションが重要です。

2 まず，全身的な発達状況をみよう

視覚障害をもつ子どもは，「見えていないのではないか」「目線が合わない」「視力検査ができなかった」「障害のため全く検査ができませんでした」などを訴えて受診します。

筆者らの外来に来る子どもたちは，すでに多くの眼科を受診している子どもたちか，全身障害のため全く眼科を受診したことのない子どもや大人です。

このような場合，待合室での子どもや家族の様子を注意深く観察し，子どもに母親がどのように接しているかをみます。そして，眼科医，視能訓練士，看護師などが各々の立場から，見え方や日常生活状況などを尋ねます。特に，乳幼児の場合は全身的な発達評価が大切です。移動はもちろん，言葉，食事，排泄や衣服の着脱状況がどのようにされているかは重要です。眼科医療だけではなく，視覚障害による発育への影響を考えてみていく必要があります。しかし，何よりも重要なことは，子どもの可能性を信じ，療育していくことです。この療育という言葉は，医療関係者には馴染みの薄い言葉ですが，高松は，医療と教育や福祉・保健の地域的ネットワークと定義しています[6]。すなわち，医師，看護師，視能訓練士，臨床心理士，ソーシャルワーカーなどの医療関係者と，保育・教育・福祉・保健担当者が緊密な連携のもとに障害のある子どもの成長を育むことです。もちろん，このときも家族，特に母親の深い愛情が鍵になることはいうまでもありません。この療育に眼科医療をつなげるように心がける必要があります。しかし，視覚障害児を取り巻く環境の地域差が大きいのが現実で，地域ネットワークの充実は正に急務です。

3 視力検査には感性が必要

「見えていると思うんですが，眼科に連れて行くと検査ができないと言われます」「はっきり言えませんが何か見ているような気がするんです」「時々目線が合うような気がするんですが」などの訴えに遭遇します。

このような場合，見えている可能性があると考えます。私たちが，子どもや障害者から発信されている合図がわからないだけではないでしょうか。実は，通常

の視力検査は大変難しいものであることを，私たちは再確認すべきです。

　視覚は生来もっている感覚ではなく，経験や訓練によって発達する感覚です。新生児の視力は0.01，生後1か月では0.02，3か月では0.1，6か月では0.2ですが，3歳時にはすでに1.0の視力に達しているといわれています。特に，2～3歳が最も視覚発達において重要な時期だと考えられています。この視覚は網膜視細胞が感じ，網膜神経節細胞の軸索突起が外側膝状体に伝え，その後，後頭葉（第1次視覚野）に運ばれます。認識をつかさどる連合野（頭頂葉：空間視，側頭葉：形態視や色覚），前頭葉や運動中枢および運動器が正常に働き，はじめて可能となる検査がいわゆる「視力検査」です。しかし，どこか1か所でも障害があれば，通常の視力検査は不可能です。それが，受容器である眼の疾患であったり，中枢である後頭葉が障害を受けても同様です。たとえ眼から後頭葉までが正常で第1次視覚野に像が映っていても，認識をつかさどる連合野が障害を受ければ同じように視力検査は不能となります。見えていても「上」だと認識できず，単に視力検査ができないで片付けられてしまいます。

　しかし，最近は，PL法やTeller acuity cardsなどの縞視力表を，乳幼児や障害児・者で行うことがあります。これらの検査は，患児が見ているかを検査員が感じ判断することにより，定量的に評価が可能となります。この場合，検査員や視能訓練士の観察能力が問われます。生後2か月の乳児の視力検査も可能となりました。現在，視覚誘発電位（VEP），事象関連電位（ERP）などの電気生理学検査で，認知レベルまで解明が進んできていますが，やはり観察に勝るものはないと思います。子どもや高齢者，障害者が発する合図を感じ，理解できることは，子育てや介護するものにとっても大きな喜びであり，かつ励みです。

4　眼鏡は世界を広げる大切なもの

　Teller acuity cardsなどでも視力検査ができなかった場合は，他覚的屈折検査が鍵の検査となります。他覚的屈折検査で，最近最も使用されているオートレフラクトメーターが使えない場合，昨今あまりしなくなったレチノスコープによる検査は必要不可欠なものです。北九州市立総合療育センター眼科での障害児に対する検影法による他覚的屈折検査では[7]，ダウン症をはじめとする先天異常群では，40％以上が屈折異常（±6D以上の強度遠視/強度近視および2D以上の乱視）と判断しました。脳性麻痺などの後遺症群でも，30％と有意に多数でした。未熟児網膜症発症群では，屈折異常児が46％と多く，3歳以前から強度近視が目立ちました。

　このように，早期からの他覚的屈折検査は重要な検査で，積極的に眼鏡矯正を行うべきです。私の診察室のテレビでは『アンパンマン』を映しています。視力検査のできない子どもが眼鏡をかけてじっとテレビを見ています。そのとき私は母親に，「彼はテレビを見ているよ，眼鏡をかければきっとお母さんの顔が見え

ているよ」と続けます。「良いことをしたら思い切り頭や顔をなでてあげてください。なでることでメガネがかけやすくなります。そして、悪いことをしたら、怖い顔をしてください」「そうすれば、良いことと悪いことの区別がついてきますよ」と、さらに語り続けます。多くの場合、母親は納得し、子育てに頑張れます。

このようにして眼科医であっても、療育にかかわれる喜びを私は日々感じ、その喜びを眼科スタッフと共有しています。このような眼鏡の効果は、家族へのアンケート調査でも確認できます[8]。眼鏡によって世界を広げることは眼科医療の責務であり、全身障害があろうとなかろうと、視覚障害児に対するロービジョンケアの第一歩は屈折矯正だと確信しています。

5 視覚障害を告げるときは必ずその後のケアについての話もする

視覚障害をもつ子の親の期待は、少しでも見えることであって、視力が必ずしも正常であることではありません。見えていないことが発覚すると、彼らの落胆は計り知れませんので、病態や予後の説明には十分な配慮が必要です。したがって、その後の心理的援助、療育や社会福祉サービスを提示できない場合は、失明の宣言や告知は慎むべきです。しかし家族の協力なしにはハビリテーション/リハビリテーションは不可能で、わかりやすい言葉で時間をかけて説明すべきです。

ただでさえ失明の恐怖に怯えているものに、「将来は見えなくなります」などと単に告げることは、不安のるつぼに落とし入れるのみで、百害あって一利もありません。一度宣告された病名を払拭することはなかなか困難で、失意はいかなるものかを眼科医は考えるべきです。障害児や家族への心のケアを図りながら眼科医療は行われる必要があります。しかし、視覚障害児の抱える問題は医療だけでは決して解決できないのは自明のことです。医療と教育・福祉が互いに垣根を低くし、広範なチームアプローチで、地域的ネットワーク、療育を作ることが重要です。そして、視覚障害児には年齢に応じた包括的ロービジョンケアが要求され、障害児や家族と共に考え、共に悩み、共に歩んでいく姿勢がすべての人に求められています。

6 大切にすべきは家族の愛情と自立心

筆者の経験したすべての症例においても、視覚障害児と家族の関係は複雑で、デリケートです。両親の将来への不安や苦悩は敏感に患児に伝わり、子どもを不安に落とし入れることもあり、家族の愛情（ときに過度の愛情）は過保護に走ることもあります。また、子の親への思いやりが、将来への不安や日々のいじめなどを言葉にできず、頑固に心の奥深くしまってしまう結果をもたらすこともあります。このように親と子の愛情が錯綜しています。このことがロービジョンケアを困難にしている1つの原因かもしれませんが、同時にロービジョンケアが大切

にしなければならないものは，この親と子の深い愛情です。問題解決のため一歩を踏み出そうとする子どもの姿を見て，わが子が視覚障害児であることを実感し，ようやく親は障害受容ができ始めるのではないかと思います。

時折，身体障害者手帳取得の時期はいつがよいかとの問いを受けます。手帳取得の利点や欠点を早い時期から両親には話しますが，しばらくは手続きを放置しておきます。その後しばらくすると子どもは自ら障害と正面から向き合い，解決に立ち向かおうとすることが多く，この姿を見るとたいがいの場合，家族から申請の申し出があります。筆者はそこまで手帳の取得は急がないことにしています。

障害受容と手帳申請とは意味が異なりますが，産業医大病院での18例中1例を除き，17例がロービジョンケア開始時には手帳を持っておらず，そのうち認定できない7例を除けば，10例中7例がその後手帳を取得しました[4]。真の障害受容は大人になってからの社会的・経済的自立ともいわれていますが，まがりなりにも家族と共に自立への第一歩を彼らは踏み出したと考えられます。このように障害児や家族への心のケアを図らなければならないと思います。

B 小児の視覚管理と教育の連携

小児期は視覚が発達し，基本的な機能が確立する時期です。鮮明な網膜像，適切な明るさとコントラストなど，より良好な視覚刺激を確保し維持することは，より良い視機能を獲得するために不可欠です。ロービジョン児がより楽に見ることができるよう視的環境を整えるとともに，視覚発達を促す立場での配慮をします。さらに園や学校との連携の下に補助具の指導を進めます。

1 視覚の管理

1 医学的な管理

疾患の診断や治療に医学的な管理が必要であることは異論がないところと考えます。一方，治療による改善が期待できないときには医療から離れてしまうことがあります。しかし，小児期は眼の状態が変化するときであり，さらに前述のように視機能を発達させるために適切な視覚刺激を確保することが大切な時期です。そのため治療が困難である場合であっても医学的な管理が必要です。

2 視機能評価

視機能の検査には本人の応答にしたがって進める自覚的な検査と，本人の応答を必要としない他覚的な検査がありますが，小児では自覚的な応答が困難な場合があるため，相対的に他覚的な検査が重要となります。一般に補助具の指導や訓練に先立ってこの評価が行われますが，場合によっては時期を変え何回かに分けて検査を進めることもあります。そうした場合は，指導や訓練と視機能評価が併

行することになります．さらに視機能の現状を把握するだけでなく，将来を予測するためにも視機能検査を定期的に実施することは大切です．個々の検査法については別の項で説明されていますので，ここでは小児の視機能評価について事例を示します．

■ 事例

- 初診時年齢：4歳2か月
- 診断名：アッシャー症候群（網膜色素変性症・高度難聴），眼振，両眼高度遠視，間歇性外斜視

通園中の言語訓練施設より訓練に用いる絵カードについて，識別可能な図の大きさを知りたいという希望で受診されました．

眼底やERGなどの検査結果から上記の診断を確認しました．その際，暗室内での様子や母親からの説明も参考にしています．図6-1は事例の眼底写真です[9]．眼振が大きく通常の方法では撮影が困難であったため，スコープからではなく側方から角膜上のリングスリット像を手がかりに撮影を行いました．ERG検査も眼振により基線の動揺がありましたが数回の繰り返しにより，non-recordableであることが確認できました．

屈折検査は調節麻痺剤を用いて行いました．その結果，両眼に等価球面度数（最小錯乱円）で＋9Dから＋10Dの高度遠視が確認され，他覚的な屈折値と矯正視力値をもとに矯正眼鏡が処方されました．矯正視力は両眼とも（0.01）で，両眼視力で（0.02）でした．

視野検査は図2-17（p.52参照）に示すEye Cup Perimeterを用いて行いました．視野図を作成するまでの情報は得られませんでしたが，右眼が各方向とも

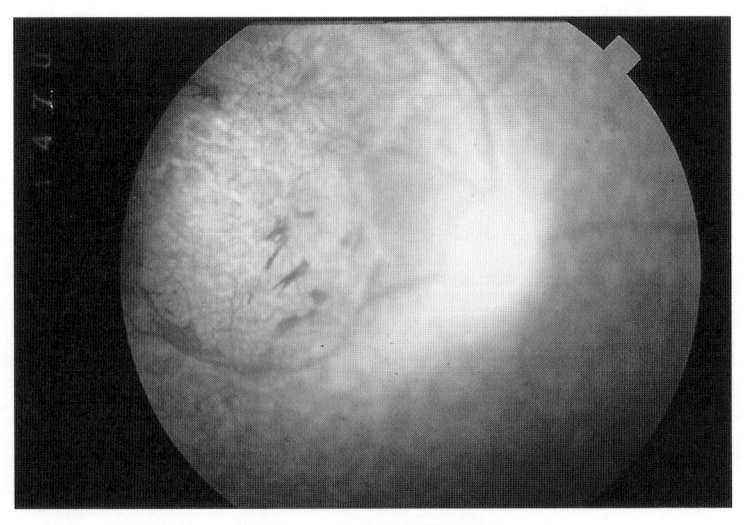

図6-1 事例の眼底写真

60°程度，左眼が同じく40°程度と推定できました。また，眼底写真の所見から中心暗点の存在も推定しています。

実際にどの程度の大きさの図形が見分けられるかについても調べました。丸，三角，四角の図形が識別できることを確認した上で，ランダムな順で図形を提示し，識別可能な大きさとそのときの視距離を計測しました。正確な視距離を測定するためビデオカメラで側方から撮影し，透明なプラスチック板に刻んだ目盛りとともに記録しました。

前述しましたERG検査は眼科における電気生理検査の代表的なもので，網膜機能の評価には大切なものです。特に夜盲症の診断には不可欠です。しかし，散瞳や暗順応の程度，検査時の眼の動きや角膜と電極位置などにより反応波形は変動します。とりわけ検査者の指示に従うことが難しい乳幼児や小児や，眼振などを伴うロービジョン児での検査には十分な注意が必要であり，熟練者が検査にあたることが望まれます。

3 屈折異常の管理

1）視力の発達

視力は生直後より急速に発達し，3歳から4歳ごろに1.0に達します。この視力の発達には網膜の中心窩に鮮明な像が結んでいることが必要です。図6-2は月齢別にみた3,4歳児の裸眼視力の平均値と分散です[10]。3歳児健康診査における視覚スクリーニングの基礎資料作成を目的に筆者らが幼稚園や保育園の園児を対象に測定した結果をまとめたもので，視力検査にはランドルト環を用い検査距離5mで片眼ずつ測定しました。調査目的に合わせ，園児に事前の説明や練習を行うことなく測定した結果をまとめたものですが，3歳3か月ごろまでは比較的急

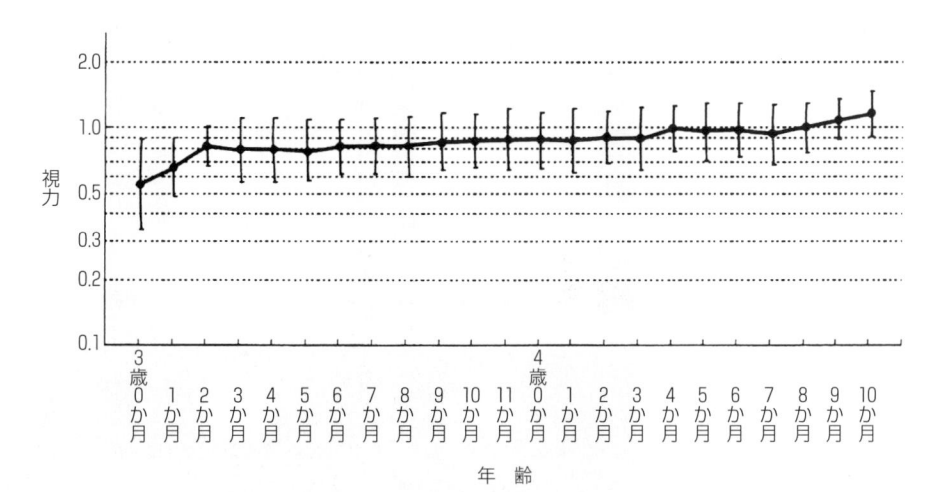

図6-2　正常3,4歳児の月齢ごとの平均視力の推移

激に，その後は緩やかに向上し，4歳ごろに1.0に達していることがわかります。

2）屈折異常の矯正の必要性と効果

　強度の屈折異常，特に遠視や乱視により網膜像が不鮮明になることがあります。図6-3において，正視眼の網膜像をシミュレーションした左端の視力表が鮮明な像を示すのに対し（a），遠視などの網膜像をシミュレーションした中央の視力表では全体として像がぼけた状態（b），乱視の網膜像をシミュレーションした右端の視力表では像が歪んだ状態を示しています（c）。このように網膜像が不鮮明である状態が継続しますと視力発達が不十分となり，屈折異常を矯正しても正常視力が得られない機能弱視となることがあります。両眼ともに強い屈折異常が認められる屈折異常性弱視や，片眼に強い屈折異常があり，その眼が弱視となる不同視性弱視などがその例です。一方，近視は遠方が不鮮明であるのに対し近方は比較的鮮明な像が得られることが多く，一般に機能弱視にはなりにくい特徴があります。

　また，常に斜視の状態である恒常性の斜視で，斜視眼が固定されていますと，その斜視眼の中心窩には対象の像が結びません。そのため，視力の発達が未熟となり，いわゆる斜視弱視となることがあります。こうした弱視の治療には矯正眼鏡を装用して鮮明な網膜像を作ることが不可欠です。

　視機能が発達する乳幼児期から小児期では，器質的な疾患により正常な視力の獲得が困難な場合でも，視覚発達を促しより良好な視力を得るために屈折異常の矯正は必要です。

3）屈折異常と弱視レンズ

　弱視レンズは原則として屈折異常を矯正した状態で使用します。未矯正の屈折異常があると実際の拡大率が表示された倍率と異なったり，卓上型の拡大鏡では

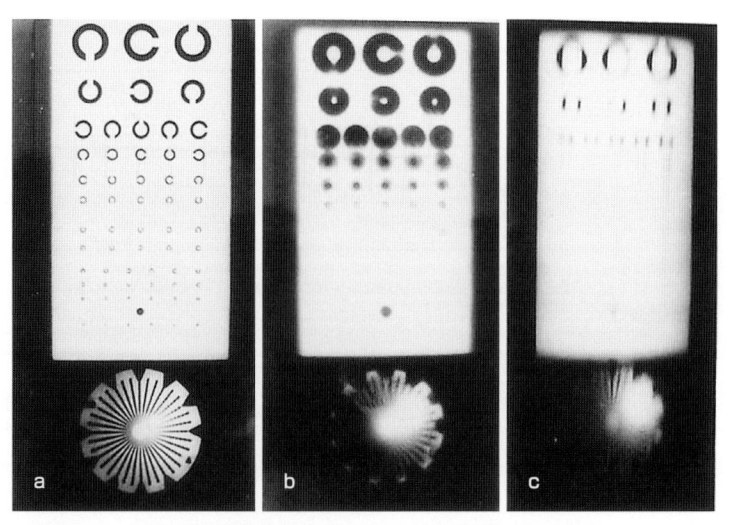

図6-3　屈折異常による視力表の見え方の例

鮮明な像が得られなかったりします。特に乱視は調節力や弱視レンズの調整によっても補正できないため眼鏡により矯正することが必要となります。

一方，近視は光学的に近距離を見るのに適した眼で，接近視が容易になります。こうした場合は低矯正の眼鏡にすることもあります。視覚管理と生活の利便を考慮して選択します。

4 羞明（まぶしさ）の軽減

1）帽子，サンバイザーなどの利用

羞明を軽減しコントラストを改善することはロービジョン児が楽に見える環境を整える上で大切です。小児では羞明を訴えないことがありますが，明所での様子や白黒反転表示の効果の有無，さらには診断名からも想定します。

明るい戸外は羞明の強い場面ですが，つばの広い帽子や簡易カラーフィルターが付いたサンバイザーなどが有効です。ロービジョン児の好みも取り入れたものを選択することで装用することへの抵抗感も少なくなるようです。本人の評価を聞くだけでなく，眼を細める程度の差を比較するなど周囲が観察して効果を判定します。

2）遮光眼鏡などの利用

羞明を軽減する効果のあるものには，遮光レンズ，カラーレンズ（サングラス），偏光レンズ，調光レンズなどがあります。通常は眼鏡型ですが，カラーフィルターについてはコンタクトレンズでの利用もあります。

遮光レンズはまぶしさの原因となる短波長側の光を選択的に吸収することで羞明を軽減するとともに明るさの低下を防ぎ，コントラストの改善を行うレンズです。**カラー口絵，図8**は簡易分光器で遮光レンズの特性を見たものです。上段は遮光レンズを用いないときのスペクトル，下段は遮光レンズの1つである東海光学のYLを通したときのスペクトルです。波長の短い青の光がカットされているのに対し，波長の長い緑から赤の光は変わっていないことがわかります。

サングラスと一般に呼ばれているものにはさまざまなものがあります。眼内に入る光量を減少させることでまぶしさを軽減していますが，波長特性をもつものもあります。

偏光レンズは反射光のまぶしさを除くのに効果があります。また2枚の偏光レンズを重ね，軸の角度を変化させることで光の透過量を調整できます。

調光レンズは外界の明るさに応じて着色の程度が変化するレンズです。明所では濃く着色してサングラスと同様の機能を果たしまぶしさを減らしますが，暗所では透明になり透過量を増し，暗くなりすぎるのを防ぎます。

こうしたレンズを指導する際には，明るいところで試用を行い，ロービジョン児の瞼裂が開くなどの具体的な変化を観察してその有効性を評価します。明るいところでは眼を細めていたのですが，遮光レンズなどを装用することで瞼裂が開

いている場合には効果があると判断できます。

遮光眼鏡などの指導にあたってはロービジョン児の心理面を十分に配慮することが必要です。

3）環境の整備

部屋全体を考えた環境の整備としては，窓にカーテンを設ける，教室では窓側の席を避けるなどがあります。個人単位では拡大読書器の白黒反転を利用する，スタンドの明かりが直接眼に入らないようにする，などが考えられます。このような配慮をすることでロービジョン児が見やすい環境を整えます。

2 補助具の導入

補助具を使用するには，見たいというロービジョン児の意欲と補助具を使う手技の習得が必要です。一般に学齢前ころよりこうした訓練は可能となりますが，それ以前ではすぐに補助具の訓練に入るのではなく，接近視などから始めます。補助具指導の手順や訓練の速度はロービジョン児の年齢や意欲によりさまざまです。事例に合わせて導入までのプログラムを作成します。

1 接近視で見せる

対象との視距離を短くすることは網膜像を拡大することと同じで，接近視は最も容易で有効な網膜像の拡大法です。これにより文字などの読み取りができれば，この場面での補助具は必要がないことになります。屈折異常の種類や程度，調節力の有無や程度により接近視の可否やその視距離が決まりますが，危険が伴わなければ有効な方法です。

1）椅子や机の高さの調整と書見台の利用

接近視をする際の問題点は過度にうつむきがちになる姿勢にあります。姿勢が悪くなることや照明を遮ることで手元が暗くなることです。うつむく程度を少なくし姿勢を自然に保ちながら視距離を短くする方法としては，相対的に机を高くする方法があります。姿勢が崩れない範囲で椅子を低くすることでも同じ効果があります。照明を遮ることが少なくなります。

書見台の利用で接近視が楽にでき，姿勢も保たれることがあります。作業に十分な広さをもち，ロービジョン児が体重をかけても変形しない丈夫なものを選択します。

2）文字の大きさの確認

識別可能な文字の大きさは視力から推定できますが，実際の文字や図形でも確認します。逆に視距離と識別できた文字や図形の大きさから視力を推定することも可能です。これによりどの程度の大きさの文字まで接近視により読み分けられるかが判断できます。接近視のみで読めているのか，あるいは大活字が必要であるかを判断します。

なお，読速度が最も高い文字の大きさや，本人が見やすいと感じる文字の大きさは識別できる文字の最小サイズとは異なります。

2 拡大して見せる

対象の文字サイズが小さく，接近視だけでは識別しにくいか，識別できても読速度が遅くて実際には困難であるときは文字サイズを拡大します。どの程度まで拡大するかはリーディングチャートによる検査が参考になります。

拡大する方法としては手書き，拡大コピーなどが一般的です。大活字本を利用する方法もありますが種類がまだ少なく，入手法も限られているのが実情です。拡大読書器やパソコンなども拡大像の提示に利用されています。

3 コントラストの良いものを見せる

コントラストに高い組み合わせを考えて提示することも見やすくする上で大切です。学習に関していえば，濃い鉛筆やボールペンの利用やマス目のはっきりとしたノートを選ぶこともこの例です。文字がマス目に正しく入らないのを，視力に比べマス目が小さいためとみなすことがありますが，しばしばマス目の線の色が薄く識別されにくいためということがあります。マス目をボールペンでなぞり，黒い線にすることでロービジョン児にも見やすくなり，文字をマス目に入れることが容易になります。筆記具や定規などの文具の選択にあたり，コントラストを考慮することでロービジョン児の負担を軽くすることができると考えられます。

4 簡単な補助具の導入

1）卓上式の拡大鏡

操作が最も容易な光学的な補助具に卓上式の拡大鏡があります。使用に際しては屈折異常や調節力を考慮します。ロービジョン児が興味をもつ材料を使い，見たいという意欲を活用することが有効です。姿勢がうつむきがちになるようであれば，書見台の利用も考えます。本やプリントが十分載せられる丈夫な板に軽い傾斜をつけて利用することも1つの方法です。

2）拡大読書器の利用

拡大読書器は容易に高倍率が得られることと，白黒反転が得られることが特徴です。いずれも重度の視覚障害があるときには有効な機能です。年少のため拡大読書器の操作が自分でできない段階でも，両親など周囲が操作し画面の拡大像を見せることができます。絵本などは比較的低い倍率で，できるだけ全体像を見せる工夫も必要です。

3）オペラグラスの利用

低価格のオペラグラスは倍率が2倍程度のものが多くまた視野も狭いため，実用性があるのは比較的視力の良いロービジョン児が補助的に使用する場合などに

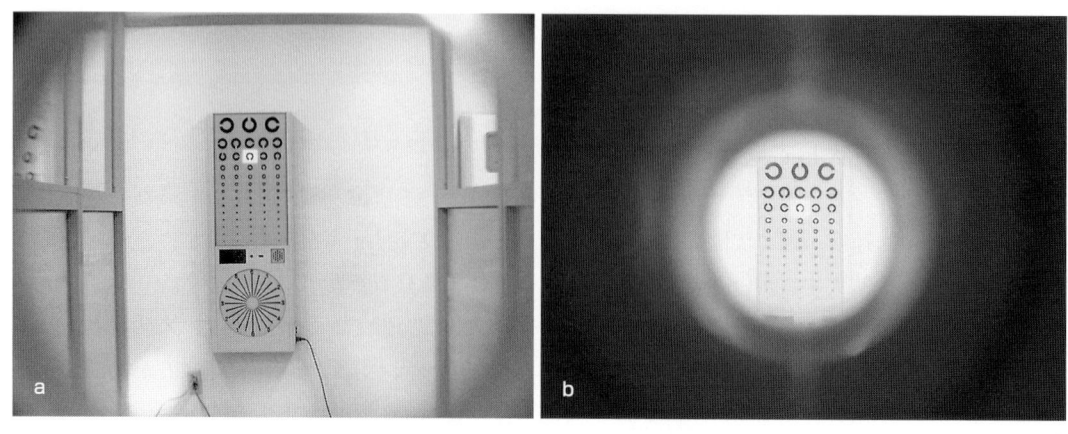

図6-4　弱視眼鏡とオペラグラスの視界の比較

限られます。図6-4の左（a）は弱視眼鏡（1.8倍ツァイス社製）を用いて5m先の視力表を見たときの視界です。右（b）は同じ条件下で2倍のオペラグラスを用いて得られた視界です。このように同倍率の弱視眼鏡と比べてもその視界が狭いことがわかります。一方，低価格で広く市販されているため入手しやすいこと，固定焦点のものが多くピント合わせの手間が不要であることなどは利点です。

このオペラグラスは単眼鏡の導入に利用できます。小児で単眼鏡の操作が困難である場合，オペラグラスを使うことで中間距離にある対象を視界の中にとらえる訓練ができます。

実際にどのような手順で補助具を導入するかは個々のケースで異なるのは当然です。ロービジョン児の課題の内容と緊急度を中心に，意欲や年齢，視機能の状態さらには保有視覚の活用状態や補助具活用の習熟度などを考慮し，実際の指導や訓練を進めます。

3 関係機関との連携

1 連携の必要性

ロービジョン児ができるだけ望ましい環境で生活し，あるいは教育を受けるために，関係する教育，医療および福祉の各機関が相互に連携することが必要です。ロービジョン児にかかわるさまざまな機関，職種が必要に応じて柔軟に連携することで，実際のロービジョンサービスが進められると考えます。

2 教育機関との連携の必要性と事例

ロービジョン児とかかわりの多い教育機関は盲学校，弱視学級と通常学級です。医療機関が学校より依頼されるおもなことがらは疾患や視機能の説明，補助具指導および学校生活で注意することなどです。一方，医療機関が学校に期待することは学校での日常の様子や矯正眼鏡や補助具の使用状況に関する情報の提供です。

図 6-5, 6 は盲学校から提供された文書の例です。眼科で指導している補助具について盲学校にて評価された結果の一部です。こうした情報は適切な補助具指導にきわめて有効です。

■事例

- 初診時年齢：7 歳
- 診断名：両）第 1 次硝子体過形成遺残，眼振，近視性乱視

事例は盲学校の在籍児する生徒です。保健所の 4 か月健診で眼振を疑われ眼科を受診しました。高度の視力障害を指摘され盲学校に入学しました。時折予想以上に見えているような様子に気づいた担任教員よりすすめられ視機能評価を希望して受診されました。

年　月　日（　曜日）

教育相談から現在までに行った検査の結果を同封します。

- 平仮名最小可読文字

  補助具なしで 6P までほぼ読めた。

- 漢字最小可読文字

  補助具なしでは，10.5P までは読める。8〜9P では，一部読めない。7P では読めない。ウィナー 5 倍の拡大鏡（ルーペ）を使うと，6P までだいたい読める。

  ※漢字は読めない字が多かったため，1 週間練習して読めるようにしてから実施した。

- 文字サイズと読書効果

  16P 以上の文字サイズでは，読速度はそれほど変わらない（14P の大きさになると読速度が低下する）。視野の関係か，縦書きになると読速度が低下する。全体的に誤読（拗音，促音，濁音，半濁音が特に多い）が多く，行をとばすことも多かった。＜視力のわりに，誤読などが多いようです。読み慣れていないかな？＞

- 授業での様子
  - デスクルーペは，使うようにいえば使うそうですが，自分からはなかなか使わないようです。
  - 本読みでも，拗音・濁音などの誤読が多いようです。既習の漢字で覚えていない字が多いようです。本読みもスムーズな読み方はできないようです。
  - 筆圧が弱く，4B の鉛筆を使っていました。もち方などの指導をして，2B が使えるようにしたいと思います。

○○盲学校

図 6-5　連絡用文書（例）

読書効率検査記録表

小学部(学校)　　年　氏名(　　　　　)
実施年月日　　年　月　日

◎検査結果記録

評価カードの種類 文字サイズ,平・漢別,字体,体裁	レンズ 有・無	30秒間読字数			1分間(換算)読字数				備考 使用レンズ,その他
		1回	2回	3回	1回	2回	3回	平均	
平仮名・明朝・横		( )	( )	( )	( )	( )	( )		
14P	無	( )	( )	( )	98(1)	104(2)	95(1)	99(1)	
16P	〃	( )	( )	( )	101(2)	115(2)	107(2)	108(2)	
18P	〃	( )	( )	( )	105(5)	82(1)	118(2)	102(3)	
20P	〃	( )	( )	( )	96(1)	116(1)	116(1)	109(1)	
					121(0)	112(0)	101(4)	111(1)	
		( )	( )	( )	( )	( )	( )	( )	
		( )	( )	( )	( )	( )	( )	( )	
		( )	( )	( )	( )	( )	( )	( )	

※( )内の数字は，誤読字数。

◎検査結果より

・文字サイズは，14Pになると読速度が低下し，16P以上ではだいたい同程度の読速度。
・縦書きでは，読速度が低下する。本人も読みにくいと言っていた。
・拗音や促音，濁音，半濁音の誤読や行とばしが多い。誤読については，18P以下で多いが全般的にもみられる。本人も小さい字(ゃ，ゅ，ょ)や点・丸が読みにくいと言っていた。
・ゴシック体(22P)では，特に読速度の向上はみられなかったが，124字の最高字数を読んでいる。

図6-6　連絡用文書（例）

　矯正視力は視力の良い左眼で0.2でしたが，視方向を大きく回すことで0.5程度まで識別できる部位がありました。本人と家族の了解を得て，両親と盲学校教員，担当医師，視能訓練士が集まり情報を共有し意見を交換しました。当初はそのまま経過を観察していましたが，視機能が良好であるため通常の小学校への転校が適当と判断され，盲学校は転校準備のための交流教育と転校後の継続的な指導を実施され，眼科では視覚補助具の指導と定期的な経過観察を担当しました。
　この事例では盲学校教諭がキーパーソンの役割を担われ，連絡を積極的に進められました。こうした経験を重ねる中で連携が形成されていくと考えます。

3 情報提供の方法

　連携は関係機関相互間の情報提供でもあります。正確な情報が円滑に提供されることが重要です。
　最も基本となるのが紹介書や回答書に代表される文書による方法です。伝達途中の情報の変化がないこと，繰り返し確認できること，記録として保存できることなどの利点があります。さらに本人あるいは両親を通して文書の交換をするこ

とで守秘義務も保持されます。注意としては他職種に理解される文書でなければならないことです。

関係者が同席して意見交換を行うことは相互理解にきわめて有効な方法です。さきの事例でもこうした機会をもつことで理解が深まりました。時間や場所の調整など困難もありますが，状況によっては必要な方法であると考えます。

電話による連絡は即時的で相互に確認ができる便利な方法です。しかし，記録が残しにくいこともあり補足的な説明や事務的な連絡にとどめています。その他にFaxや電子メールがありますが，プライバシーの保護や誤送信に十分注意する必要があります。

4 連携に際しての留意点

本人および両親の意思と希望に沿って連携が進められなければならないことは当然ですが，関係が緊密であるほど専門職間で連絡などを進めてしまう恐れがあります。職種間で連絡する際には，本人や両親にどのような内容をどこに伝えるかを説明し了解を得ることを手順にすることが必要です。

守秘義務を遵守することも連携について留意しなければならない点です。例えば関係者より電話などによる問い合わせを受けたとき，緊急あるいは守秘義務にかかわらない軽微なことを除いては即答せず，担当医への報告とその指示および本人および家族の了解を得てから回答することです。やや煩雑の印象がありますが，特に本人や家族の信頼を得るためにも大切です。

記録の作成も重要です。関係者が情報を共有し，いつでも確認できることは一貫したロービジョンサービスの提供に不可欠です。

今後の連携のあり方としては従来の連携に加え，ボランティアも含めたより広い関係職種がロービジョン児の必要に応じて柔軟に対応できることが期待されます。

C 学童期（含就学前）のロービジョンケア

ロービジョン児は自分の見えにくさや不自由について表現することが困難です。また本人の応答を必要とする自覚的な視機能検査にも，年齢によっては限界があります。こうした場合，眼科的な所見と本人の行動から，見えにくさを推定する必要があります。ロービジョン児へのケアの目的は，「見やすい環境条件を整備して明確に見せる」[11,12]ことにあります。

1 ロービジョン児の就学

学校教育における視覚障害の範囲と教育措置は学校教育法施行令に示されています（表2-3，p.92参照）。

これによれば，両眼の視力がおおむね0.3未満の者，または視力以外の視機能障害が高度の者のうち，拡大鏡などを使用しても通常の文字や図形などの視覚による認識が不可能または著しく困難な程度の者は盲学校への就学が適当としています。同施行令は2002年に一部改正が行われ，それまであった点字使用の可能性や0.1の基準が削除され，逆に拡大鏡などの使用が明記されました。

実際の就学にあたっては視力以外の視機能にも配慮しながら，両親の希望をもとに関係者の間で協議されることになりますが，従来に比べ就学の指導はより柔軟になります。

特に，上記の基準に当てはまる障害の状況であっても，「小学校又は中学校において適切な教育を受けることができる特別な事情がある」と（教育委員会が）認める場合には，「認定就学者」として就学できることが明記されています。

このことから，これまでも通常の学級にもロービジョン児は在籍していましたが，今後その在籍数は増加すると思われます。

通常の学級に就学するロービジョン児の支援については，法令に認定就学者が明記されたことにより，今まで以上に，盲学校などからの支援体制をきめ細かく整備していくことが可能になります。

今後は補助具の指導などの専門的なロービジョンサービスについて，個別の支援計画を作成するために本人や保護者の希望を踏まえながら，医療機関と教育機関がどのように役割分担を行ったらよいか，教育分野のスタッフを交えて協議していくことが可能になります。

2　学童期にあるロービジョン児の困難とその改善

1 就学校選択の難しさへの対応

ロービジョン児の両親にとって最適な就学校を選択することは難しい課題です。前述のようにロービジョン児の就学については，就学相談において保護者と関係者の協議によって決められているのが実情です。どの学校を選択するかはロービジョン児自身と保護者の判断ですが，それにあたってはあとで述べる情報提供と併せて，盲学校や弱視学級を自身の目で見てくることが大切でかつ有用なことであると考えています。

最近では，盲学校の乳幼児教育相談に訪れたり，幼稚部に通って指導を受けたりするロービジョン児も増え，盲学校は必ずしも遠い存在ではなくなっていると思いますが，訪れたことがない方にはぜひ一度見学していただきたいと思います。

近年，特別支援教育に向けて，盲学校は大きく様変わりしています。盲学校は地域の視覚障害教育のセンターとしての役割を担っていますので，盲学校への入学相談はもちろんですが，盲学校の入学を希望しない場合にも，相談に応じてもらうことができます。例えば，地域の幼稚園・保育園・小学校・中学校に通わせたいのだが，どのような支援を行ってもらえるだろうか，という視点でも，相談

を申し込むことができます。

多くの盲学校はこうした教育相談の日や担当者が決まっておりますので，事前に連絡をとられれば盲学校も十分な対応ができます。

また，盲学校によっては，夏休みなどに，盲学校の施設・設備を使った体験学習の日を企画するところも増えてきました。保護者の見学・相談だけでなく，できればお子さんを連れて，ロービジョンに配慮された活動を経験するのも，貴重な判断材料になります。具体的に体験することにより，ロービジョン児が教育活動の場面で，具体的にどのような支援を必要としているのか，よく分かるのです。そして，こうしたことから保護者の判断がより確かなものになると思います。

2 視機能評価の難しさへの対応

ロービジョン児の見え方を他者が理解することは難しいことです。自覚的な視機能検査に限界があり，自分の見え方の特徴を表現することが困難な年少児であればなおさらです。こうしたロービジョン児の視機能評価には，眼科検査の所見と行動観察が重要です。可能な視機能検査の結果によっても確認をしていきます。補助具の実用性についてもロービジョン児の症状が改善されることや，本人が自分からそれを利用することで確認できます。

また，就学にあたっては，「学校」という新しい環境の中で，どのような見え方になるかを本人が自覚し，保護者，学校，医療機関がそれぞれに把握していくことも必要です。例えば，「黒板を見る」「(教室に設置された)テレビを(自分の席から)見る」といった活動は，就学後，教室で学習活動が始まって初めて分かることですが，学校生活にはこのような活動が多くあり，困難をきわめます。

こうした見え方の特徴や困難さを，できれば就学前の体験入学などで把握し，入学に備えて医療機関と学校が連携し，より有効なロービジョンケアを実現していくことが大切です。

3 見えにくさを周囲に理解してもらうことの難しさへの対応

小・中学校に在籍するロービジョン児は，その見えにくさを，教員や同級生など周囲に理解してもらうことがしばしば困難です。

教科書を目のすぐ近くにもってきて読むこと，明るすぎると逆に見えにくくなること，眼鏡をかけていても低視力であること，離れた所を見分けることが難しいことなど，ロービジョン児に初めて接する教員や同級生には理解しにくいことがあります。両親が教員に見え方の特徴を説明しておくことや，教員が本人から見え方を聞いて確かめることなどが必要です。

その際，本人の心理面を十分に配慮することはいうまでもありません。もし可能であれば，準備を整えたうえで，弱視擬似体験をクラスで行うことも効果があります。筆者の自験例に，普通高校に在籍したケースがあります。周囲の理解が

得られず孤立する中で拒食症にもなりましたが，盲学校教諭の援助などで学級の生徒に弱視擬似体験を実施したところ，同級生からさまざまな反応がみられ，友人関係が改善されました。

■4 学習の困難さへの対応

全教科を通していえますが，小・中学校に在籍するロービジョン児には，文字の読み書きをはじめ，図形や図版，実験や観察など，学習の困難さがあります。これに対しては教材や教具を工夫するとともに，補助具の活用や環境の整備を進めることが必要で，楽に見ることができるようにすることが目標になります。

また，ロービジョン児はものを見て理解するには，補助具を活用したり目を近づけて見るために時間がかかります。ロービジョン児が小中学校での学習に参加していくときには，この「学習スピード」について行くことの困難さが課題となっています。

学習活動におけるロービジョンケアを行っていくときには，1つひとつの教材が確実に見えるように支援していくことも大切ですが，一方で見ることだけでなく，授業の流れに取り残されないように，効率よく学習していくノウハウを身に付けさせていくことも大切です。

■5 日常生活の困難さへの対応

就学したロービジョン児はそれ以前に比べ広い環境の中で自立して行動することになります。それまであった保護者の援助も通常少なくなります。通学から日常生活行動まで安全を確保しながらさまざまな経験を積んでいくことで，社会の中で行動していく能力を高めていくことになります。

また，友達との交流の中で，たくましさを身に付け，友達に援助依頼ができるようになったり，いろいろな友達とともに活動する機会を増やしていくことも行動範囲を広げていくことにつながります。

③ ロービジョン児のケアの実際

■1 医学的な管理

疾病の管理とともに屈折異常を適切に矯正することが重要です。視覚の発達からみると，就学前から学童期はその完成期にあたります。屈折異常を矯正し，より鮮明な像を網膜に結像させることにより，ロービジョン児の視覚発達を促し，その後の補助具の使用もより円滑にすることができます。

幼少児での屈折の評価には，調節麻痺剤を用いた他覚的な屈折検査が必須です。自覚的な屈折検査が可能なものは併せて実施します。医学的弱視（機能弱視）の原因となるような屈折異常があるときは，原則として完全矯正を行います。特に屈折異常弱視の主因である遠視や乱視は，正しく矯正する必要があります。一方，

近視は近距離を見るには有利な屈折状態の目であり，屈折異常弱視になることは少ないといわれています．この場合には近距離から中間距離での見え方に配慮した屈折矯正が適当です．

2 補助具の選択と指導

　補助具は，ロービジョン児の視覚的能力障害，すなわち，見ることの困難さを補い軽減しようとするものです．そのため，どのような困難があるかを具体的かつ的確に把握することから始めます．例えば，教科書の読み取りについてみる場合，「教科書の字は読めますか」とだけ聞くなら，「読める」という答えが返ってくることが多いと思います．ふり仮名が読めるか，画数の多い漢字を識別できているか，算数の＋と÷を見間違えることはないか，分度器や定規の目盛りは読み取れるかなど，具体的に確認していく中でロービジョン児の見えにくさが明らかになってきます．本人が自覚できないこともあり，家族や担任教員などからロービジョン児の様子を聞き取ることも大切です．

　十分聞き取った結果，特に不自由がなければ，その時点で強いて補助具の指導に入る必要はありません．就学前から低学年のロービジョン児の場合，最大視認力が0.5程度あり，教科書などを読むことができ，特に不自由がなければ補助具の指導を保留し，しばらく様子をみることもあります．このような場合でも，補助具を用いた見え方を一通り体験してもらい，その上で必要かどうかを判断してもらうことが大切です．

　ただ，ロービジョン児が，補助具を学習活動の中で上手に使いこなせるようになるには，しばらく指導の期間が必要なため，近い将来，補助具が必要になるだろうと予測される場合には，少しずつ指導を行っていくことがよいかもしれません．

1）まずは近用光学的補助具から

　どの補助具から指導を始めるかはロービジョン児の課題によりますが，近用のものから始めることが多いと思われます．

　初めて使う近用の光学的補助具で使いやすいのは，卓上式の拡大鏡です．3～4倍の低倍率のものを使って，ロービジョン児の興味のあるものを見せるようなことで導入していきます．指導に使う材料は，ロービジョン児の視機能を考慮して選択しますが，本人の本や好きな図鑑を使うのもよい方法です．時にはコミックやゲームの攻略本を使うこともあります．本人が見たい，読みたいと思う材料が導入に適しています．対象の大きさとしては，接近視だけでは細部が見分けられないが，拡大鏡があれば識別できる文字や絵を選択します．最初は1週間程度の期間，指導者や親がついて指導し，文字や興味のある絵の細かい部分を卓上式拡大鏡で確認させることを繰り返します．その後は身近に卓上式拡大鏡を置くだけにしてさりげなく観察します．ロービジョン児が，自分から拡大鏡を取って字や

絵を見る行動があれば，最初の導入ができたと考えられます。

卓上式拡大鏡を平机で使用すると，深くうつむくことになります。姿勢が悪く窮屈であるだけでなく，手元が暗くなります。そうした場合は，書見台を利用することで改善ができます。また，椅子の高さを調整して机をやや高目にすることである程度の改善は可能です。

照明についても配慮することが必要です。顔と本との間に照明が入れられる器具を選択し，直接光や反射光にも配慮して位置を決めます。倍率が高く視野が暗くなりがちな場合は，ライト付きの拡大鏡も試用してみます。

就学前から低学年の間は，この卓上式拡大鏡を中心に指導していきます。また，比較的視機能の良好なロービジョン児の場合，近見は卓上式拡大鏡だけで対応できる場合もあります。

手持ち式拡大鏡（虫眼鏡，ルーペ）は，低倍率から高倍率まで種類が多く，さらに携帯性に優れています。さらに卓上式拡大鏡が適さない厚い本の綴じ目付近の拡大もできますし，慣れれば長時間の使用も可能です。このように利点が多い補助具ですが，レンズの位置や対象との距離を正しく維持するなど，習熟が必要です。そのため手持ち式拡大鏡が使えるのはやや年齢が進んでからになります。

指導にあたっては，レンズの裏表があればまずそれを明示します。ロービジョン児がどの位置に拡大鏡を持つかを決め，それに合った向きにマークなどを付けるとわかりやすくなります。視野の広さを考え，眼前にレンズを持つことを第1選択としますが，操作が難しい場合は対象に近づける方法でも使えます。また，手が震えたりする場合も，レンズを本に近づけ，指で本との距離を維持させると使いやすい場合があります。レンズによっては使用する位置，距離が示されているものもあります。その場合はまずその指示に従って指導します。いずれもロービジョン児の様子を観察し柔軟に指導することが大切です。

2）中距離から遠見用の補助具は，小学校中・高学年になって使う

中距離から遠見用の補助具としては，単眼鏡あるいは双眼鏡がありますが，一般に就学前の小児には操作が困難です。多くは小学校中・高学年ころから使用できるようになります。それまでは板書が見えないときは前に出るなどの指導をしたり，あるいは，使い方が簡単なオペラグラスを使わせたりします。

単眼鏡の指導にあたっては，対象を正しくとらえること，対象に焦点を合わせること，を十分に指導します。対象の把握については，まず対象の位置を確認してから単眼鏡を向けることを練習します。対象の位置関係を十分に知っている自宅の部屋で決まった位置に座らせ，カレンダーなど室内のいくつかの対象を単眼鏡でとらえるのも導入として利用できます。その際，確実にとらえていることを確認するため，テレビの画面やカレンダーの数字を言わせます。教室の板書などでは黒板の角など決まった位置からトレースすることから始めることもあります。

対象に焦点を合わせることも困難な課題です。同じ対象に対して繰り返し焦点

を合わせ，単眼鏡筒の位置の再現性をみることは一番簡単な確認法です。指導者の眼にロービジョン児と同じ屈折を検眼レンズなどで作り，ロービジョン児が対象に合わせた状態を点検することや，理論的に期待できる視力値が出ることを確認することで，焦点が合っているかを評価します。ロービジョン児が自分で焦点を合わせることが困難である場合は，対象との距離を確認した上で，それに合った位置に単眼鏡筒をテープなどで固定することも一時的には必要です。

単眼鏡の倍率はロービジョン児の視力をもとに選択しますが，最も広く使われているのは6～8倍です。視力がよい場合は4倍程度も使われています。10倍以上では単眼鏡が重くなること，焦点深度がさらに狭くなること，視野が狭くなること，わずかな手ぶれで視野が動いてしまうことなどで，ロービジョン児には使用が困難な場合が多いと思われます。一方，4倍未満の低倍率のものは，見え方に不満があって高倍率のものに移っていくことがしばしばあります。本人の視力とともにこのような傾向も考慮して倍率の選択を進めます。

3）光学的補助具の選択は実用性を重視

光学的補助具を選択する際には，実用性があることを確認することが大切です。できれば試用の補助具を貸し出し，家庭や学校で使ってみることが望ましく，使えない補助具を作ってしまうことを防ぐことができます。使用に際しては2～3個の補助具を貸し出し，比較しながら使うと評価がしやすくなります。

4）拡大教材

拡大教材のうちで，広く使われているのは大活字の拡大教科書です。拡大教科書は，盲学校の中のロービジョン児用の教科書として，1992年度から作成され，全国の盲学校および弱視学級で活用されてきました。現在，盲学校で採択している原典教科書について，国語，算数・数学，社会，理科の拡大教科書が出版されています。2004年4月1日には，文部科学省より「視覚に障害のある児童生徒に対する『拡大教科書』の無償給与について」（16文科初第46号）により，盲学校や弱視学級の児童生徒だけでなく，小・中学校に在籍する児童生徒にも必要に応じてこの拡大教科書を無償給与できることが通知されました。また，この拡大教科書は盲学校が採択した検定教科書であるため，その他の教科書を使用している小・中学校では，拡大写本のボランティアなどが作成したものもその対象になるとされています。

その他の教材についても，各地のボランティア団体が手書きあるいはパソコンにより作成しています。また，富士ゼロックス社では教科書の拡大カラーコピーをロービジョン児に提供しています。その他，点友会やどらねこ工房などのボランティア団体から辞書，漢字ドリル，地図などの教材が出されています。

教材作成には，拡大コピーが便利です。拡大コピーの場合，文字だけでなく文字の間隔も広がってしまう欠点がありますが，行間や記入欄も大きくなり，学童には利点となります。よりよい拡大教材を作成するためには，拡大教科書の編集

を手がけた国立特殊教育総合研究所が編集した『拡大教科書作成マニュアル』が，ジアース教育新社から出版されています。

　大活字本は光学的な視覚補助具なしに使えることが最大の利点ですが，入手先が限られること，種類が少ないこと，かさばること，比較的高価であること，などの弱点もあります。適切な拡大をされたものを場面に応じて使い分けることになります。

　タイポスコープ（リーディングスリット）も簡単で利用範囲が広いものです。羞明があって本の反射がじゃまになる場合や行を取り違えるときなどに有効です。また，羞明がある場合には黄色のセロファンを対象の上に載せることで，まぶしさの低減とコントラストの改善が得られ，見やすくなることがあります。しかし，面倒なためか学童でこのセロファンを実際に使っている例は経験していません。

5）拡大読書器

　拡大読書器は容易に高倍率が得られる機器でロービジョン児に有用な補助具です。拡大読書器にはいくつかのタイプがありますが，学童には据え置き型で，カラーの自動焦点型を第1選択としています。形や絵の全体が観察できることも必要で，低倍率が可能なものや広いモニタを選択する場合もあります。テーブルの操作や筆記法など拡大読書器の操作を指導した上で使いますが，本人に負担にならないよう指導は急がず，できる範囲で利用させる配慮も必要です。

　拡大読書器は，黒板も見える遠近両用型や羞明がある場合に白黒反転ができることなど，機能が充実してきたために，最近は，通常の学級に拡大読書器を導入する事例も増えてきています。しかし，テレビ型については，かなりのスペースを必要とすることから，壁際など設置場所が固定されてしまい，それに伴ってロービジョン児の座席や学習活動が制限されてしまうことがあります。このように，ロービジョン児の，通常の学級の中での学習活動全体を考えると，拡大読書器の通常の学級への導入は必ずしも有効ではないという報告もありますので，その点に留意して補助具を選択する必要があります。

3 心理面への配慮

1）見え方の理解

　ロービジョン児が家族や学級の一員として快適に生活するためには，自分が理解され受け入れられていることを実感できることが大切で，そのためには，ロービジョン児の見え方を理解することが必要です。これによりロービジョン児への対応が適切になり，指導や援助，さらには教材の選択も的確になります。

　ロービジョン児の見え方はさまざまであり，照明などの条件により微妙に変化します。さらに学童では，見えにくさを比較して表現することは容易ではありません。この理解のためには，シミュレーション眼鏡を使った弱視擬似体験が有効です。その上で，どのような場面で何が困難なのかを具体的に確認していくこと

が，ロービジョン児の見え方の理解につながっていきます。

2）補助具の使用を強制しない

拡大鏡や拡大教材などはロービジョン児に有用なものですが，まず本人が心理的に受け入れていることが大切です。さらに学校などで使う場合には，異端視されたりしないという安心感がないと使えない場合が多いようです。そのため，指導にあたっては，本人が嫌がるものや操作に不安があるものは強制せず，ゆっくり時間をかけていきます。

一方，学級では，障害を理解した教師から同級生にロービジョン児の見え方の特徴や補助具の重要性を伝えてもらいます。その際に本人・家族の了解の下に，同級生に補助具での見え方を体験してもらうことも有効です。

さらに年齢が進み，思春期ころからは補助具を人前で使わなくなる時期がしばしばあります。こうしたときも強制せず，受入れ可能な代替的な方法で経過を観察します。多くはいずれ必要なときに補助具を使い始めます。

3）困難な場面をできるだけ自然に援助する

遠くからの視覚による指示はロービジョン児には困難な課題です。運動会などでの全体行動のときなどには，教師がつくか，近くに友人を配置し指示が届くような配慮をします。また学級外の活動にも注意が必要です。外見上，特に他の児童と差異がないと，自分と同様に見えていると誤解されます。そのためロービジョン児が反応しないのを，自分を無視したとして，いじめを受けることがあります。友人関係や行動に留意し，このような無理解によるいじめを招かないようにします。

４ 学習環境への配慮

保有視覚を十分に生かし，できるだけ快適に見ることができるよう学習環境を整えることでロービジョン児が楽しく学習できるようにします。これを実現するためには，ロービジョン児の見え方を１つひとつ具体的に確認していくことが大切です。以下に項目別に留意点を列挙します。

1）机と照明

ものを接近して見ることや，卓上式拡大鏡をできるだけ正面から見ようとするため，どうしてもうつむくことになりがちです。これは姿勢を悪くして疲れの原因になるだけではなく，自分の体により影を作ることにもなります。これに対しては書見台が有効です。書見台はプリントが十分広げられる広さと，体重をかけても歪まない強度があるものにします。市販のものの他，自作でも可能であり，アイデア商品の利用もできます。

また，机をやや高目にするか，椅子を低目にすることで，顔と本との距離が短くなり，うつむくのが軽減できる場合もあります。

机の上に黒か類似の色紙を敷くとまぶしさが減ります。また，作業によってコ

ントラストのよい色を選ぶことで見えやすくなり，作業がしやすくなります。

照明は頭の影を本の上に作らないもの，光源や本の反射光が眼に入らないものを選びます。棚付きの学習机で照明灯がセットになっているものはしばしば不適当です。ある程度うつむいても影を作らないようにするため，照明の方向が変えられるものの方が適しています。さらに，羞明のある場合は光量を減弱させます。

2）筆記用具

鉛筆は，Bあるいは2Bなど，濃いものを選びます。0.7～0.9 mm程度の太いシャープペンシルを利用すると，鉛筆のように芯の先が丸く太くなることも防げます。さらに，ロング芯のものであれば芯の交換も少なくなります。このようなシャープペンシルは製図用品を扱っている事務・文具店にはあると思われます。また，シャープペンシルの先端部を黄色で着色しておくと使いやすくなる場合があります。ロービジョン児に比較してもらい決めていきます。

鉛筆では見えにくい場合は，極細のサインペンなどを利用します。顔料を用いた裏うつりしないペンと，厚手のノートを利用すると便利ですが，ややコスト高になります。

ノートは罫線の見えやすいものを選択します。ノートが指定されていたり，適当なものが見つからない場合は，ボールペンなどで線をなぞると見えやすくなります。通常のノートでは筆記が困難な場合は，太罫ノートやロービジョン用の

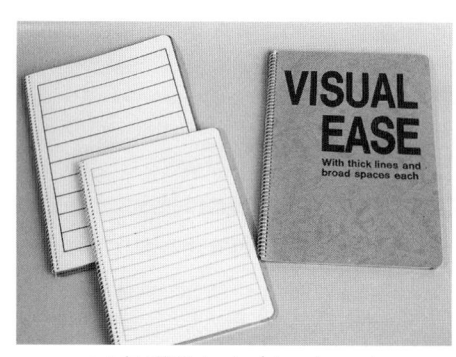

a：太い罫のノート（visual ease） 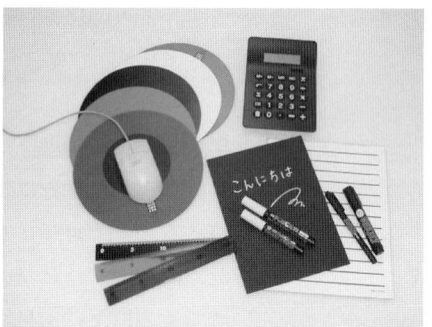　　　b：色コントラストの文具

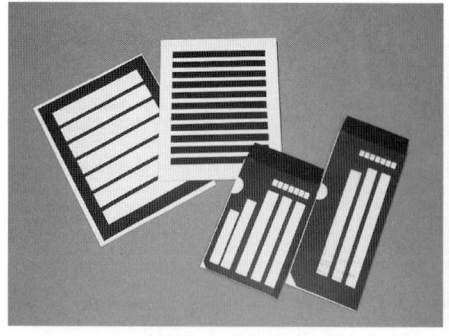

c：市販のタイポスコープ 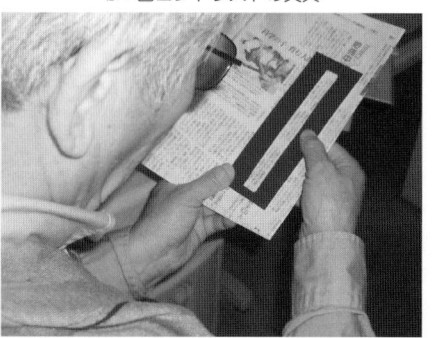　　　d：自作のタイポスコープ

図6-7　読み書きの補助具

visual ease を用意します（図6-7）。図面なども線を太くすると見やすくなりますが，工作などの切り取り線をあまり太くすると寸法の狂いとなるので注意します。

字のはみ出しがある場合，1行おきに書かせると，字のはみ出しも目立たなくなり，訂正もしやすくなります。また，算数の積算で桁を間違えるときは，ノートを縦にして罫線で桁を合わせると間違いが少なくなる場合があります。

また読める文字の大きさに合わせたタイポスコープ（リーディングスリット，罫プレート）を作ると非常に便利です。

黒い紙に白いペンで書かせることを，山田が紹介しています。まだ一般的でなく，教材の入手も限られていますが，ロービジョン児が見やすければ家庭学習などから導入することもできます。

3）文具

定規や分度器は目盛や数字が見えやすいものを選択します（図6-8）。

分度器は大きめの方が目盛は見やすいのですが，実際の図形よりはみ出して使えない場合があるので注意が必要です。

コンパスはシャープペンシルのものにして，2B程度の芯を入れることで見やすくなります。また，定規の0 cmの所に小さな穴を開けておくとコンパスを使うときに便利です。コンパス定規という文具があり，1 cm間隔で簡単に円を書くことができますが，使い慣れれば普通のコンパスの方が便利です。なお，コンパスを使うときは，厚紙を下敷きにすると針が外れずにすみます。

4）教材

判別しにくい色で区分されているときは，黒で境界線を入れると見えやすくなります。工作の切り取り線などは，あまり太くすると正確でなくなるため，やや太目にするにとどめ，濃い線とします。地図などでは一度に広い面積を見なければならないため，視距離を長くとる必要があります。こうした教材の文字は他の教材より大きめの文字にします。

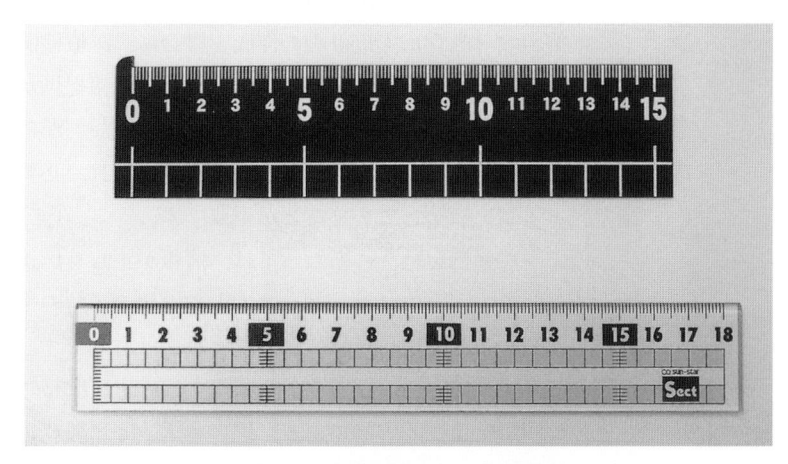

図6-8　目盛の見やすい定規の例

5）板書

最初にロービジョン児にどのチョークの色が見やすいかを確認してもらい，見えにくい色は使わないようにします。その際，他の児童にわからないように行うよう配慮します。一般には白色と黄色が見やすく，赤や青は見えにくくなります。なお遮光眼鏡を室内で装用するときは，レンズによっては黄色も見えにくくなる場合があるので，事前に確認するようにします。

板書が読みやすい座席の位置は，一般に最前列の中央ですが，黒板の反射なども考慮して決めます。天候によっても変わるので，ロービジョン児の様子を観察しながら柔軟に対応していく必要があります。

文字は大きくかつ太く書くと読みやすくなります。さらに言葉で説明しながら書くと，ロービジョン児が理解しやすくなります。

6）その他

学習とは直接関係ありませんが，掲示物はロービジョン児や，他の児童の眼の高さに合わせた低い位置が適当です。また，接近して見るため掲示物の前にものを置かないようにします。

両手で作業する場合の補助具は，眼鏡式にするか，アーム付きで対象の上で固定できる拡大鏡が便利です。

5 関係機関の連携

ロービジョン児ができるだけ望ましい環境で教育を受けるために，関係する教育，医療および福祉の各機関が相互に連携することが必要です。

障害者基本計画には，障害者の自立および社会参加の一層の推進のために，2005年度を目途に，盲・ろう・養護学校での「個別の支援計画」の策定が明記されました。それを受け，盲・聾・養護学校では，児童生徒1人ひとりに個別の（教育）支援計画を作成し，障害のある児童生徒それぞれに一貫した相談・支援体制が整備されるよう，医療，労働，福祉関係などと緊密な連携を図っていくようになります。

この個別の（教育）支援計画の作成を機会に，医療機関からは眼科的所見に基づいた視機能評価や日常生活上の注意点などの情報提供がなお一層，正しくわかりやすい形で家族や担任教諭などになされ，学校などからは補助具の使用状況を含め，学校内でのロービジョン児の様子が連絡され，必要な場合には関係者が協議できる体制を構築していくことが重要です。

このような連携を行うにあたっては，情報が正しく伝達されることが相互理解の上で重要です。そのため，例えば本人や両親の了解の下で，担任教員が受診に同行し，関係者が同席して話し合うことなどは有効です。

図6-5,6（p.198,199参照）は盲学校での補助具指導の報告書ですが，こうした文書の利用は比較的容易であると思います。守秘義務に十分配慮した上で，相互に情報提供し合える成熟した関係を築いていくことが大切です。

一方，個人情報の保護のために，連携にあたっての保護者の事前の了解や当日の参加，連携にあたってのモラルの向上が求められます。連携により互いの信頼を失うことがないよう，特に資料の扱いには万全を期す必要があります。

D 連携の橋渡しは眼科学校医と養護教諭の役目

　眼科医が学校保健で行うべきことは，疾病や異常の発見だけではなく，児童・生徒の眼の健康を守るために，「眼位の検査」「視力検査370方式」など，視覚管理に目を向ける必要があり，文部科学省は，視機能の障害（visual impairment）の程度によって就学を決めるように指導してきましたが，1人ひとりの教育的ニーズに応じた特別な支援の在り方の指針を示しました。これにともない，学校教育法施行令の一部改正が2002年になされました。その結果，一貫した相談支援体制の整備，就学基準の見直し（表2-3，p.92参照），就学手続きの見直し（図6-9）と就学指導委員会の役割の充実が図られるようになりました。また，教育委員会も専門家の意見を聴くものとなり，就学に際し眼科医，眼科学校医からの助言の重要性が増加しました。また，入学してからの学校現場における視環境へのアドバイスをも求められることとなりました。

　ここでは学校現場で視覚障害児に対する視覚管理の留意すべきことを述べます[13-16)]。

1　学校現場での弱視は，「医学的弱視」でない

　視覚障害児に対する教育は，今なお学校現場では「弱視」教育といわれています。この弱視は「教育的・社会的弱視（partial sight）」で，眼科でいう「医学的弱視（amblyopia）」ではありません。教育的弱視は視覚によって日常生活が不自由なものを指し，「ロービジョン（low vision）：低視覚」にあたりますが，養護教諭などは，まだこのことを十分に理解できていません。それゆえに，眼科

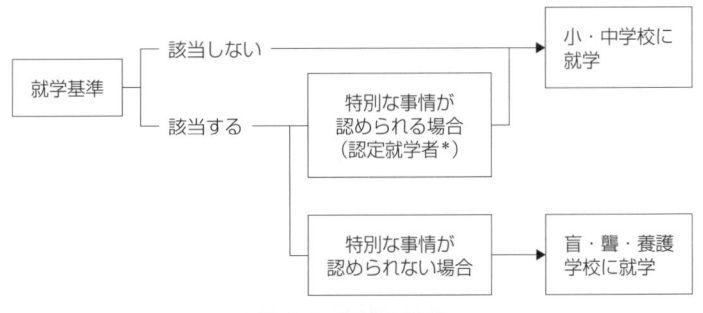

図6-9　就学手続き

市町村の教育委員会は，障害のある者が就学にあたり専門家の意見を聴取する。
＊認定就学者とは市町村教育委員会が地域や学校の状況，児童生徒の支援の内容，保護者の意見等を総合的に考慮し，小・中学校における適切な教育を受けることができる特別の事情があると判断して小・中学校への就学を認める者をいう。

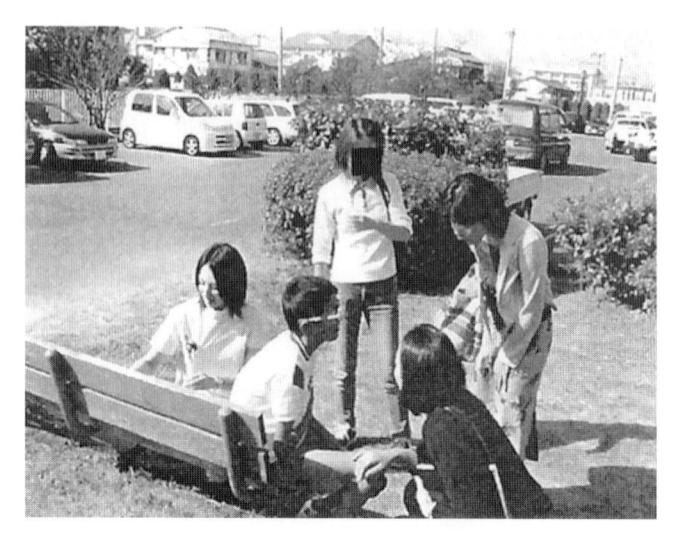

図6-10 教員の来院
羞明に対する遮光眼鏡を視能訓練士，母親，担任教員や養護教諭がともに選択している。

医，眼科学校医が，養護教諭をはじめとした教育現場に積極的にロービジョンケアを知らせる努力が必要です。事実，子どもたちと来院した養護教諭や担任教員は児童・生徒と日々直接接しているので，疾患やロービジョンケアに対する理解度はすばらしくよかったのです（図6-10）。しかし，言い換えればこれまで学校への情報提供がなされていなかったのは明らかでした。したがって，教育界，特に養護教諭へのアプローチが鍵と思われます。

実はこのような指摘は，1960年代に植村恭夫先生や原田政美先生らによりすでに指摘されているのにもかかわらず，なされていないのは，やはりわが国の眼科学におけるロービジョンケアの立ち遅れに起因しているのではないでしょうか。私たちの浅学を猛省すべきです。盲教育側からも眼科学校医をはじめとする眼科医との連係に養護教諭が重要な役割を果たすとの指摘がされており，小・中学校ではなおさら眼科学校医と養護教諭の任務はますます重要と考えられます。

2 就学時に重複障害児を診たとき

経験のある眼科医なら，眼を診れば視覚を用いて日常生活が可能かどうかの判断はできます。しかし，視覚障害児は大なり，小なり知的，言語的，運動発達の遅滞をもっており，ハビリテーションが重要です。視覚障害単独児か重複障害児かの区別は，初期には難しいことですが，非常に重要なことです。重複障害を強く疑う幼児の場合，日常生活習慣の自立を確立させることが幼児期の目標で，言葉，移動，食事，排泄，衣服の着脱が自分でできることが通常学校への入学可能の目安となっています。視覚障害児は運動不足となりやすく，体力がないので，意識して体を動かすよう指導します。考えるのにも，眼を使うのにも体力が必要

ですので，歩くことから始めるとよいでしょう。そして，水泳やトランポリンなどもバランス感覚を養うのに非常にいいので奨励しています。

私は視覚障害をもった障害児の視機能評価としてTeller Acuity Cards（TAC）を多用していますが，これもできない場合は日常生活での状況観察を重視しています。視力検査はできないのに見えていると感じる子は多く，このような場合は眼から「生きるすべを学ぶこと＝教育」をすべきです。また，これらの多くは屈折矯正がなされていません。障害があるがゆえに視覚情報を正確に入力することがより大切で，ロービジョンケアの基本です。一方，情報入力が聴覚優位と感じられる子どもは視覚活用が困難で，他の感覚器をも十分に活用して教育することが肝要です。これらいずれの場合においても，わが国の現状では盲・聾・養護学校の方が施設・設備や教員の資質は整っています。しかし，多くの親は地元校での勉学を望みますので，個々の子どものニーズに応じた柔軟な対応を行うためには，どうしても特別な支援が必要となり，視覚に関する助言を眼科学校医は求められます。

3 視覚単独障害児の進路を相談されたとき

一般に通常の学校では視力が0.5以上必要といわれていますが，文字処理能力がどの程度かによって就学する学校を決めていけばよいと考えています。高校入試には点字でも活字でも1分間に100～200文字程度の読みは必要だといわれ，それに向かって努力すべきです。したがって視力が0.02未満になると学業は著しく困難または不可能で，触覚や聴覚など視覚以外の感覚をも利用します。点字指導ができない通常の学校より盲学校の方が適しています。

一方，ロービジョン児においては，視力が0.04以上あれば補助具を用いれば視力を活用した学習が十分可能です。文部科学省の新基準でも，拡大鏡を用いて学業が可能なら通常の小・中学校への就学は可能とされています。さらに最近は拡大読書器の進歩により0.04以下でも視力を活用した学習が可能となってきています。この場合も盲学校の方が環境は整っていますが，弱視特殊学級や通級指導教室でも十分可能です。多くのロービジョン児は通常の学校で学ぶことを望んでいます。したがって，これらの学童・生徒に対して，就学前から眼科医や視能訓練士などが学校や学校医と連絡を密に取り，患児の視覚障害の理解を図り，拡大鏡，単眼鏡や遮光眼鏡など視覚的補助具を指導すべきです。そして，教室での座席・照明や廊下・階段などについて具体的に助言を行うことが肝要です。

4 学校健診で視覚障害児を発見できる

1961年，牧内，湖崎らによれば大阪府下の小・中学校で弱視検診を実施して，73万人中両眼の矯正視力0.3未満で視覚的支援が必要な小・中学生は445人（0.06％）いたと報告しましたが，近年このような報告はなく，視覚障害児の実

態把握は不可能です。盲学校の在籍者は1970年には8,896人でしたが，医学的進歩などにより2000年は3,985人と半減し，弱視学級（通級指導教室を含む）の児童・生徒も230人と非常に少なくなりました。このように視覚障害児も半減したと仮定すると，1000人規模校でも0.3人とわずかです。また，2005年1月の時点で，文部科学省が把握している点字使用者を除いた弱視児・生徒（眼鏡では文字や図形の認識が困難な者）は1000人中0.16人でした。したがって，学校で視覚障害児，ロービジョン児をみる経験はほとんどなく，学校生活の場から彼らを発見することは非常に難しいのは自明のことです。したがって，少子高齢化の進むわが国では，視覚障害児に教員が出会う機会はなおさら少なく，学校現場の観察から視覚障害児を発見することは非常に難しいと考えられます。

　しかし，個々の小・中学校では視力検査から自校の視覚障害児実態を知ることは十分可能です。すなわち，学校の視力検査で「370方式」におけるD判定（視力0.3未満）は，板書が教室の最前列でも見えないことを意味しています。したがって，D判定とされた児童・生徒は授業についていけないのは当然です。このためにも，事後措置が大切で，私は受診勧告書の回収が鍵になると考えます。つまりD判定の児童・生徒の眼科精密検査後でもなおD判定である者がどの程度いるかを知ることによって個々の学校での視覚障害児の実態は明らかになっていきます。無論この健診において大きな役割を担うのが眼科学校医と養護教諭であり，この連携が重要です。

5　その後のロービジョンケア

　入学後の視覚的補助具の訓練は主に弱視特殊学級や通級指導教室で行い，眼科では長期休暇の際の訓練や視機能の再評価が主な仕事です。しかし，弱視学級などがない地域では，ロービジョン児は必然的に通常の学校に通学していますので，彼らは勉学に多大の苦労をしており，また多くの教員らも悩んでいます。このような場合，眼科医，特に眼科学校医は養護教諭などと共に視覚障害児の視覚的環

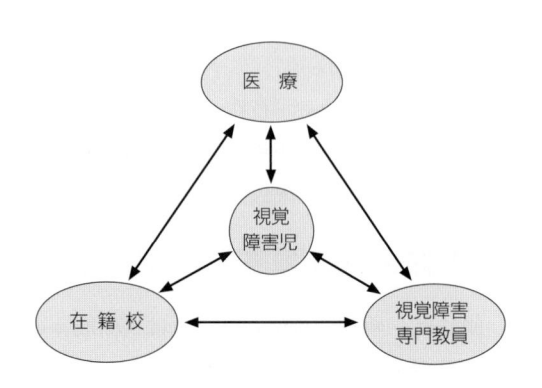

図6-11　医療と教育の連携

境を具体的に整える必要があります。そのためにも盲学校，弱視特殊学級，通級指導教室や教育センターなどの視覚障害専門教員とも連携することが大切です（図 6-11）。

6 就学指導委員会

　就学指導委員会委員は，多くの親が地域の学校への入学を熱望していることは十分承知しています。それゆえに子どもに最も適した学校はどこか常に悩んでいます。私の場合，主治医からの診断書をおおいに参考としながら，自分の眼で，どれくらい見えて文字を読んでいるか，どの程度の視野で生活しているかを観て，確認しています。そして，どのような補助具を使えば見えるか，どのような支援があれば両親の希望に沿えるかを考え，判断しています。このような眼科診察を就学相談会の前に行っていますが，両親に盲学校，弱視特殊学級や通級指導教室以外に，入学予定の小・中学校の見学をも薦めます。そして，就学相談会では，眼科医の私以外の小児科医，整形外科医，耳鼻科医，精神科医などの医師，訓練士，教育や福祉関係者も1人ひとりの子どもを観て，その後一堂に会し，その子の適正就学を熱く語り合います。

[参考図書]
1) 日本眼科医会児童生徒の視覚検討委員会：児童生徒の視覚検討委員会答申（これからの眼科学校保健）．2002.
2) 香川邦生編集：改訂版　視覚障害教育に携わる方のために．慶應義塾大学出版，東京，2000.
3) 全国盲学校長会編集：視覚障害教育入門Q&A．ジアース教育社，東京，2000.

E 中・高校生のロービジョンケア

1 小学校から中学校へ

　小学校から中学校へ向けての支援の引き継ぎについては，近年，かなり改善してきています。
　小中一貫教育の試みが全国各地で行われ，2015年6月には学校教育法の一部が改正され，「義務教育学校」が位置付けられる時代となりました。小学校と中学校が連携を強化していく中で，ロービジョンへの配慮等の情報も，個別の指導計画・個別の教育支援計画をもとに，より一層密に引き継がれていく時代となりました。特に小学校から中学校は通学区域も重なることが多く，理解ある友人たちの関係も自然のうちに円滑に引き継がれていくことが多くなってきています。
　また，2016年4月から，障害者差別解消法が実施され，「基礎的環境整備」や「合理的配慮」の内容も明確になってきました。しかし，ロービジョンケアで大

切なことは，見え方や求められる配慮が一人一人の眼疾や障害の程度等によってさまざまである，ということです。そのため，支援の質を高めていくためには，さまざまな学習活動の中で，自らの見え方をきちんと表明できるようになっていくことが大切です。

2 中学校から高等学校等へ

ロービジョンの生徒にとっての大きな難関は，中学校から高等学校に向けての高校入試時における配慮でした。しかし，一昔前と違い，高等学校等も大変多様化し，入学試験の在り方も多様になってきています。また，障害者差別解消法の実施により，入学選抜場面での差別や不平等については，しっかりと守ってくれる時代がきています。

まずは，自分の将来に対する夢をもち，自分がなりたいもの，行きたい学校について，自分で語れるようになること，そしてそのための必要な支援についても，自分から言えるようになることが必要です。

ところが，中学校から高等学校に向けての発達段階には，新たな課題が待ち受けています。

一つは，学習する内容が高度になり，多様化する中で，今までは特段の支援が必要でなかったことに対しても，学習上困難になり，支援が必要になることです。教科書の文字が小さくなる。読まなければならない文章も多くなる。ワークシートなどで書き込むスペースも小さくなるなど，小学校時代では一人でクリアできていた内容も，高等学校段階では支援が必要になってくることがあります。学習で目を酷使することも多くなり，視力が低下してしまう事例もあります。

また，心理面でも思春期に入り，自分の障害のことや必要な支援について，主体的に表明することを恥ずかしがるような心理が働きがちになることです。いろいろな支援の方法を知っていても，みんなと違うことはできるだけ避けたい，という生徒も多くいました。

こうしたことに対応する，「自らの障害に向き合い，必要な支援を主体的に求めたり，少しでもよりよい環境になるように自ら工夫したりする力」は，「自立活動」という学習で育てていく内容ですが，小・中・高等学校の通常の学級の教育課程には，この内容がありません。これからの時代は，インクルーシブの時代になりますが，障害のある児童生徒自身が身に付けなければならない力については，それを見極められる専門機関が，個別の指導計画や個別の教育支援計画に書き込むなどして，しっかりと育てていかなくてはなりません。

特に，ロービジョンの児童生徒の数は少ないので，同じ障害の友達や先輩との交流が少なく，障害について学びあう機会がほとんどありません。東京大学先端科学技術研究センターでは，「Do-it プログラム」などを通して，障害のある児童生徒の交流や学び合いの機会を設けています。障害のある児童生徒も，支援を

受けるだけでなく，自らが工夫したり，意見表明したりできることが大切です。中学校から高等学校の時代には，専門機関が中心となって，一人一人の状況をよく把握しながら，試行錯誤や切磋琢磨を経験させる中で，主体的に学ぶ力を育成していく必要があります。

F 高等教育機関（大学・大学院・短期大学など）でのロービジョンケア

近年，大学などへの進学率は50％を超える高い水準にあります。しかし障害をもつ進学者は日本学生支援機構によると2014年5月現在では図6-12, 13のように14,127人で，視覚障害者710人のうち573人のロービジョン者が進学しています。視覚障害のある学生が大学などに進学する場合，受験勉強，入試，そして，入学後の支援体制が問題になります。また，大学院への進学や就職活動の支援体制も考える必要があります。大学などへ進学する時期は，自分で交渉をしなければならないことが増えてきます。合理的配慮を受けるためには少なくとも，自分の見え方・見えにくさやニーズを的確に自覚し，基礎知識のない人にもわかるように説明できる知識と技術を身につけて確認や交渉をする必要があります。支援者は，当事者である視覚障害のある人が自主的に活動できるように配慮する必要があります。なお，修学支援の基本方針については，「障がいのある学生の修学支援に関する検討会報告」(http://www.mext.go.jp/b_menu/houdou/24/12/1329295.htm)，日本学生支援機構（http://www.jasso.go.jp/tokubetsu_shien/index.html），一般社団法人全国高等教育障害学生支援協議会（http://ahead-japan.org）等を確認してください。

以下，事例を交えながら，大学などでどのような支援が必要か，どのように援助依頼すればよいのか，どのような援助が行われているかについて紹介します。

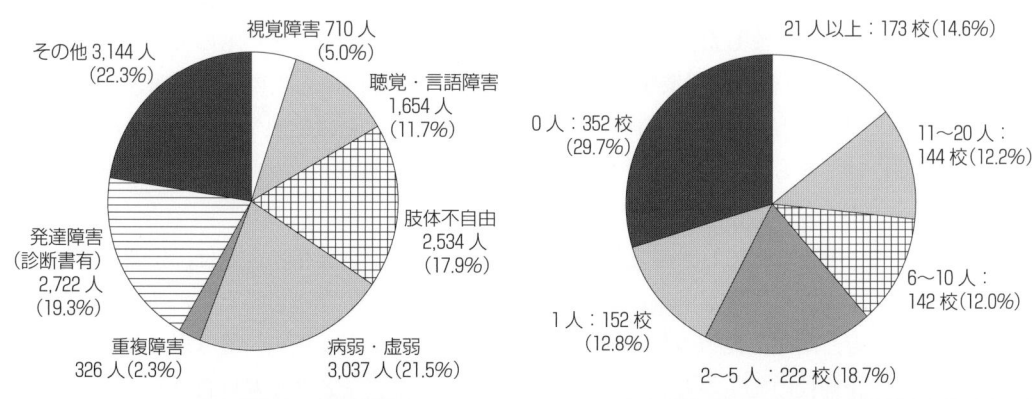

図6-12　障害学生数（障害種別）
全障害学生数 14,127人

- その他 3,144人 (22.3%)
- 視覚障害 710人 (5.0%)
- 聴覚・言語障害 1,654人 (11.7%)
- 肢体不自由 2,534人 (17.9%)
- 病弱・虚弱 3,037人 (21.5%)
- 重複障害 326人 (2.3%)
- 発達障害（診断書有）2,722人 (19.3%)

図6-13　障害学生在籍学校数（障害学生在籍者数別）
全学校数 1,185校，障害学生 833校

- 21人以上：173校 (14.6%)
- 11〜20人：144校 (12.2%)
- 6〜10人：142校 (12.0%)
- 2〜5人：222校 (18.7%)
- 1人：152校 (12.8%)
- 0人：352校 (29.7%)

（図6-12, 13は「平成26年度（2014年度）大学，短期大学，高等専門学校における障害のある学生の修学支援に関する実態調査」2015年3月27日発表より引用）

1 受験準備

　本人の見え方・見えにくさや学力，試験の種類や難易度，回答の形式，入試の形態，受験特別措置などによって，受験の準備の仕方は異なります。例えば，視神経萎縮で視力が0.02のAさんは公立高校からセンター試験を受ける際，「高校時代の定期試験で1.5倍の時間延長をしてもらっていたので，センター試験の時間延長が1.3倍だと短く，時間内に終わらせるのが大変だった」と回顧しています。また，「時間が1.3倍しか認めてもらえなかったため，試験を受けることへの不安でいっぱいだった」とも回顧しており，入試に合わせた受験準備をできるだけ早く行い，慣れておく必要があることを語ってくれました。

　『大学案内障害者版』（全国障害学生支援センター，http://www.nscsd.jp/），大学入試センター（http://www.dnc.ac.jp/）などで受験特別措置などの情報を確認しておくことが重要です。

2 予備校

　現役・浪人に限らず，予備校を利用する受験生は少なくありません。しかし，予備校によって，視覚障害のある学生への支援は異なります。特に，ロービジョンの場合には，配慮してほしい内容が多様なので，具体的に支援を依頼したほうがよいようです。白子症で視力0.1のBさんは予備校で支援を得られるようになった経緯を以下のように語っています。

　「授業は板書中心でした。単眼鏡を使ってもノートを書くのはとてもしんどいものでした。授業中は板書をノートに写すだけで精一杯で，講義内容は毎回MDに録音し，自宅に帰ってから，内容を繰り返し再生して，ノートのチェックと先生の説明を聞くというやり方をしていました。この方法だと，自宅に帰った後が大変でした。私は録音した1回分90分の授業の確認をそれ以上の時間をかけて行っていました。当時，私にとってこの作業はとても辛いものでした。晴眼学生は90分普通に授業を受けていれば，その時間内に先生の説明を聞きながら，板書の内容と同じノートをつくれるのですから。私は晴眼学生の倍以上の時間をかけてやっとノートをつくりますが，それでもそのノートは晴眼学生のそれよりも不十分なものでした。

　そんなある日，ふと気づいたのです。ノートさえ手に入れば，授業は聞くだけでよいのではないか。そうすれば，自分はノートをつくるために使っていた時間を，暗記や復習のための時間に回せるのではないか……。そう思って私は初めて予備校の先生のところへ相談しにいきました。それまで私は自分がロービジョンであることやそれに対する支援をしてほしいということを他の人に相談したことがありませんでした。障害のことを人に話すのは勇気がいりますし，実際に支援をしてもらえるのかさえわからなかったのです。恐る恐るある先生にお願いに

いったところ，まるで先生は待っていたかのように，私を迎えてくださいました。先生はとっても心配していらっしゃって，快く先生のノートをくださいました。そして，そのノートを受け取ることに対して約束をしたのです。今でもよく覚えています。他の学生にはそのノートは見せないこと，また，授業に必ず出てからノートを受け取りに来ること……。私は1年間その約束を守って予備校に通いました。その先生にお願いをしたとき以来，私は積極的に支援の依頼をするようになりました。そのかいもあって色々な支援を受けることができたのです」

3 入試

大学入試は高校入試よりもバラエティが豊富ですし，試験における特別措置も大学によって大きく異なります。大学入試センター試験（http://www.dnc.ac.jp/）の場合，障害のある志願者に対し，審査の上，障害の種類・程度に応じた特別の措置を認めてくれます。視覚障害の場合，「点字による教育を受けている者」「良いほうの眼の矯正視力が0.15以下の者」「両眼による視野について視能率による損失率が90％以上の者」には，審査の上，時間延長（点字は1.5倍，拡大は1.3倍），別室受験，点字もしくは拡大文字（14ポイントB4判，22ポイントA4判）問題冊子，点字器や拡大鏡など（拡大読書器を含む）の持参使用などの特別措置が許されています。

しかし，ロービジョンの人からは「拡大文字での1.5倍の時間延長」「ゴシック体へのフォント変更（現在は明朝体）」「用紙のA3横長への変更（現在はA4縦長の問題用紙をA3に拡大している）」「代読」「画面読み上げや拡大機能が搭載されたパソコン・タブレット端末の使用許可」などの要望が出されています。これらの要望を実現するには，当事者の声が必要です。しかし，高校生では声を上げにくいことも考えられますので，関係機関の専門家が根拠となるデータを収集し，主張していく必要があります。そして，さらに2020年の大学入試センター試験の改革に向けて，これまで受けてきた教育支援（タブレット使用や1.5倍の試験時間の延長など）を申請書に記載することが重要と言われています。

私立大学の場合，受験をするのに確認が必要だったり，十分な特別措置を提供してくれないところもあります。『大学案内障害者版』や全国障害学生支援センター（http://www.nscsd.jp/）で確認したり，場合によっては，直接，志望校に確認する必要があります。

網膜芽細胞腫で視力0.06のCさんは私立大学の受験に際して「受験する前に担任教員に問い合わせの電話をしてもらいましたが，"視覚障害ですか，受け入れた経験がありませんが教授会で検討してみます"という回答でした。すぐその場で"どうぞどうぞ"と言ってもらえなかった現実には，やはり少し寂しい気持ちもしました」と述べています。

4 入学前の準備

　入学が決まった時点で，要望すれば，事前に支援体制に関して相談できる場合があります。日々の講義などでの情報保障，試験での特別措置，キャンパスのバリアフリー化など，具体的な支援内容について，入学前に準備できていると安心です。ただし，支援内容を決める際，大学での経験がなければ，どのような支援を要求する必要があるのかわからない場合があります。このような場合には，障害学生支援の専門家の協力を得るのがよいと思われます。そのためにも，障害学生支援のための窓口があるかどうか確認しておくことをお勧めします。

5 入学後の支援体制

　大学や学部によって，入学後に受けられる支援内容には格差があります。例えば，東京大学の場合，東大憲章にバリアフリーのための支援が明記されており，バリアフリー支援室という障害のある学生や教職員の支援を行う組織があり，大学が公式に支援を表明しています。また，NPO やボランティアによって学生支援を実施している大学もあります。しかし，支援体制がなかったり，教職員が障害に対して適切に理解してくれようとしない大学も少なくありません。

　第 1 次硝子体過形成遺残で視力 0.05 の D さんは「実習先を探してもらえなかった。そのため自分で探しました」と経験を語ってくれています。このような場合，自分で理解を求める努力をすることは大切ですが，どうしても解決できないときには 1 人で悩まず，視覚障害者支援総合センター（http://www.siencenter.or.jp/）や支援体制の整った大学の専門家などに支援を依頼することも大切です。なお，ヤマト福祉財団（http://www.yamatofukushizaidan.or.jp/），大学婦人協会（http://www3.tky.3web.ne.jp/~jauw/）など，障害学生を対象とした奨学金制度もあります。

6 授業を受けるくふう

　大学などでは，高校までと異なり，講義の内容も難解になりますし，板書や資料提示なども丁寧ではない場合が少なくありません。授業の進行スピードも速く，アサインメントもたくさん出ます。このような状況で適応していくためには，さまざまなくふうが必要です。例えば，板書をデジタルカメラやデジタルビデオで撮影し，ノートの補助にするという方法は効果的です。

　白子症で視力 0.1 の B さんは「私は入学すると同時にノートパソコンとデジタルビデオを購入して授業に臨みました。黒板やホワイトボードに書かれた文字や図をビデオで拡大し，ノートをとりました。複雑な図や数式，そして，板書が速い先生の授業ではそのような支援器具を使ったとしても，ついていくのが大変でした。そのため，ノートをとるときには，必要に応じて，デジタルビデオのフォ

ト機能やビデオ機能を活用し，帰宅後，その画像や動画を見ながらノートを取り直していました．特に，1〜2年のときは必修の授業が多く，板書の頻度が高かったので，そのデジタルビデオは大活躍でした」とくふうを語ってくれました．

7 大学院への進学や就職活動

大学院の入試や支援体制も，大学や専攻によって異なります．法科大学院適性試験には，受験特別措置があり，センター試験と同様の特別措置を受けることが可能です．なお，点字による解答の第2部では，試験時間が2倍に延長されています．詳細は，大学入試センター（http://www.dnc.ac.jp/）のホームページをご確認ください．障害のある学生への就職活動の支援体制は十分ではないことが多いようなので，次項をご参照ください．

[参考図書]

日本医療企画発行，視覚障害学生サポートガイドブックー進学・入試から卒業・就職までの実践的支援ノウハウ．2005．
鳥山由子，竹田一則：障害学生支援入門 誰もが輝くキャンパスを．ジアース教育新社．2011．
全国障害学生支援センター発行：大学案内2014障害者版 きっと見つかる！あなたにぴったりの大学．2013．

G 成人期のロービジョンケアと職業，雇用・就業

成人期の視覚障害者のリハビリテーション，ロービジョンケアは職業的自立にあるといってもよく，その意味において，視覚障害者の職業，雇用・就業問題は重要です．医学的な治療，福祉制度の活用，社会復帰のための生活訓練などはその前提となります．

1 中途視覚障害者の現状とロービジョンケア

成人期の視覚障害患者にとって，職業の問題は避けて通れない問題です．患者にとって，職業生活を維持・継続できるかどうかは，家族の生活にもかかわる問題だけに，とりわけ重要です．視覚障害が原因でいったん退職すると，再就職は容易ではありません．それ故に，第一義的には退職することなく働き続けられるようにすることが肝要です．そのためには，医療機関，職場の産業医，訓練施設などとの連携の下に，在職中のロービジョンケア（視覚障害リハビリテーション）が不可欠です．

ところが，ほとんどの眼科医療の現場では，生活や仕事の問題を確認しようとせず，一方，当事者自身も治療以外のことは聞いてはいけないと思い込み，一人で悩み続け，不本意ながら退職となることも少なくありません．

中途視覚障害者の場合，職業に対する不安や自信喪失，障害の受容面での問題

から職業リハビリテーション実施のタイミングを逸する場合もあります。そこで，早期に関係機関との適切な連携を図り，仕事への意欲を喚起し，職業の継続を図る必要があります。これらの連携において，医療の立場でいかに関わるべきか，そこにこそ成人期のロービジョンケアの意義があります。

具体的には，視覚障害者の職業継続には，①業務遂行能力（文字処理など），②移動能力（通勤など），③職場環境の改善（職場の理解，人間関係など），この3つが不可欠ですが，そもそも視覚障害となった患者の力には限界があります。そのため，在職中の視覚障害リハビリテーションがとりわけ重要で，早期に医療機関における情報提供など，適切な支援が不可欠です。また，家族や患者，当事者の支援団体などとの連携による支援も必要です。特に原職復帰は，事業主の不安感や負担感を取り除き，多くの関係者の連携と努力があってはじめて実現するものです。

2 視覚障害者の職業と職業訓練

1 視覚障害者の職業

視覚障害者の就業の状況について概観すると，2006年7月に実施された身体障害児・者実態調査によれば，18歳以上の在宅視覚障害者は約310,000人で，そのうち労働年齢（18歳以上65歳未満）にある視覚障害者は約118,000人（38.0％）です。視覚障害者の就業率は21.4％で，あんまマッサージ指圧・はり・きゅう（三療ともいう）が29.6％と最も多く，次いで，専門的・技術的職業が11.1％，農業・林業・漁業が8.6％，事務7.4％，生産工程・労務が7.4％などの順です。職業紹介状況をみると，2012年度にハローワークを通じて就職した視覚障害者の件数は2,255件で，このうち重度の人は1,368件でした。職業分野別では三療への就職は1,106件（49.0％）であり，重度の人の場合は958件（67.8件）とさらに三療と呼ばれる分野での就職が顕著でした。

「視覚障害者には職業選択の自由がない」といわれてきましたが，その背景には，わが国の視覚障害者には古来より理療が適職とされてきた経緯があります。しかし今日では，この理療の分野にも健常者の進出が著しく，その実態は厳しいものとなっています。このような理療の状況や視覚障害者自身の価値観の多様化，視覚障害者を取り巻く状況の変化，つまり，視覚障害者自身による雇用運動，視覚障害者のための職域開発，視覚補助機器の開発，職場の情報バリアの解消（OA化，IT技術の進展），制度的バリアの解消（資格免許制度における欠格条項の見直し）などにより，理療以外にもさまざまな職業，職種で働くようになりました。例えば，コンピュータプログラマー，システムエンジニア，録音タイピスト，ヘルスキーパー（企業内理療師），特別養護老人ホームなどの機能訓練指導員，ケアマネジャー（介護支援専門員），図書館司書，教員，施設職員，アーティスト，議員，弁護士，医師，企業経営者，その他各種公務員などさまざまです。

このように，基本的には，視覚障害者はあらゆる職業に就いていると考えるべ

きでしょう。その多くは中途視覚障害のロービジョン者であり、それ故、一定の配慮の下に働き続けていけるようにしなければなりません。そのためには、諸制度の積極的活用と共に、職場をトータルにとらえ、職務を分析し、その人の経験や知識を生かせる仕事を見つけだすという観点が大切です。

2 視覚障害者の職業訓練

視覚障害者の職業教育、職業訓練は、理療教育課程とそれ以外に大別できます。理療教育は、国立障害者リハビリテーションセンター自立支援局をはじめとする自立訓練・就労移行支援施設や視覚特別支援学校（盲学校）で行われています。理療以外の職業訓練は、全国の職業訓練施設および支援機関で、一般事務や情報処理について行われています。

下に視覚障害者の職業訓練施設をあげておきます。

◇国立職業リハビリテーションセンター　〒359-0042　埼玉県所沢市並木 4-2
　☎：04-2995-1711　FAX：04-2995-1277
　http://www.nvrcd.ac.jp/

◇国立吉備高原職業リハビリテーションセンター　〒716-1241　岡山県加賀郡吉備中央町吉川 7520
　☎：0866-56-9000　FAX：0866-56-7636
　http://www.kibireha.jeed.or.jp/

◇（社福）日本ライトハウス　〒538-0042　大阪府大阪市鶴見区今津中 2-4-37
　☎：06-6961-5521　FAX：06-6961-2059
　http://www.lighthouse.or.jp/

◇（社福）日本盲人職能開発センター　〒160-0003　東京都新宿区本塩町 10-3
　☎：03-3341-0900　FAX：03-3341-0967
　http://www.os.rim.or.jp/~moushoku/

◇障害者職業能力開発校
　（宮城県、神奈川県、大阪府、広島県、福岡県が視覚障害者に対応）

◇視覚障害者就労生涯学習センター　〒156-0043　世田谷区松原 1-46-7　シーズ松原 1F
　☎/FAX：03-6379-3888
　http://workstudy.sakura.ne.jp/

3 就労支援の実際：事例にみる問題点と課題

■事例 A　複数の連携により復職を果たした事例：レーベル遺伝性視神経症[17,18]

男性。初期相談時の年齢は 40 代前半。レーベル遺伝性視神経症。身体障害者手帳 2 級。団体職員（準公務員、専門職）。家族は妻と子供 2 人。

急激な視力低下に見舞われ、地元の大学病院の眼科を受診し、病名を告知され

た．書類の判読も不可能となり，回復への望みも失い，余儀なく休職した．将来への見通しは全くなく，不安のため悶々とするばかりであった．同病院神経内科の医師が心配し，「ある病院にロービジョンケアというのがあるが，一度相談してみたら」と助言してくれ，これがロービジョンケアへと繋がった．

当該リハビリテーション病院眼科で改めて失明を告知されることとなるが，医師からの告知と併せて医師以外の日常生活指導員からも将来的なことを含めて告知を受けた．特に日常生活指導員から「これ以上見えるようになる可能性はないなら，見えなくてもできる方法を考えてみよう」と言われたときには，「鬼みたいな冷たい人たちだ」と妻は激しいショックを受ける一方，本人は諦めもあってか，「そんなものか」と思ったと言う．

「視力は戻らなくても，その気があれば，仕事を続けることは決して不可能ではない．腹をくくって頑張るしかないと思うけれども，どうしますか」続けて，同じ体験をした人たちのグループで，復職の相談と支援を行っている「タートルの会（現在のNPO法人「タートル」）というのがありますよ．よろしければ今からでも先生に電話してもらいましょうか」と問われ，覚悟を決め，藁をも掴む気持ちでお願いすると，「いつでもできることは支援しましょう」との即答に，どん底から一筋の光を見た思いがしたと言う．

このようにして，本人の復職への意志を確認し，タートルの会，他の関係施設などとも連携しながら，復職に向けたロービジョンケアが開始された．タートルの会の『中途失明―それでも朝はくる』や会報のバックナンバーなどを通して同じような仲間のことを知ってもらいながら，疑問や不安にも答えるように適宜電話と訪問をし，復職への意志を確認しつつ励まし続けた．

具体的な訓練として，眼科では拡大読書器などを使っての文字処理や眼球運動訓練などを行いつつ，地元の地域障害者職業センターで基礎的な職業訓練を受けた．そして，地域障害者職業センターは地元の障害者雇用促進協会（現在の独立行政法人高齢・障害・求職者雇用支援機構の都道府県支部）と連携して，当局に復職実現のための協力支援を申し出た．しかし，この段階では復職を拒否されている．そこで，当初の計画にしたがって，さらなるスキルアップのために，日本ライトハウスで職業訓練を受けることとした．

いざ復職となると，改めて分限免職（職務の遂行に支障があり，またはこれに堪えないことが明らかな場合，免職できるという行政処分）という厚い壁が立ちはだかっていた．そこで，本人や家族の意を汲んで，タートルの会として当局に視覚障害者の復職・就労事例などの情報を提供しつつ，復職を実現するよう要請書を送付した．同時に，日本ライトハウスの職業訓練担当者も訓練の結果をもとに直接復職の要請を行った．

しかし，復職はすぐには実現しそうにもなかった．次なる対応を考えていたところ，年度末，6か月の休職期間を残し，急転直下復職は実現した．復職が決定

するまでは，本人と家族は言葉では尽くせないほどの精神的ストレスにも耐えねばならなかった。復職後は，職場の人間関係も良好で，それまでの経験と訓練で身につけた工夫と技能を生かして，順調に仕事を続けている。

■ 事例B　連携により青年の未来を切り開いた事例：ステロイド性緑内障

男性。初期相談時は22歳（大学4年生）。ステロイド性緑内障。身体障害者手帳2級。

大学病院で，主治医が「この青年はいったいこの先どうなっていくんだろう？」と本人の将来を心配し，インターネットで情報を集めていたところ，タートルの会の存在を知ることとなる。主治医は自ら同僚の医師と本人を誘って同会事務局のある日本盲人職能開発センターを見学した。そして，会のメンバーと交流する中で，拡大読書器，音声パソコンなどの補助具を活用すれば文字処理も可能となること，その他，就職に関するアドバイスなど，必要な情報を得て，将来への目標を確認でき，ロービジョントレーニングを開始した。

当初，本人は留年も覚悟せざるを得なかったが，文字処理が可能となり，卒業論文もパスすることができた。就職活動の出足は遅れたものの，タートルの会のメーリングリストでも励ましや助言，必要な情報を得て，新たに情報処理も独学し，ハローワークなどの支援で民間企業にプログラマーとして就職した。教授や主治医はもちろん，病棟・外来でかかわってくれたスタッフ全員に祝福された。就職後も勉強を重ね，情報処理技術者の資格も取得し，さらに上の資格にもチャレンジしている。

1 連携の実際

この2つの事例を通して，①医師から医師への連携，②医師と医師以外のスタッフとの連携，③医師と医師以外のスタッフと支援団体との連携（連携の輪），④連携の輪を中心にさらなる関係施設・機関との連携，⑤医師が自ら直接当事者団体に出向いての連携，というように，さまざまな連携のパターンを見ることができます。

特に，事例Aでは，①異なる診療科の医師間の連携として，最初に大学病院の内科の医師からロービジョンケアのできる眼科医師に繋がったことが発端になっています。これがなければ，おそらく退職に追い込まれていたと思われます。障害の告知の場面では，②医師と日常生活指導員との連携がみられます。さらに，③当事者の支援団体とも連携し，これらが連携の輪をなすことで，本人と家族を支える土台が築かれています。また，状況に合わせて，④職業リハビリテーション施設との連携が図られました。一方，事例Bは，患者の大学卒業後の展望を見出せなかった主治医が，その解決に向けて，⑤自ら当事者団体にまで出向くという行動を起こし，その結果，1人の青年の未来を切り開いたといえます。

このように，連携のパターンはさまざまですが，当事者を中心にお互いの動きが見える関係が大切です。基本的には組織と組織の連携が望ましいのですが，現状では，なかなか難しいことも多くあります。現実的には，人と人との連携，いわば人脈による連携によるのが最も実践的といえます。

今回の事例ではありませんが，必要があれば，労働組合や弁護士，権利擁護団体との連携も考えなければなりません。その際，継続雇用とその後の定着を考えると，「弁護士イコール裁判」とイメージされる余り，慎重にならざるを得ない場合もあります。しかし，時機を逸しては元も子もありません。直面している問題に焦点を当てつつ，未来を見据えた対応が求められ，後の人生の糧になり，後悔をしないようにすることが肝要です。

2 復職への課題と対応

1）障害の受容と周囲のかかわり

本人については，まず視覚障害の事実を受容できるかどうかが大きな課題となります。これには基本的に医師のかかわり方が重要ですが，もちろん医師以外のかかわりも必要です。

事例Aでは，医師と日常生活指導員がそれぞれ告知をし，当事者の支援団体とも連携して，障害の受容とリハビリテーションについて，家族も含めたフォローを行ってきました。

2）当事者を含む支援団体のかかわり

当事者の支援団体による相談・支援は，いわゆるピアカウンセリングとコーチングを採り入れた形が多いと思われますが，本人にとって目標になる人が同席することが理想的です。また，家族への支援も大切で，そのためには，家族ぐるみの相談も効果があります。事例Aにおいても，同様の形で当事者と家族がかかわりました。

実際の相談場面では，本人と家族からの話への傾聴に努めることはもちろん，その後の支援に役立てるため，その人の全体を知るように心がけます。特に，職業の継続のためにポイントとなる事柄（例えば，障害の程度とその受容，職歴・経験・技能・実績など，現在の業務とその工夫，できること・できないこと，できそうなこと・できそうもないこと，また，周囲からも喜ばれる，いわゆる隙間を埋めるような仕事の有無，周囲との人間関係など）について，できるだけ具体的に現状を把握します。そして，必要に応じて情報も提供し，それらを整理し，今後の方向を確認します。

3）医師の役割と姿勢

医師には司令塔としての役割があると思います。そうであればなおさら，医師の基本姿勢として，「見えないイコールできないこと」ではないこと，「見えなくても仕事はできる」という認識に立たなければなりません。このことは，他の医

療スタッフのかかわり方，復職のための診断書の作成など，その後の患者への対応に影響します。視力は戻らないけれども，仕事はできるとアドバイスされると，本人もそれなりに対処できるものです。

4）医師以外のスタッフの役割

　例えば，医師による失明の告知は，病気やその治療方法に関して説明し，今後どのように変化していくのかを説明する延長線上でとらえられるべきものです。次の過程であるリハビリテーションへ移行するための支援については，早期に適切な助言と情報提供を行い，精神的な安定と生活訓練の側面も考え合わせ，医師以外の医療ソーシャルワーカーなどとチームを組んで行うことが効果的です。事例Ａでは，日常生活指導員がその役割を担いました。ちなみに，視覚障害者の自立へ向けて社会資源をいかに活用するかについては，本来医療ソーシャルワーカーの役割が大きいところです。

5）本人の復職への意志と姿勢

　本人には，働き続けたい，職場復帰したいという強い意志が求められ，そのような明確な意思表示がなければ，周囲も支援のしようがありません。本人の復職の決意が固まれば，支援の方向も定まります。そして，本人は生活訓練と職業訓練について，ひたむきに努力することは当然ですが，仕事に役立つ知識や技能を身につけ，職場にとっても必要な人材となるように努力する姿勢が大切です。

　日常生活動作ができること，特に単独で職場に通勤できることは重要です。また，文字処理，パソコン能力も不可欠であり，ワード，エクセルは最低限できるようにしなければなりません。

　最も大切なのは人間関係です。本人はともすると被害妄想的になったり，自分で壁をつくっていたりします。自分が変われば，相手も変わるものだということに気づかせることが必要です。また，過去の自分があって，それプラスその後の自分が現在の自分であること，そして，何事においても過去にとらわれない前向きな姿勢が大切です。

6）訓練現場等の見学やデモンストレーション

　職場の関係者に訓練現場を見てもらったり，訓練成果のデモンストレーションを見てもらうことができるとよいでしょう。また，同じ体験をした当事者にも参加してもらったり，実際の職場を見学してもらうと，視覚障害者が働くことのイメージや理解をより深めてもらうことができます。

　事例Ａでは，訓練担当者が，実際に職場に出向いて，訓練成果などについて説明し，復職後のサポートなどの協力を申し出ています。

7）復職を阻む壁

　事例Ａでは，分限免職という壁が立ちはだかりました。なぜこのようなことになるかというと，法律や規則の中で，身分に関して（本人の意に反する降任または免職の場合）が定められており，往々にしてこれが都合のいいように使われ

るからです。

　例えば、国家公務員法には、「心身の故障のため、職務の遂行に支障があり、又はこれに堪えない場合」とあり、これが人事院規則では、より具体的に「任命権者が指定する医師2名によって、長期の療養若しくは休養を要する疾患又は療養若しくは休養によっても治ゆし難い心身の故障があると診断され、その疾患又は故障のため職務の遂行に支障があり、又はこれに堪えないことが明らかな場合とする」と定められています。

　しかし、このような規定はあっても、国家公務員でも地方公務員でも、この条文に従った解雇の事例はないようです。そもそも、障害者基本法でも障害者雇用促進法でも、このような分限規定を適用する考え方は存在しません。

　しかし、現実の世界では、この条文が本人や家族の前で読み上げられたり、これが依願退職または勧奨退職への誘導策として利用されたりして、孤立無援の当事者にとっては、大きな精神的ストレスとなります。働き続けるためには、このような重圧に耐えながら、当局との関係をこじらせることなく、前向きに転換させなければなりません。このような場合、1人で悩まずに、労働組合や経験豊富な弁護士、タートルの会などにも相談し、適切な対応をする必要があります。いずれにしても、障害を理由とした解雇は本来許されないことを肝に銘じて、これを毅然と跳ね返さなければ復職はあり得ません。

　ちなみに、民間企業の就業規則の雛形である「モデル就業規則」が2003年11月改正され、従業員を解雇することができる場合の1つに「精神又は身体の障害については、適正な雇用管理を行い、雇用の継続に配慮してもなおその障害により業務に耐えられないと認められたとき」との項目が書き加えられました。つまり、障害があるから直ちに解雇に繋げることは適正な雇用管理ではないと改められたのです。

8）復職のタイミングと準備

　復職の時期は本人の都合だけで決まるものではないことを念頭においておく必要があります。事例Aにおいても、必ずしも十分な訓練がなされたわけではありません。しかし、復職は急転直下、突然実現しています。時がきたらいつでも職場復帰できるよう自ら努力するとともに、周囲の者もそのような準備を怠らないよう留意すべきです。

9）診断書の内容

　復職に際して、診断書を求められるのが一般的ですが、診断書の記載内容しだいでは、復職を困難にすることもあります。「就労は可能」であることが読みとれなければ意味がありません。また、休職に際して、「療養を要する」という診断書を求められることはよくありますが、療養をどのようにとらえるかで、網膜色素変性症のように治療によっても治癒しない疾患については、復職するときのことを念頭において作成する必要があります。

10）退職を選択する自由

失明という死にも匹敵する試練をその後の人生に生かすことができれば，退職を選択する道は決してマイナスになるものではありません。このことは，本事例以外の多くの経験が物語っています。

11）中途視覚障害者とパソコンの効用

中途視覚障害者にとって，できないと諦めていたものができるようになることが，新たな意欲と可能性を生み出す原動力になります。その意味で，中途視覚障害者にとっては，コミュニケーション手段の回復という点でも魅力的なツールです。また，今やパソコンは一般就労には欠かせないものとなっており，その意味でも視覚障害者にとっては不可欠のものとなっています。

3 視覚障害者の就労支援のためのロードマップ

2006年12月に国連総会で採択された「障害者の権利に関する条約」では，障害に基づくいかなる差別もなしに，すべての障害者のあらゆる人権及び基本的自由の完全な実現を確保し，推進すべきことを定めています。日本はこの条約の批准に向けて国内法の整備を進めました。2004年（平成16年）の障害者基本法の改正において障害者に対する差別の禁止が明示され，2011年の同法改正では，（社会的障壁の除去のために）合理的配慮がなされなければならないことが規定されました。さらに，この原則を具体化するために2013年6月に障害者差別解消法と改正雇用促進法が制定され，2016年4月から施行されます。

共通ルールができたことで，視覚障害者の就業に向けて障害者と事業者の建設的な対話を促進することができます。例えば，中途で視覚障害となった人の場合，必要な配慮があれば仕事を続けられるのに，それが得られずに辞めていく人が多かったのですが，音声読み上げソフトを会社に用意してもらう，さらには，そのソフトを使いこなすための訓練や歩行訓練を受けるために休暇制度を整備してもらうことを前提に，障害者と会社の間で話し合いをすることができます。「過重な負担」とならないよう，会社の負担する費用には助成金が利用できる場合があり，また，専門家のアドバイスや支援を受けることができます。

◎高齢・障害・求職者雇用支援機構

（障害者職業センター，都道府県支部）とハローワーク

職場とどのように話を進めていけばいいのか，どのような訓練や支援が受けられるのか，また，事業主がどのような助成金や支援を受けられるのかなどの相談に応じ，障害者の就業にかかわる総合的な支援を提供するのが，独立行政法人高齢・障害・求職者雇用支援機構です。この機構のさまざまな施設のうち，障害者職業センターと都道府県支部は，障害者と事業主に具体的な支援を行っ

ています。
- ●地域障害者職業センターでは，障害者職業カウンセラーがハローワークと連携しながら，職業評価や職業指導から職場定着まで個人に応じた支援を提供，事業主に対する「雇用管理サポート」事業（専門家が職場に直接出向いての個別具体的な相談支援），「ジョブコーチ事業」（職場適応援助者）事業などを含む業務を実施しています。
- ●障害者の新たな雇用や障害になった従業員の継続雇用で事業主に，経済的負担がかかることがありますが，その負担の軽減を図るのが助成金です。都道府県支部では，助成金や納付金に関する業務を行っています。

  視覚障害者に役立つ助成金には，「障害者作業施設設置等助成金」（機器整備に要した費用を助成），「障害者介助等助成金」（介助者の配置または依嘱に要した費用の助成），「重度障害者等通勤対策助成金」（重度障害者の通勤を容易にするための措置に要した費用を助成）などがあります。何れも，事業主に対して助成されるものですが，具体的なことは，都道府県支部にお問い合わせください。
- ●高齢・障害・求職者雇用支援機構では，拡大読書器や音声パソコンなど就労支援機器の無償貸し出しを行っています。詳細はホームページをご覧ください。
  http://www.kiki.jeed.or.jp/
- ●仕事を探している，失業したなどの場合は，まず，最寄りのハローワークに相談してください。
- ●新しい技能を身につけて就職したい場合には，最寄りのハローワークまたは障害者職業センターにまず相談してください。
  - ■ハローワークインターネットサービス

  https://www.hellowork.go.jp/
  - ■独立行政法人　高齢・障害・求職者雇用支援機構

  http://www.jeed.or.jp/

◎職場内で不当な扱いを受けた場合には

労働紛争の相談機関に相談しましょう。個別の労働紛争については，①都道府県労働局内の相談機関に相談して，助言・指導・勧告を受ける，②民事訴訟を提起するなどの方法があります。ただし，①には拘束力がありません。

また，③地方裁判所に労働審判の申立てをする制度もあります。労働審判制度は迅速性と拘束性にその特徴があり，原則として，調停または労働審判を行うことにより解決し，訴訟手続との連携も図られます。

- ■総合労働相談コーナー

http://www.mhlw.go.jp/general/seido/chihou/kaiketu/soudan.html

◎解雇に関して知っておきたいこと

- ■労働基準法（解雇）

第18条の2　解雇は，客観的に合理的な理由を欠き，社会通念上相当であると認められない場合は，その権利を濫用したものとして，無効とする。

- ■解雇権濫用法理を示した最高裁判決（1975年4月25日，最高裁第二小法廷判決・日本食塩製造事件）

    最高裁の考え方は，「使用者の解雇権の行使も，それが客観的に合理的な理由を欠き，社会通念上相当として是認することができない場合には，権利の濫用として無効になる」というものです。

- ■整理解雇4要件（1979年10月29日，東京高裁判決・東洋酸素事件）

    整理解雇（人員整理）には4要件を必要とするというものです。つまり，企業経営上の必要性による解雇をする場合，(1)「整理解雇の必要性」（人員整理をしなければ，どうしても企業が倒産するなど経営危機が差し迫っているのか），(2)「解雇回避努力」（新規採用をやめるとか希望退職を募るなど会社が経営上の努力をしたか），(3)「解雇手続きの適正」（労働組合や労働者に十分説明をして労働者の納得を得る努力をしたか），(4)「人選の適正」（誰を解雇するかの基準がはっきりしていて，その基準が適正で，基準の適用が正しくされているか）というもので，この4要件を満たしていない場合，その整理解雇は無効とするものです。

◎事業主の責務

- ■障害者の雇用の促進等に関する法律（事業主の責務）

    第5条　すべて事業主は，障害者の雇用に関し，社会連帯の理念に基づき，障害者である労働者が有為な職業人として自立しようとする努力に対して協力する責務を有するものであって，その有する能力を正当に評価し，適当な雇用の場を与えるとともに適正な雇用管理を行うことによりその雇用の安定を図るように努めなければならない。

◎視覚障害者に役立つラジオ放送

NHKラジオ第2放送『視覚障害ナビ・ラジオ』は中途視覚障害者にとって有益な情報源です。毎週日曜日の朝夕に放送されています。NHKのホームページ上でも聞くことができます。

http://www.nhk.or.jp/heart-net/shikaku/

4 特定非営利活動法人タートル（中途視覚障害者の復職を考える会）の紹介

中途視覚障害者は"見えない"ことにより，いろいろな問題に直面します。とりわけ"働く"ということには大きな問題があり，今日の厳しい社会状況下では，具体的な援助もないまま退職に追い込まれている人は少なくありません。しかし，1人で悩まず，お互いに交流し，知恵と力を出し合い，励まし合う中で解決できる問題もたくさんあります。

この会は，1995年6月，視覚障害者が安心して働き続けられるように，お互

いに交流し，広く情報を交換し，励まし合っていくことを目的として結成されました。会の活動は次のようなものです。

1 タートルのおもな活動

1）初期相談：本人の現状認識を整理し，今後の具体的な対応を協議しながら進めています。初期相談の重要性にかんがみ，治療段階で相談につながることを願っています。
2）緊急対象者への支援：目が悪くなったことを理由に，配置転換や退職を迫られたり，リストラ，人減らしの標的にされているなどの緊急相談に具体的な支援をしています。
3）交流会：定例的に講演会や事例発表会を開催し，歩行，パソコン，年金，仕事上のノウハウ，人間関係，個々の生き方・暮らしぶりなどをテーマに，交流・親睦を深めています。
4）調査研究：連続交流会などで発表された事例を基礎に，人的・物的な職場環境，職務内容，職務遂行上のノウハウなど，具体的な事例の蓄積をしています。また，会結成10周年を期して就労アンケートを実施し，100余人の回答をもとに，「中途視覚障害者の就労支援の手引き」として提言などを行うとともに，それらのデータベース化に取り組んでいます。
5）機関誌などの発行：機関誌『タートル』には，交流会報告，幹事による巻頭記事，会員の寄稿によるコラム，職場報告などを掲載しています。
　これまでに，『中途失明Ⅲ―未来を信じて―』『中途失明Ⅱ　陽はまた昇る』『中途失明　それでも朝はくる』『GUIDE　BOOK～視覚障害者の「働く」を支える人々のために～』を発刊し，視覚障害者の雇用への理解のための啓蒙・啓発の書となっています。
6）ロービジョン就労相談会を定期的に開催し，中途視覚障害者への相談支援とピアカウンセリングを行っています。

【問い合わせ・連絡先】
○　NPO法人タートル事務局　〒160-0003　東京都新宿区本塩町10-3
　　社会福祉法人日本盲人職能開発センター「東京ワークショップ」内
　　　電話 03-3351-3208　　Fax. 03-3351-3189
　　http://www.turtle.gr.jp
　　Eメールや手紙・電話などを通して全国の人の相談にも応じています。特に当事者がまだ在職中の場合には，何よりも医療関係者との連携の重要性を痛感しています。

[参考図書]

1) 認定NPO法人タートル：中途失明Ⅲ―未来を信じて―，日本郵便株式会社平成27年度年賀寄附金助成事業，東京，2015.
2) NPO法人タートル：GUIDE BOOK ～視覚障害者の「働く」を支える人々のために～，日本郵便株式会社　平成25年度年賀寄附金助成事業，東京，2014.
3) タートルの会編集：中途失明Ⅱ　陽はまた昇る，大活字，東京，2003.
4) タートルの会編集：中途失明　それでも朝はくる，まほろば，東京，1997.
5) 上田　敏：リハビリテーション　新しい生き方を創る医学，講談社，東京，1996.
6) 山田幸男：糖尿病チーム医療の実際　患者さんと共に歩む，メディカ出版，東京，2003.
7) 河野友信・若倉雅登編，中途視覚障害者のストレスと心理臨床，銀海舎，東京，2003.
8) 厚生労働省：改正障害者雇用促進法に基づく障害者差別禁止・合理的配慮に関するQ＆A【第一版】，東京，2015.
9) 独立行政法人高齢・障害・求職者雇用支援機構：視覚障害者と働く―理解と配慮，ともに働く環境づくり―，障害者雇用マニュアルコミック版1，東京，2013.
10) 独立行政法人高齢・障害者雇用支援機構，視覚障害者の職場定着推進マニュアル，東京，2010.
11) 独立行政法人高齢・障害者雇用支援機構：平成16年度障害者雇用職場改善好事例［視覚障害者］入賞事例集，東京，2005.

H 高齢者のロービジョンケア

　人は誰でも高齢になると，健康であっても**表6-2**のごとく加齢による変化は避けられず，視機能も低下します。したがって，多くの高齢者にはロービジョンケアが必要です。また，白内障，糖尿病網膜症，緑内障や加齢黄斑変性などは高齢者に多く，視覚障害者の6割が65歳以上で，ロービジョンケアは介護において大きな分野となりつつあります[19]。

1 高齢者の視覚的特徴と対策

1 視力は落ち，特に動いているものが見えにくい

　眼の病気がなくても，視力は45～50歳ころから低下し，75歳を超すと加速度的に低下します。しかし，80歳でも視力1.0以上の人が10％程度おり，個人差が大きいようです[21]。また，動体視力も低下し，速度が増すほど視力は低下する傾向があります[22]。これら視力低下の原因は，光学的要因（老人性縮瞳と水晶体の透過率による網膜照度の低下）より，網膜から中枢までの機能低下が大き

表6-2　加齢による眼の変化

角膜	透明性は維持，角膜内皮細胞の脱落のため，房水は角膜に流入し，角膜は多少厚くなり，光は散乱
水晶体	黄変・混濁し，弾性をなくすので屈折変化，調節障害（老視）や白内障が生じる
瞳孔	縮瞳し，眼内に入る光量は減少する
硝子体	凝縮・虚脱し，飛蚊症の原因となる
網膜	神経細胞は減少し，血管も全身血管に伴い変化する

な因子とされています。矯正視力が0.1未満になると，極度に日常生活，特に単独歩行や活字の書読が困難になることを，1997年の北九州市内19病院眼科の視覚障害者実態調査で明らかになりました[2,22,23]。

また，屈折は年齢とともに変化し，幼児から小児には一般に遠視が多く，成長とともに近視化が認められます。そして，高齢者になると水晶体の硬化，毛様体筋やチン小帯の加齢変化により遠視が増加します[24]。したがって，そのときに合った眼鏡が必要となります。特に，視覚障害をもつ場合は，屈折矯正されたきれいな像を手持ち式拡大鏡（ルーペ），拡大読書器や単眼鏡（望遠鏡）で大きくしなければ，何の意味もありません。ぼやけた網膜像を拡大してもさらにぼやけを大きくするだけです。

2 文字が小さく見える

老眼（老視）も毛様体や水晶体の加齢変化よる調節機能の低下で，避けることはできません。20歳では10 cmの距離（調節力10 D）まで近づけて見ることができますが，50歳になると50 cm（調節力2 D）に遠ざけないとはっきり見えません。像の倍率とは，（像の大きさ）÷（物体の大きさ）で，（レンズから像までの距離）÷（レンズから物体まで距離）とも表現できます。したがって50歳の人が見える文字の大きさは20歳の1/5に小さくなり，見にくく疲れやすく，眼精疲労の原因となります。これも作業（読書）距離に合った眼鏡をかければよいのですが，何らかの理由で眼科に通院していない高齢者が多くいるのも現実です。

3 淡い色使いは見にくい

縮瞳と水晶体の影響で，高齢者では高周波と中間周波数領域でのコントラスト感度が低下し[25]，はっきりとしたコントラストがあるものは見やすいが，淡いコントラストがないものは見にくくなります。例えば，視力がよいにもかかわらず，本が見えにくいのは高周波領域の低下のためで，良好な照明を使えば見やすくなります。また，中間周波領域の低下は，歩行（道路標識や段差）や動作に支障が生じます。

この対策には，まず明度対比（白黒反転），次いで彩度対比（あざやかさ），そして色相対比（補色）を考えます。白内障や眼底疾患では，白紙に黒文字より，黒紙に白文字（白黒反転）のほうが見やすく，擬似的混濁実験では，0.2以下になるとコントラストポラリティ効果（白黒反転効果）が出現し，視力が悪くなるほどその効果が増すことを報告しました[26,27]。高齢者においても同様にコントラストポラリティ効果が認められます。拡大読書器は，文字や写真などを拡大できるだけでなく，白黒反転も可能でより見やすくできます。

4 加齢により狭くなる視野

　視野は10～30歳代が最も広く，40歳以後中心部付近から感度の低下が起こり，60歳代を過ぎると周辺にも感度低下が拡大し，全体的に感度は低下します[28]。この変化は，眼瞼下垂，縮瞳，白内障，網膜神経細胞数の減少や中枢までの機能低下によるといわれています。ましてや，緑内障や網膜色素変性症患者では，求心性視野狭窄が進み，中心視野半径10°以内（40 cm 離して半径7 cm 円）になると歩行や読み書きができなくなります。

　一方，中心暗点は，加齢黄斑変性，糖尿病網膜症，視神経萎縮で生じ，歩行は比較的可能ですが，読み書きが極端にできません。欧米では失明原因第1位は加齢黄斑変性で，読み書きが大きな問題です。この場合，偏心視（中心外固視）訓練が必要ですが，高齢者にとってはこの訓練は大変難しいものです。視野障害者に対する訓練は，活用できる自己の保有視野を自覚することから始めます。このとき，周辺視野があるかどうかが，日常生活ができるか否かの鍵となります。中心視野が10°以内に狭窄していても，下方視野や耳側視野があると歩行が可能です。

5 まぶしさを強く感じる

　水晶体に混濁が生じると，光は水晶体を透過するときに散らされ，眼内で散乱するようになります。この散乱光が，網膜上の結像の上に，覆いかぶさることによって，像のコントラストを下げ，見えなくなります（不能グレア）。また見るときに不快感を感じるようになったりします（不快グレア）。これらの現象を総じてグレア（まぶしさ）といいます。このグレアの発生は白内障が進行する高齢者ほど多く，20歳に比べて70歳の高齢者は2倍のグレア効果を受け，まぶしさを感じ，80歳では3倍まぶしいといわれています[29]。水晶体以外の角膜表面と眼底でもグレアが生じるので，網膜色素変性症，糖尿病黄斑症，加齢黄斑変性などでは，網膜上の散乱も加わり特にまぶしがります。

　このようにグレアは高齢者にとって大敵です。したがって，高齢者が夜間車を運転するときのヘッドライトは難敵となります。このグレアを減じるものが遮光眼鏡です。遮光眼鏡は紫外線を含む短波長光（青系：500 nm 以下）をカットし，暗順応をよくするものといわれ，網膜色素変性症に有効とされています。そして，最近はまぶしさを減ずることに大いに注目されており，さらに黄色系のものはコントラストをもよくし，見やすくします。コンピュータやテレビの画面を見るときにも遮光眼鏡を使用すると，大変楽になり，作業能率が上がります。

6 白内障が進行，白内障手術後の色覚の変化

　網膜には2つの光センサー，明るい所で働く錐体と暗い所で働く杆体があります。錐体は視力と色覚，杆体は光覚をつかさどっています。色覚の加齢変化は，

水晶体の着色，縮瞳，黄斑色素の変化と錐体をはじめとする視路上にある細胞の変化が原因ですが，このうち水晶体の影響が最も大きいとされています。水晶体核が黄色化すると青色が選択的に吸収されるため，青色は暗く感じられ，緑色との区別がつきにくくなります[30]。これに縮瞳が加わると，水晶体のフィルター効果は増強されます。青空も黒ずんで見えますが，このような見え方に慣れ親しんだ高齢者が白内障手術をすると，青白く見え，まぶしいとよく聞くのはこのためです。この場合も遮光眼鏡（CCP 400）が大いに役立ちます。

7 暗いと見えなくなる

明るさによって視力は変化することが古くから知られています。同じ人でも明るい所では視力はよくなり，暗い所では悪くなります。例えば，夜の街灯では視力が 0.6 であるものが，明るい戸外では 1.7 ぐらいまでに上がるといわれています[29]。また，新聞活字を見るとき，60 歳代は 20 歳代の約 3 倍の照度が必要で，小さな文字ほどさらに多くの照度が必要と報告されています[31]。このように視力の悪い高齢者では明るい環境が必要となります。したがって，ルーペを使う場合でもライト付きのものの方が見やすいといわれるのもうなずけます。

このように，室内や手元を明るくするのは原則ですが，高齢者にとっては過度に光量を増すと，グレアのためかえって見にくくなってしまうこともあり注意が必要です。人の影，特に自分の影で手暗がりになることもあり，照明の位置や食卓での座席の位置を考えたりする必要があります。

また，明るい屋外から急に暗い室内に入ると動けなくなった経験があると思います。しかし，しばらくすると周囲がだんだん見えてきます。この暗さに慣れる

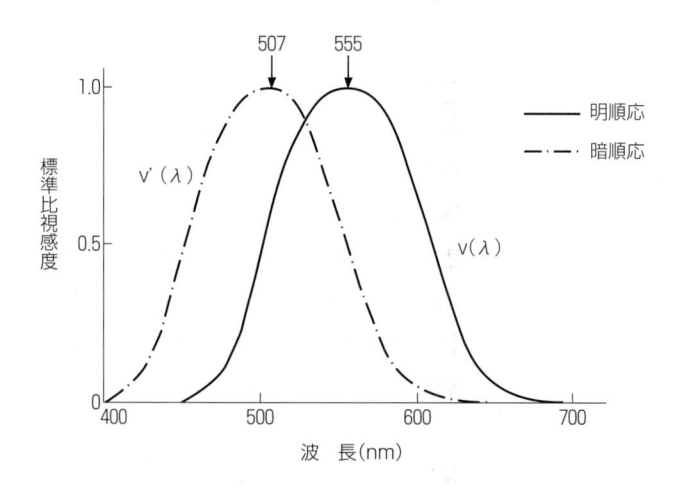

図 6-14　明順応および暗順応時の比視感度曲線
プルキンエ現象が起こり，最大視感度が 555〜507 nm に移行する。すなわち，明るい所で鮮やかに見える赤が，薄明りになると暗く見え，かえって青のほうが明るく見える。昼間，赤い花が，夕暮れになると黒っぽく見える。

ことを暗順応といいます。暗所で働く網膜視細胞，杆体は赤より青に感度はよく，夜間のドライバーにとっては青空のような青い服を着ているとよく映えるが，赤い服は見えにくいのも納得できます（図6-14）。そして，高齢者になるほどこの杆体機能も低下し，80歳の人の感度は20歳の1/32といわれています。言い換えると80歳の人は32倍の明るさが必要になり，照明が大切です[29]。

8 まとめ

老化による視機能低下は，複雑に絡み合い，日常生活に影響を与えています。例えば，視力・コントラストの低下や視野狭窄が生じ，さらにグレアも加味されると，歩行が大変難しくなります。特に，車の往来する横断歩道を渡るとき，良好な動体視力も要求され，注意や判断も必要となります。しかし，この注意力，判断力，身体的機敏性なども加齢に伴い減じていくのも自然の摂理です。したがって，高齢者に配慮した視的環境作りを目ざすべきで，ロービジョンケアが大いに役立つものと確信しています。

2 高齢視覚障害者の実態

既報のように[2,22,23]，北九州市内19病院眼科を，1997年2月の1か月間に訪れた22,117名のうち，602名が最良視力0.3未満または身体障害者手帳保持者でした。そのうちアンケート調査に応じた463名のうち284名（61％）が65歳以上の高齢者でした。65歳以上の視覚障害者の原因疾患は，糖尿病網膜症28％，緑内障15％，網脈絡膜萎縮15％，角膜疾患8％，加齢黄斑変性7％，網膜剥離5％，網膜色素変性症4％，視神経萎縮4％，白内障4％であった（図6-15）。緑内障，網脈絡膜萎縮，角膜疾患，加齢黄斑変性や白内障など加齢に関係あるとされた疾患が65歳以上で多くみられました。全身合併症は65歳以上では76％と多数がもっており，特に糖尿病，高血圧や心疾患は65歳以上で高頻度でした。日常生活状況を，非常に不自由，不自由，時々不自由と不自由なしの4段階に分

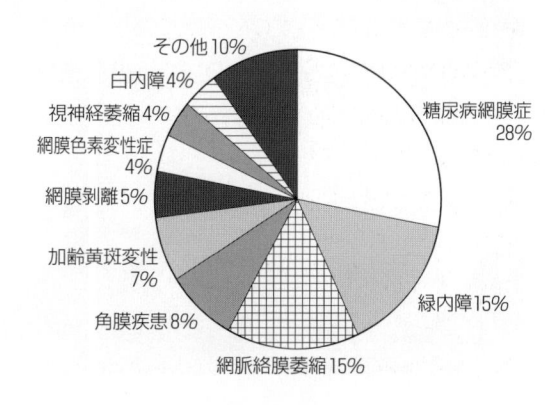

図6-15　高齢視覚障害者の原因眼疾患

けてみると，年齢別支障度は18～64歳と65歳以上には有意差は認められません。個々の項目についての支障を感じている割合（非常に不自由と不自由と答えた人）は他の年齢層と大きな違いはなく，移動や情報で多く問題が生じていました。最良視力0.1以上が占める割合は，18歳未満では45％，18～64歳では48％，65歳以上は50％と各年齢層で差は認められません。一方，訓練経験者は18歳未満が95％，18～64歳が10％，65歳以上では5％と高齢になるほど減少しました。また，訓練希望者も各々95％，54％，36％と同様の傾向を示し，65歳以上では他の群に比して有意に減少しました（$p<0.01$）。

3 高齢視覚障害者におけるロービジョンケアの課題

　高齢視覚障害者に対するリハビリテーション，ロービジョンケアの必要性はいうまでもありませんが，それがうまくできないのはなぜでしょう。無論，高齢者には全身的合併症が多く，体力的に訓練する自信がないのも1つの原因です。しかし，保有視機能を活用しようとする意欲や動機が乏しいところに最大の問題があると思われます。事例からこの問題を考えてみましょう[32]。

■事例　世話する相手がいなくなった老婆

　80歳前半，女性，網脈絡膜萎縮。

　Aさんは幼少のころから強度近視で，眼鏡を使用していたようです。10年前両眼の白内障手術を受けましたが，最近見えにくくなり受診しました。視力は右0.02（0.03），左0.03（0.04）で，両眼には大きな網脈絡膜萎縮がありました（図6-16）。

●ロービジョンケア

　両眼の中心暗点のため，文字処理が困難と考え，拡大読書器を見せましたが，

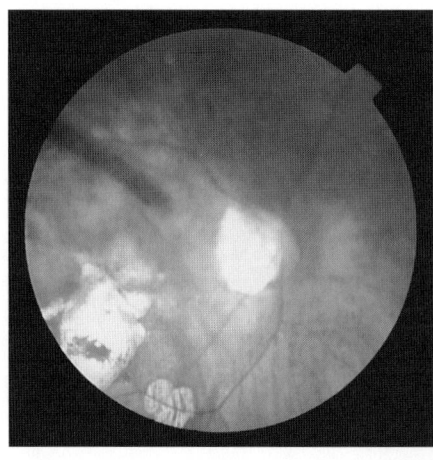

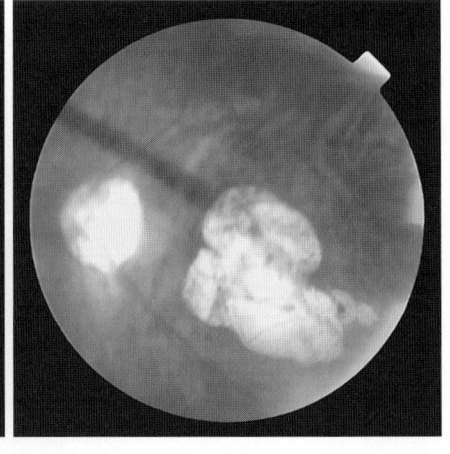

図6-16　網脈絡膜萎縮と固視点

どうも文字を見る気持ちが乏しいようでした。3人の息子を育てあげましたが，頼りの三男に先だれ，気弱になり，それでも孫娘の世話をしていました。しかし，その孫が遠方の大学に入学したため，昼間は一人ぼっちとなり，家族は危険だと判断し，老人施設に入所させました。家では好きな針仕事や食事の支度が生きがいとなっていましたが，老人施設では針をもつことは禁止され，また食事も自分ではつくることが許されません。このために，Aさんは何のために眼を使えばよいのかがわからなくなって，見ることへの意欲をなくしていったようです。この彼女に見ることの楽しさを再び感じてもらえるように拡大読書器の導入や偏心視訓練，eye movement 訓練を施設の協力で開始しましたが，訓練は辛い，眼が疲れると音をあげてしまい，「もういい」「もう見えなくていい」と，見ることを諦めてしまいました。

●コメント

この例では，子や孫の成長により，生きがいであった「人の世話」ができなくなりました。その上，老人施設に入所したため好きな裁縫や台所仕事もできなくなりました。裁縫や台所仕事は必ずしも危険なものではありませんが，介護老人保健施設など共同生活では禁止されているところが多いようです。視覚障害者でも安全な針仕事のやり方があります。この安全な方法を教授することはかえって自立を促すものではないでしょうか。本来，老人保健施設は自立を目指すもので，何でも危険だと考えるのではなく，個々の能力により対応が異なっていてもよいのではないでしょうか。同居者の繕い仕事を彼女の仕事とすれば，彼女にとって生きる張りがでてくると考えられます。ロービジョンケアの意義もここにあり，施設に要請しましたが，残念ながら施設の規則を変えることはできませんでした。

事例　カメラ心が見せた老人

80歳後半，男性，加齢黄斑変性。

Bさんは6年前，両眼の中心暗点が出現し，加齢黄斑変性にて光凝固などの治療を受けました。その後白内障が進行し，2000年，IOL挿入術施行されましたが，右視力（0.4），左視力（0.03）までしか回復しませんでした。右眼の黄斑変性は網膜下出血を繰り返し0.1に低下し，日常生活に支障が生じてきたので，ロービジョンケアを求め2000年12月，受診しました。

●初診時眼所見

右視力0.05（0.08），左視力0.02（0.04）。左外斜視，両眼の加齢黄斑変性が視力障害の原因でした（図6-17）。両眼の視野検査にて大きな中心暗点があり，読み書きなどに支障が生じていました。

●ロービジョンケア

どこで見ることが一番見やすいかを自覚するために，2001年1月に5日間入院して訓練をしました。Bさんは写真撮影が趣味で見ることには貪欲で，偏心視

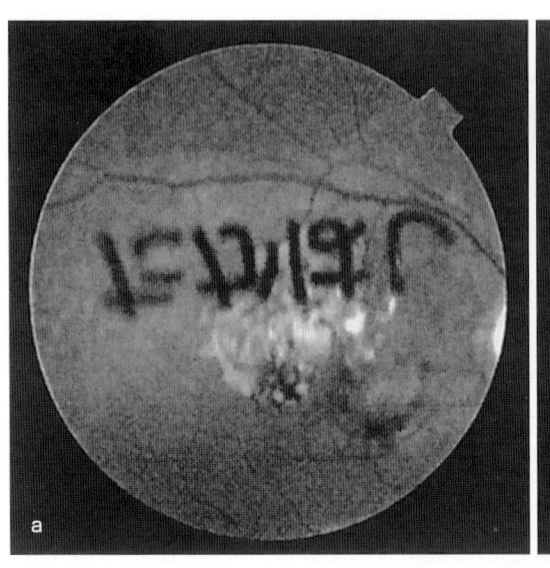

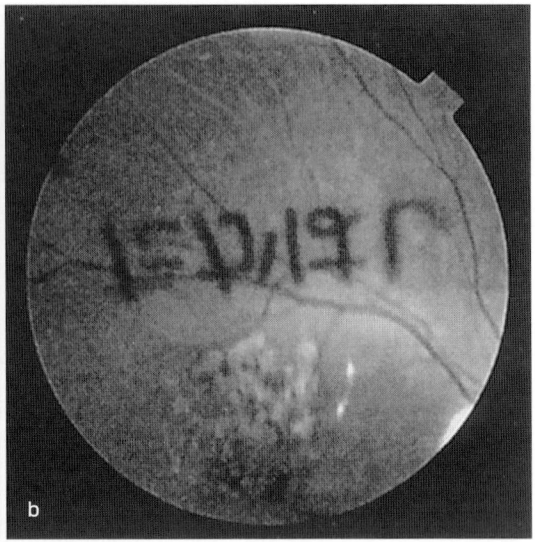

図6-17 訓練前後の固視点
訓練前（a）は「か」の文字が見えたり，見えなかったりしたが，訓練後（b）は固視が確立して容易に「たかはし」が読めた。

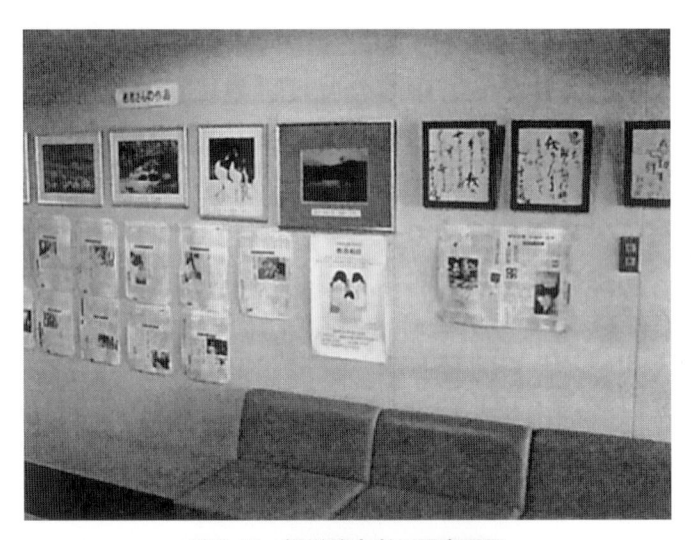

図6-18 視覚障害者の写真展示
症例2の作品「阿蘇の黎明（中央）」のように，視覚障害者の中には写真が趣味の方があり，柳川リハビリテーション病院では待合室に展示している。全国盲人写真展写真集『見えないチカラ』（小学館，2000）という写真集もある。

訓練や eye movement 訓練を積極的に行いました[33]。そして拡大読書器の使用に向け，身体障害者手帳を申請しました。その後も同年2月，4月，6月にも短期に入院し，訓練を繰り返しました。彼が一眼レフのカメラを好んでいたためか，選んだ拡大読書器はマニュアル式でした。そして，自己の視機能を自覚できるよ

うになり，拡大読書器の操作もできるようになり，10月の3日間の入院で，訓練を終了しました。数か月後のある日，趣味の写真撮影を再開したようで阿蘇の写真を送ってきました（図6-18）。

●コメント

本例では，趣味の写真が功を奏したのでしょう。写真を撮りたい，そのためにはピントを合わせたい，その思いが自己の視機能を自覚せしめたと考えられます。「見ること」への動機と執着心の強さによって訓練ができるかは決まります。テレビを見るぐらいで，文字を見たいとの強い欲望がない高齢者，すぐに諦める高齢者や，単独歩行が可能であっても，家族がすぐに車椅子で移動させることに甘んじている高齢者は「見ること」ができるようにはなりません。つまり，視覚障害者自身も自己の能力を最大限に活用しようとしなければ，また家族も最大限に活用させようとしないと，できることでもできなくなってしまいます。

高齢者に多い加齢黄斑変性，網脈絡膜萎縮などでは，中心暗点を呈するので文字処理などの近業が困難です。これらの場合，厳密に眼を使う必要があり，保有視機能の活用にはそれなりの技術の習得が必要で，習得には時間を要します。ロービジョン訓練は単調で，反復が多く，健常な若者であっても辛い訓練であり，高齢者ではなおさら辛いものです。努力しないとできない訓練や汗をかかないとできない訓練を課すべきで，そうしないと能力は向上しません。しかし，その訓練課題はかならず達成できるものでなくてはなりません。さもないとその訓練にて挫折感のみが残ってしまい，ロービジョンケアの継続は困難となります。達成感こそが大切で，やり遂げた自信が生きる力となっていきます。訓練の継続には，事例でも明らかなように「生きがい」「やりがい」や「趣味」などがないと難しく，これらを，患者や視覚障害者と共に捜すことがロービジョンケアの第一歩です。実はこれを見つけることは，すぐに諦めてしまう高齢者では非常に難しく，それ故に，高齢視覚障害者のロービジョンケアは難しいと考えられます。

4 老人保健施設や老人ホームのロービジョンケア

老人保健施設や老人ホームでのロービジョンケアを含む眼科医療は不十分です[34]。これらの施設ではいまだ白内障が主な視力障害の原因眼疾患であり，眼科医療の光を当てるべきです。わが国における視覚障害者の原因疾患としての白内障の減少は，わが国の眼科水準の向上に伴い急速に進んでいます。眼科受診の機会の少ない老人保健施設や老人ホームなどでは白内障が問題であることを私たちは再確認すべきだと思います。以下に，友人である眼科医・松本素子先生の手記を掲載します。

「あの山は足立山やろか」

　老人ホームの職員に連れられて初めて診察にきたCさんは眉間にしわを寄せ，堅く目を閉じて白い杖をしっかり握り締めていました。フォン・レックリングハウゼン病に罹患しており，聴神経腫があるのか，ひどい難聴で意思の疎通が難しくすぐに怒り出し「わからん！　わからん！」と絶叫してパニック状態となり診察するのも一苦労でした。診てみると両眼ともに成熟白内障で左外斜視がありました。光覚はあり光の色もわかるようでした。北九州の病院からの添書には「当院での手術はいたしません」とありました。手術すればある程度見えるようになるかもしれないが認知症症状もあり，残念だけど手術は無理だなと私も思いました。でもCさんのことがなんとなく気になって頭から離れませんでした。
　そこで柳川リハビリテーション病院の高橋先生にお会いしたときにCさんの話をしました。先生は「盲ろうというのはたいへんなことだよ。これからますます聞こえなくなってくるだろう。そうなれば意思の疎通もできにくくなり介護する人も大変だよ。縛り付けてでも手術すべきだよ」とおっしゃいました。しかし，まさか縛り付けて手術するわけにもいかず，まずもう一度診察に来ていただくように介護職員の方に連絡しました。
　「手術したら見えるようになるかもよ。テレビとかも見られるよ」と言うとCさんは「テレビやら見らん。ラジオでいい！」と怒ります。なんと説得すればいいのか。「あのね白内障で手術したほうがいいの！」と怒鳴る私。するとCさんが急に「そういえば昔，白内障で手術せなと言われた。わかった手術する」と言ってくれました。この次は説得できないかもしれないので同時に両眼の手術をすることにしました。
　眼軸を測るのも「怖くないからね」「あんたは怖くないかもしれんが私は怖いよ」と怒鳴られてしまいました。その通りです。相手の立場にたって考えねばと反省しました。
　術前日，Cさんが入院してきました。看護師さんから「先生もう大変です。手術することもわかってないと思います。ずっと叫んでいます」と苦情が出ました。病室に行ってみるとCさんが慣れないベッドの上で小さなトランジスタラジオを手探りで探しながら「看護師さん！　看護師さん！」と叫んでいます。ベッド脇のポータブルトイレの位置がわからずパニック状態です。私は看護師さんたちにゴメンと手を合わせました。
　手術は全身麻酔で行うことにしました。短時間の手術は気管内挿管よりラリンギアルマスクを使えば筋弛緩剤を使わずにすむし，喉の痛みもなく術後の管理も楽です。水晶体の核が硬く，超音波摘出術でなく，手術創は大きくなりますが嚢外摘出術で行うこととなり，術後に創部を触られるのが怖いので，乱視はこの際無視し縫合をしっかりすることとしました。
　術翌日，眼帯を取り「目を開けてみて」「目を開ける！　そんなことができるものか！　そんな無茶なこと言って！」ととがった声で怒鳴られましたが，「ゆっくりでいいから」と言うと，恐る恐る目を開けてくれました。
　「見える？」「……見える。看護師さんやろ。メガネかけとる」　急に静かになり診察もスムーズにすみました。診察室から出るときCさんが小さな声で「はい。ありがとさん」と初めてお礼を言いました。
　翌日，看護師さんが興奮して「先生，Cさん人が変わりました！　まったくおとなしくなり，ありがとうっていうんです。びっくりしました。英彦山を見てあれは

足立山やろかって言ってました」Cさんの眉間のしわは消え，いつも怒鳴っていた声は穏やかになりました。退院を告げたとき，困った顔をして「そういわれても私は今日からどこで寝ればいいんですか？」と聞きました。

　北九州にいた身寄りのないCさんはたぶん行政の都合でいろいろな病院や施設を転々とし，筑豊の田舎にたどりついたのでしょう。でも目の見えないCさんは自分がどこにいるのか全くわかっていなかったのです。何も見えず，ほとんど聞こえないCさんは不安で自己防御の殻にとじこもっていたのでしょう。自分の周りが見えるようになってやっと解放されたようでした。

　私たちが得る情報のうち90％以上は視覚からといわれています。見えないということはどんなに不安なことか。それは認知症症状のある患者さんも同じことでしょう。いやもっと不安感が大きいかもしれません。短時間ですむ白内障手術ではラリンギアルマスクを用いた全身麻酔をすることで認知症症状のある患者さんも手術や術後管理がしやすくなるのではないでしょうか。できれば手術創の小さい超音波摘出術ができるうちに積極的に手術を勧めるほうがよいのではないかと思います。

　このように，白内障手術が見事に老人施設の入所者のQOLを向上させました。それ以後この老人施設は入所者を積極的に眼科受診させるようになりました。また，ある老人施設では，入所条件の1つに「少なくとも一眼の白内障手術の既往」と記載されているところもあるようです。これは少し極端な話とも思えますが，老人施設の現状を考えれば，英知かもしれません。

　WHOは「Vision 2020」のキャンペーンを繰り広げており，primary health care (PHC) や primary eye care (PEC) での partnership の重要性を強く訴えています。すべての老人施設において，眼科健診を行うことは時間的にも，財政的にも不可能です。入所者からの症状の訴えに十分に耳を傾けるのと同時に，職員などが注意深い観察をすれば眼疾患の早期の発見につながります[34]。そして，必要な眼科医療やロービジョンケアが可能となります。

　このような方法がPHCやPECの考え方だと私は考えます。そのためには患者さん，高齢者が表出している言葉にもならない訴えをも感じることができることが肝要です。この感性をつねに磨くことが高齢者のケアにかかわるすべての者には要求されています。

5　看護師からみた高齢ロービジョン者のもう1つの特徴

　高齢者の特徴は，全身的合併症が多く，単独歩行が可能であっても，「体力に自信がない」とか，「テレビを見るくらいの視力があればいい」など，訓練に消極的で，保有視機能を活用しようとする動機が乏しいといえます。しかし，高齢者の特徴として忘れてはいけないことがあります。それは，「さびしい」ということです。その「さびしさ」に注目すれば，こちらの働きかけを受け入れることがあります。

■事例　笑顔を見たいと思う気持ちが患者さんの心を動かす

　80歳後半の女性。癌の転移のため，癌性腹水がありました。50歳後半で糖尿病を指摘され，70歳代で乳癌摘出術を受けています。キーパーソンは長男です。

　Dさんには腹水と呼吸困難があり，内科病棟の個室に入院となり，酸素吸入が行われ，ベッド上安静の状態でした。視力の計測はしていませんが，「誰かいるのはわかるが，顔ははっきり見えない」という状況でした。そこで，看護師は訪室の際，自分の名前を必ず言うようにし，退室の際は，次いつ伺うかについても話すようにしました。個室のためか，話し相手がなく，さびしそうな表情が気になった看護師は，病棟内の車椅子での散歩を計画し，提案したところ，「酸素しながらできるの？」と不思議そうに言いました。15分位ではありましたが，病室から出てみると，笑顔が見られました。

　趣味は編物と言っていましたが，70歳位から視力の低下があり，行っていないとのことでした。ベッド上での退屈さを紛らし，笑顔を見たいと思い，手先を使い，臥床しながらでもできることを考え，折り紙をもって訪室しました。すると，「しばらくやっていないからできるかしら」と笑顔を見せ，「黒っぽい色が見やすい」と黒・青・紫の折り紙を選びました。折り始めると「結構覚えているものね」と，次々とこちらに教えながら，楽しそうに折っていました。

　高齢者にかかわるとき，大切なことは，
　＊自分が必要とされることがうれしい
　＊1人より，仲間がいたほうが良い
　＊孤立させない
　＊話し相手になる（聞き役）

　また，視覚障害がある上に全身状態が悪く，個室で臥床がちになると，どうしても心は沈みがちになります。1日のほんの少しの時間でも生き生きと過ごすことができるよう考えたいものです。

■事例　その人らしい生活に近づけるために目標を共有する

　E氏の「今ある力を最大限に発揮」させるためには，「歩けるようになること」と考え，訓練が開始されました。しかし，「疲れるから」とか「よく見えないから面倒」「今日は寒いから」とか理由をつけて，訓練としての運動は受け入れませんでした。看護師は面会時の状況から，E氏は孫が大好きで，「孫と一緒に散歩するのが楽しみ」という情報をつかみました。その孫と一緒に過ごす時間がもてるよう，目標をE氏と同じにしてかかわったところ，「している活動」が増えていきました。

　看護は自立を目標としますが，これをいきなり高齢患者に当てはめると，患者は心を閉ざすことになり，夜間の不眠を訴えたり，活気をなくしたりと身体的な問題が出てきます。

したがって，その人の入院前の生活・価値観をふまえて

＊こちらが「一定のところまでひっぱる」のではなく，E氏からみれば「訓練を受ける」という受け身ではなく，「訓練する人」という参加型の形で，同じ目的をもつこと

＊あくまでも患者の生活の上に看護があるということ

以上を考え，その人が，いままでどのように生きてきたのか，その人の価値観を早期にとらえ，「その人が生き生きとできることを一緒に探す」などの働きかけが必要です。

文献

1) 障害者福祉研究会（編）：わが国の身体障害者・児の現状 平成13年度身体障害児実態調査結果報告．中央法規，1993．
2) 髙橋 広：北九州市内19病院眼科における視覚障害者の実態調査．第2報 視覚障害者の日常生活状況．眼紀 50：425-429，1999
3) 髙橋 広：視覚障害をもつこどもへの対応．眼科ケア 3：448-452，2001
4) 髙橋 広，田原昭彦，山田信也：産業医科大学病院眼科におけるロービジョンケア．第3報 小児のロービジョンケア．眼臨 94：62-67，2000
5) 髙橋 広：小児のリハビリテーション．日本の眼科 71：811-814，2000
6) 高松鶴吉：療育とはなにか．ぶどう社，1990
7) 髙橋 広，周 正喜，里村典子，他：障害児・者の屈折異常者の頻度．臨眼 54：1099-1104，2000
8) 原田晴代，久保真奈子，奈良浩子，髙橋 広：心身障害児の眼鏡装用状態について—保護者に対するアンケート調査より．眼臨 90：853-856，1996
9) 川瀬芳克：眼科外来におけるロービジョンサービス．日本視能訓練士協会誌 25：69-74，1997．
10) 神田孝子，山口直子，川瀬芳克：保育園における3，4歳児の視力検査．眼臨 87：58-65，1993．
11) 大川原 潔，他：視力の弱い子どもの理解と支援．教育出版，1999
12) 川瀬芳克：学童のロービジョンケア．眼紀 51：1102-1105，2000
13) 髙橋 広：私のロービジョンケア8 就学における眼科医療の役割．臨眼 57：1778-1785，2003．
14) 髙橋 広：私のロービジョンケア9 ロービジョンケアと学校医．臨眼 58：32-38，2004．
15) 髙橋 広：視覚障害児へのかかわり—眼科．シンポジウム特別支援教育に対する学校医のかかわり．日本医師会雑誌 132：504-508，2004．
16) 髙橋 広：学校現場におけるロービジョンケア．日本の眼科 76：259-260，2005．
17) 髙橋 広：私のロービジョンケア7．職場復帰を果たした視覚障害者．臨眼 57：1668-1673，2003．
18) 髙橋 広，山田信也：柳川リハビリテーション病院におけるロービジョンケア．第10報．ロービジョンケアにおける眼科主治医の役割．レーベル遺伝性視神経症の場合．臨眼 59：1281-1286，2005．
19) 髙橋 広：高齢者のロービジョンケア．加齢と眼，全身病と眼．毎日ライフ 12：59-61，1999
20) 市川 宏：老化と眼の機能．臨眼 35：9-26 1981
21) Burg A：Visual acuity as measured by dynamic and static test．J Applied Psychol 50：460-466，1966
22) 髙橋 広：北九州市内19病院眼科における視覚障害者の実態調査 第1報 視覚障害者と日常生活訓練．臨眼 52：1055-1058，1998
23) 髙橋 広：北九州市内19病院眼科における視覚障害者の実態調査 第3報 視覚障害者の視

機能と日常生活状況．臨眼 53：653-657，1999
24) 魚里　博：眼機能の加齢変化－屈折系．石橋達郎(編)：新図説臨床眼科講座，第6巻，加齢と眼，pp 22-23，メジカルビュー社，1999
25) Owsley C, Sekular R, Siemsen D : Contrast sensitivity throughout adulthood. Vision Res 23, 689-699, 1983
26) 井上久美，塩治　愛，周　正喜，他：拡大読書器による視力とコントラストポラリティ効果の関係．眼紀 50：285-288，1999
27) 塩治　愛，井上久美，周　正喜，他：白内障におけるコントラストポラリティ効果．眼紀 50：651-654，1999
28) 鈴村弘隆：眼機能の加齢変化－視野．石橋達郎(編)：新図説臨床眼科講座，第6巻，加齢と眼，pp 24-25，メジカルビュー社，1999
29) 池田光雄，池田幾子：目の老いを考える，pp 151-195，平凡社，1995
30) 市川一夫：眼機能の加齢変化－色覚．石橋達郎(編)：新図説臨床眼科講座，第6巻，加齢と眼，pp 26-27，メジカルビュー社，1999
31) 中村龍興：高齢者のための照明．彰国社サイエンス　あかりと照明の科学，pp 66-67，彰国社，1988
32) 髙橋　広：私のロービジョンケア5　高齢視覚障害者の心を理解しよう．臨眼 57：1434-1438，2003.
33) 髙橋　広：高齢者のロービジョンケア．高齢視覚障害者の実態と訓練器としての眼底カメラの可能性．眼紀 51：1110-1114，2000
34) 髙橋　広：高齢者のロービジョンケア．病院眼科と老人保健施設での実態．眼科ケア 3：196-202，2001

第7章 代表的な疾患とその対応

A　糖尿病網膜症

　糖尿病は，ブドウ糖を燃やすために必要なインスリンが全身で働きにくくなったり，インスリン量が足らなくなったため，血液中のブドウ糖が異常に多く（血糖値が高く）なる状態をいいます。生活習慣と無関係に発症する遺伝性素因の強い1型糖尿病（インスリン依存性糖尿病）や，生活習慣が発症に大きく関与する2型糖尿病（非インスリン依存性糖尿病）がありますが，わが国では後者の2型糖尿病が大多数です。

　糖尿病患者は，2002年度糖尿病実態調査によると，糖尿病が強く疑われる人（治療中の人を含む）は740万人，その可能性を否定できない人を合わせると，実に1,620万人と推定され，この5年間で250万人も増加しています。しかし，医療機関に受診しているのは430万人にすぎません。つまり糖尿病を知っていても治療せず放置している人が多いのです。このため，生活習慣を見直せば切り抜けられる段階を過ぎ，重症となってしまいます。

　高血糖が長期間続くと全身の血管壁に負担がかかります。つまり，糖尿病は血管病ともいえます。その結果，糖尿病腎症，糖尿病網膜症，白内障，糖尿病神経症，脳卒中，心筋梗塞などの糖尿病合併症が多発し，場合によっては死亡の原因となります。

　次にこれらの合併症の1つである糖尿病網膜症は，わが国の失明原因の第1位といわれていました。しかし，最近の治療進歩により，身体障害者手帳新規交付者数では2位となり，失明は減少しているようです（図1-1, 1-2, p.9-10参照）。

　病初期には視力低下，暗点などの自覚的症状が乏しく，気づいたときにはすでにかなり進行し，医師から「どうして，これまで放っておいたのか」と叱責される光景によく遭遇します。なぜ，このようなことが起こるのでしょう。眼の網膜の構造を理解すればすぐにわかります。視力に最も関係する網膜黄斑部の中心窩には血管がありません。したがって，血管病である糖尿病は，初期にはこの部位

には病変ができません。この中心窩付近の大きな出血がなければ視力低下は生じず，自覚症状が出現しにくいのです。

糖尿病網膜症の好発部位は，血管の豊富な他の部位です。糖尿病網膜症は大きく3つの時期，すなわち単純網膜症，前増殖網膜症，増殖網膜症に分けられています（図7-1）。単純網膜症の治療は内科的治療が主で，他は眼科治療が行われます。

糖尿病網膜症は血糖値に影響されます。日々の血糖値はいうまでもありませんが，長期間の状態を示唆するHbA_{1c}が重要です。10年以上の糖尿病歴で，HbA_{1c}が7％以上であると増殖網膜症になる可能性は非常に高くなります。尿糖が（＋）であるとHbA_{1c}は8％以上といわれています。網膜症の増悪を防ぐには，長期間の血糖値の安定が肝要です。また，血糖値のコントロールは徐々に行うことが重要で，急激な血糖値のコントロールや低血糖発作などのような血糖値の変動は，網膜症を悪化させるといわれています。

したがって，例えば，糖尿病患者の白内障手術では，まず血糖値を200 mg/dl以下にすることを目的にします。そして数か月をかけHbA_{1c}を7％以下にします。しかし，増殖網膜症の光凝固のため緊急性があるときは，この限りではありません。眼科医が糖尿病網膜症の治療を開始する時期は，蛍光眼底検査で決定されるべきですが，一般的には，前増殖網膜症を示唆する軟性白斑が出現したら光凝固（レーザー治療）を開始します（図7-2）。

● ロービジョンケア

1）心のケア

「良好な内科的コントロールがなされ，適切な眼科的治療が行われることで，失明される患者さんは減っていること」を患者に十分伝えることです。しかし「あなたは糖尿病網膜症です。治療しましょう」と言っただけで「失明の宣告」を受けたと勘違いするケースもないとは言えません。現代医療ではインフォーム

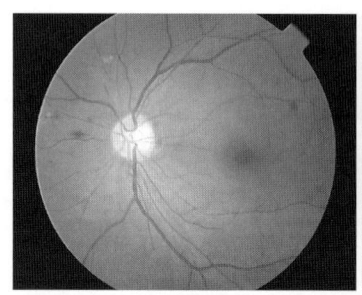

a：単純網膜症
小出血が散在している。

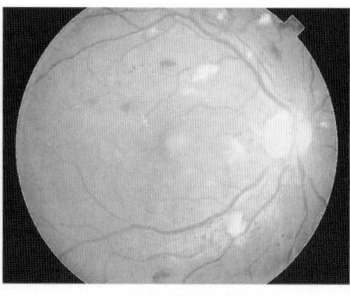

b：前増殖網膜症
軟性白斑，出血を認める。

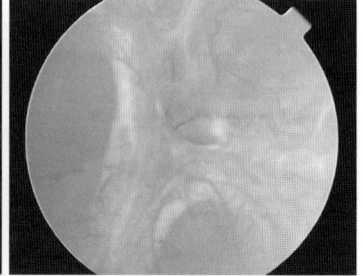

c：増殖網膜症
硝子体中に線維組織が増殖し，網膜剝離を発症している。

図7-1　糖尿病網膜症

ドコンセントが大切とされ，患者にそれを告げるときにも，将来に希望があることを言い添えることも忘れてはなりません。

「内科と眼科が協力してあなたの病気をうまく治療できれば，失明は防げます。そのためにはあなたも頑張りましょう」と語り，「今もっている視機能を最大限に活用すれば，十分に日常生活が可能となる方法（ロービジョンケア）がある」ことも話すべきです。これまでの眼科医療においては，治療のみが優先され，このケアのことが全く説明されていません。

特に，糖尿病網膜症や緑内障などを治療中の患者さんは，治療に専念したいからとの理由で，彼らの頭の中には，日常生活での不自由は二の次との考えがあります。このような患者の心理を理解したうえで，対応すべきであると考える眼科医が増えつつあります。内科医や糖尿病療養指導士（CDE）とも協力していきます。このように，21世紀は「治療とケア」の時代であると確信しています。

2）糖尿病健康手帳や糖尿病眼手帳などを活用し，疾患の管理や生活指導を行う。
3）皮膚知覚が低下し指先の感覚が鈍いので点字使用は困難な場合もあります。
4）糖尿病コントロールのため，内服や自己注射（インスリン）の指導が必要です。
5）訴えに対する対応

 まぶしい：遮光眼鏡，カラーコンタクトレンズ，照明，色セロファンやコントラストなど

 暗い：照明，ライト付き拡大鏡など

 見えない（近く）：・対座法による視野の意識化（偏心視訓練，eye movement 訓練）
       視対象が近づくと網膜上の像が拡大されて，視野からはみ出すことを理解する*
     ・低倍率の拡大鏡（ルーペ），マイナスルーペ，逆単眼鏡，タイポスコープなど

  （遠く）：・対座法による視野の意識化（偏心視訓練，eye movement 訓練）
     ・単眼鏡，弱視眼鏡，拡大読書器など

 ものを探せない：・対座法による視野の意識化（偏心視訓練，eye movement 訓練）
     ・タイポスコープ，マイナスルーペ，逆単眼鏡など

---

*相対的距離拡大法：視対象が眼に近づくほど網膜上の像は大きくなる。1/2の距離になると2倍，1/4になると4倍になる。

B 緑内障

　40歳以上の成人の5.8％が緑内障といわれ（日本緑内障学会多治見疫学調査），高齢者ほどその頻度は増加し，最近の身体障害手帳新規交付者数では第1位です。古くから緑内障は「青そこひ」といわれていますが，これは高眼圧のため，角膜浮腫が生じ，くすんだ状態になることから命名されたようですが，実際は青くなりません。

　高眼圧による視神経障害（視力低下や視野障害）を以前は緑内障と定義しておりましたが，最近は慢性に進行する視神経症を緑内障としています。その中に眼圧の高い緑内障と，眼圧の正常な緑内障（正常眼圧緑内障）があります。この眼圧の高い緑内障には，大きく分けて次の2種類のものがあります。

　視力低下や眼痛の自覚症状が強く，眼がまっ赤になり，頭痛，嘔吐などを伴う閉塞隅角緑内障と，このような自覚症状の乏しい開放隅角緑内障です。前者は，1晩で眼がつぶれたといわれる緑内障で，以前は炎性緑内障といわれていました。

　一方，後者は気がついたときにはすでにかなり進行しており，「どうしてこんなになるまで放っておいたのか」と眼科医に叱責される緑内障で，単性緑内障と名づけられていました。現在問題となるのは，高齢者に多い開放隅角緑内障である原発開放隅角緑内障と正常眼圧緑内障の2つです。

　眼圧については，眼はボールのようなものですが，房水という循環液が毛様体で絶えず産生され，房水は瞳孔を通り，隅角から眼外に出て行きます（図7-2）。この房水によって，血管のない水晶体や角膜は栄養を供給され，透明性を維持しています。また，眼球の形を10～20 mmHgの眼圧で維持し，眼組織に血液が滞りなく行き渡るようにするのも房水の働きです。

　この房水の排出口である隅角が何らかの原因で排水できなくなり，眼内圧が上昇し，視神経を圧迫します。隅角が虹彩によってふさがれ，眼内に房水が異常にたまり，眼圧が上昇した状態を閉塞隅角緑内障といいます。

　閉塞隅角緑内障は，瞳孔が大きくなることが病因で，隅角が閉塞します。したがって，暗い所，特に夜間に多数例が発症し，各種治療薬や検査・手術時の前与薬でも誘発されます。しかし，現在ではレーザー虹彩切開術によって，ほとんどの場合は入院せず治療可能となりました。忘れてならないことは，発作を起こした方の他眼にも，予防的なレーザー治療が必要なことです。治療しなかったために，痛いめにあった例がよくあります。

　一方，開放隅角緑内障は，虹彩に関係なく隅角部の排出機能低下が生じ，眼圧が上昇します。前述のようにこの緑内障では，初期には自覚症状が乏しいため，気づいて眼科を受診することはありません。したがって，成人病健診や健康診断時の眼科検診が重要となります。「40歳になったら眼圧を測ろう」との標語があ

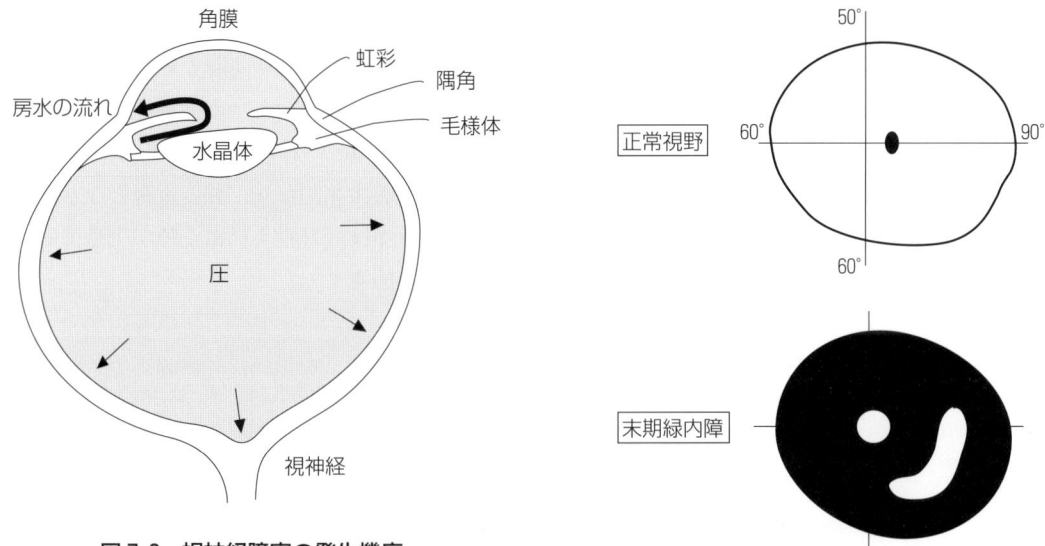

図7-2 視神経障害の発生機序

図7-3 末期緑内障の視野

るぐらいで，従来の眼科検診では眼圧測定しか行われていませんでした。しかし，眼圧の正常な緑内障もあり，眼底検査が必須のものとなってきました。

この正常眼圧緑内障は，30年前のわが国では少なかったようですが，食生活などの欧米化のためか，動脈硬化，糖尿病，高脂血症，心疾患，脳梗塞など，全身的な循環障害が増加しているのに呼応して増えています。最近では，緑内障の6割が正常眼圧緑内障だといわれています。

閉塞隅角緑内障は，手術療法が治療の原則ですが，開放隅角緑内障では薬物療法が原則です。

最近の分子生物学の発達により，原因の遺伝子異常もわかってきましたが，その治療目的はあくまでも現状維持です。一度障害を受けた眼の細胞（神経細胞）は，現在の医学では再生できません。緑内障は不治の病ですが，これがあまりにも強調されすぎている感もあります。いずれにしても早期発見，早期治療が重要なのは言及するまでもありません。

緑内障が長期に及ぶと，患者は年もとりますので加齢性変化も加わり，緑内障はかなり進行し，視力も低下して視野狭窄（図7-3）も悪化します。特に，視力が0.1以下になったり，視野が半径10°以内の求心性狭窄の状態になると，日常生活が困難となります。多くの人が思い悩まれています。しかし，適切な治療をしながら日常生活で工夫をして，十分に楽しい生活を送っている人もいます。ここにケアの大切さがあると思います。

眼の使い方や歩行の仕方や介助法をアドバイスしています。筆者は見えなくなる不安を抱きながら日々を過ごしている多くの患者の皆さんに，ロービジョンケ

アを知っていただきたいのです。

このような、成人から高齢者の緑内障以外に、牛眼とか水眼といわれる眼球の大きい先天緑内障もあります。先天緑内障では、生直後からの発症ほどその視機能予後は悪く、0.1以上の視力がでれば、大成功といわれています。眼圧コントロール良好となった片眼性例でも、片眼のみが大きくなり、強度近視となり、不同視性弱視の可能性が大です。まして両眼性では、日常生活に支障が生じていることもあり、積極的にロービジョンケアを行います。

●ロービジョンケア

1) 心のケア

　緑内障はあくまでも進行性の疾患で、失明の不安に対する心のケアを常に念頭に置き、対応することが肝要です。従来も緑内障治療は眼圧下降を主たる目的にしてきました。そのため、患者は眼圧の値に一喜一憂する毎日で、非常に神経質になっています（緑内障気質）。中にはうつ状態に陥る場合もあります。こうしている間に、緑内障では視機能がどんどん低下していきます。特に中期では進行が早く要注意です。たとえ眼圧が良好にコントロールされていても、加齢による視神経障害や白内障が加味すれば、加速度的に視力や視野は悪化していきます。今の障害を受容できるまでに、さらに見え方は悪化し、悪化した障害を受容できなくなってしまいます。この点が、ゆっくり進行し、障害を受容する時間の余裕がある網膜色素変性症とは異なります。その結果、網膜色素変性症患者には、ロービジョンケアを強く望まれる人が多く、一方、緑内障の患者はロービジョンケアにはのってこられませんし、場合によっては拒否の姿勢をとられ、眼科医もその話をすることを躊躇します。このような患者心理を理解することがまず必要です。3時間待って3分診療といった短時間の診療体系では、眼科医によるロービジョンケアは至難の業ですが、この待ち時間を大いに活用すべきではないでしょうか。コ・メディカルの力がここに役立ちます。

2) 点眼や内服など治療の継続が大切

　緑内障はあくまでも治療の継続が大切で、ロービジョンケアはその治療が必要でなくなったから行うものではないことを十分に理解させることが重要です。したがって、薬物投与が自分では困難になってきたら、その方法を指導します。最近の点眼瓶にはふたが工夫されており、目印のポッチ（凸）を付けるのもよいでしょう（図3-12, p.123参照）。

3) 訴えに対する対応

　　　まぶしい：遮光眼鏡、カラーコンタクトレンズ、照明、色セロファンやコントラストなど

　　　暗い：照明、ライト付き拡大鏡など

　　　頭痛：姿勢の改善、書見台を用いる、適切な視距離を保つ、照明の工夫

はっきり見えない：視野の部分欠損があり，全体が欠けたように見えるので，比較的つながって見える視野を意識化させる（eye movement 訓練）。タイポスコープ，カラー定規などを用いる。

視野が狭い：求心性狭窄には eye movement 訓練を積極的に行い，視力良好例ではマイナスルーペを併用する。

中央が見えない：偏心視訓練や eye movement 訓練を行い，自己の視野を意識化させ，見ることの喜びを再確認できるように指導する。

C 網膜色素変性症

「暗くなると見えない」，「夜，歩けない」などと訴える人がいます。これは夜盲といわれる症状です。夜盲を呈する疾患には，進行性のものと非進行性のものがあります。

最近，進行性の夜盲で網膜色素変性症という病名を耳にすることがあると思います。光を感じる視細胞には錐体と杆体の2種類があり，錐体は視力や色を，杆体は光覚（明暗）をつかさどっており，約700万個の錐体は眼の中央に，杆体は1億2,000万個といわれ，中間から周辺にかけて多く存在します。網膜色素変性症ではこれらの視細胞のうち，まず杆体が傷害され，徐々に錐体も傷害され，視野狭窄が進行して視力が低下する周辺型と（図7-4），病初期から視力低下が著明な中心型があります。眼底には色素斑が出現し，このような病名がついています（図7-5）。

網膜色素変性症は，わが国では地域特殊性はなく，人口4,000人に1人（すなわち全国で約3万人）と推定されています。突然変異による孤発型が最も多く，常染色体劣性遺伝型，常染色体優性遺伝型，X染色体伴性型，二遺伝子異常型を呈するものがあります。

若年発生例では中心型で，劣性遺伝形式が多いようです。視力低下の原因は病巣が黄斑，特に中心窩に及んだり，白内障が早期に発症したりするためです。この網膜色素変性症の治療には各種の薬物治療が試みられていますが，これといった特効薬はみつかっていません。

また，最近は網膜移植や遺伝子の研究も行われており，原因遺伝子の解明が進めば，遺伝子治療も将来可能となるかもしれませんが，残念ながら現在のところ治療方法はありません。

網膜色素変性症は失明するといわれていますが，実際は60歳以上であっても視力が0.2以上の人が半数以上で，発症40年間くらいまでは約6割が0.2以上の視力を保てます[1]。40年以上になると加齢変化も加わり，0.1以下が6割となり

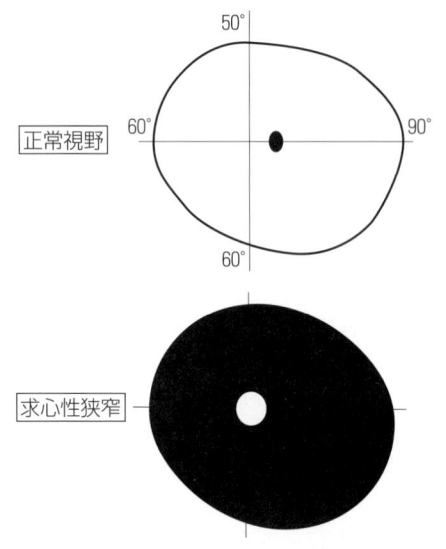

図7-4　求心性視野狭窄

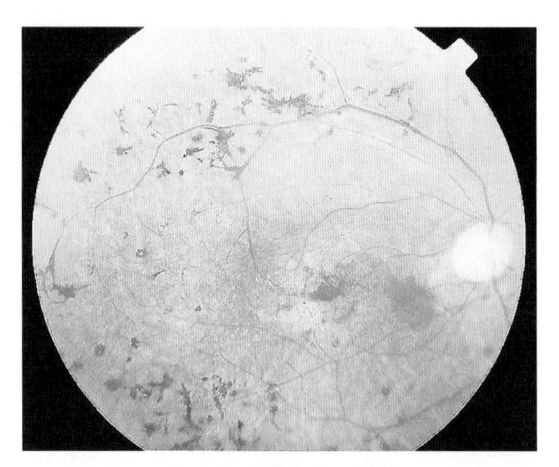

図7-5　網膜色素変性症

ますが，工夫をすればまだまだ自活できる視力を保持できます。一般に視力は0.5以上あれば日常生活上支障はなく，学校や職場では特別な配慮は必要ありません。しかし，0.1未満になると極端に問題が出てきます。0.04以下となると点字学習が必要と従来いわれていましたが，最近では拡大読書器が広く用いられてきており，0.02の視力でも十分に活字が読めるようになってきました。補助具としてルーペや単眼鏡がまだまだ一般的ですが，学校や職場に拡大読書器や拡大機能をもつコンピュータを導入している人々も多くなってきています。

　網膜色素変性症の視野障害には，前述のように中心型と周辺型があります。一般に，中心型は若年者に多く，視覚障害が前面にでます。一方，周辺型は比較的年齢が経ってから発症し，夜盲が主訴である場合が多く，輪状暗点から徐々に悪化し，求心性狭窄半径10°以内（40 cm離れて半径7 cmの円）になると，極度に日常生活が困難となります。この視野狭窄は緑内障の末期患者でも陥り，歩くことも，本を読むことも，手紙を書くことも困難となります。そこで，筆者らはeye movement訓練を行い，その結果，眼の使い方が上手になると歩くことも本を読むこともでき，楽になったと患者さんは喜んでおられます。

　そして，ほとんどの眼疾患と同様に羞明を訴えます。特に，網膜色素変性症では多くの人々が羞明を訴えます。このような場合，筆者らは遮光眼鏡という特殊な眼鏡を処方します。500 nm付近の波長の光が眩しさに関係しており，この波長や網膜に害のある紫外線（UV-B）を特異的に遮断する眼鏡です。

　一般のサングラスはすべての波長を遮断しますから，光量が減弱され暗くなり見にくくなります。

黄色系の遮光眼鏡を使うとコントラストもよくなりよく見え，視力が向上したり，視野が広がります．その結果，本が読みやすく，楽に歩けるようになり，彼らの表情は一変します．この笑顔を見ると筆者らの苦労は吹き飛んでしまいます．筆者らはこの笑顔を見たいのです．ロービジョンケアに携わって感じられる充実感です．また，遮光眼鏡は白内障患者や白内障手術後の人にも有用です．さらに，健常者でも遮光眼鏡を使えばやさしく見えて楽になり，私も遮光眼鏡を用い快適なコンピュータライフを過ごしています．皆様にお勧めします（ちなみに私の遮光眼鏡はCCP 400-AC）．

●ロービジョンケア

1）網膜色素変性症は，筆者らのロービジョンクリニックでも最も多くみられる疾患です．糖尿病網膜症や緑内障とは異なり，患者さん自身がロービジョンケアを求めています．大切なことは，患者さん自身が一歩を踏みだせるように，彼らと同じ目の高さで支援します．すなわち，視覚的補助具を使う気持ちになっていただけるよう心のケアをすることです．

2）心のケアには遺伝に関する知識が必要です．（第2章D「遺伝の基礎知識と遺伝カウンセリング」の項，p.81参照）

3）訴えに対する対応

  まぶしい：遮光眼鏡，カラーコンタクトレンズ，照明，色セロファンやコントラストなど

  暗い：照明，ライト付き拡大鏡，夜間歩行用強力ライトなど

  見えない（近く）：・対座法による視野の意識化（偏心視訓練，eye movement訓練）

    視対象が近づくと網膜上の像が拡大されて，視野からはみ出すことを理解する．

    ・低倍率の拡大鏡（ルーペ），マイナスルーペ，逆単眼鏡，タイポスコープなど

  （遠く）：・対座法による視野の意識化（偏心視訓練，eye movement訓練）

    ・単眼鏡，弱視眼鏡，拡大読書器など

  ものを探せない：・対座法による視野の意識化（偏心視訓練，eye movement訓練）

  （視野が狭い）・タイポスコープ，リーディングバー，マイナスルーペ，逆単眼鏡など

D 網脈絡膜萎縮

　病的近視は，中高年の失明原因として上位となる眼疾患です。眼底後極部に生じる近視による網脈絡膜萎縮が主ですが，加齢の影響も大で，年齢とともに萎縮は悪化します。1987年に厚生省網膜脈絡膜萎縮症研究班は，眼軸長が，正常眼の正規分布から，標準偏差の3倍以上長いものを病的近視としました[2]。これを屈折度に換算すると，5歳以下では−4.0Dを超えるもの，6〜8歳では−6.0Dを超えるもの，9歳以上では−8.0Dを超えるもので，各々の矯正視力が0.4以下，0.6以下，0.6以下のものを病的近視と診断します*。病的近視の頻度は，わが国の人口の約1〜2％，近視全体の6〜18％を占めています。強度近視の初期眼底病変は，豹紋状眼底（眼の伸展にて網膜色素上皮が薄くなり，脈絡膜血管が透けて見える状態）ですが，この時期では視機能の異常を訴えません。しかし，さらに眼が伸展し，加齢変化が加わると，後極部に近視性網脈絡膜萎縮が生じてきます（図6-16，p.238参照）。

　厚生省研究班は，①びまん性萎縮病変（diffuse atrophy＝D），②限局性萎縮病変（patchy atrophy＝P），③黄斑部出血（hemorrhage＝H），の3つの病的近視病変に大別しています（表7-1）。豹紋理眼底とD1以上の割合は，40〜50歳では30.2％：69.8％，50〜60歳では24.6％：75.4％，60〜70歳23.4％：76.6％，70歳以上では10.0％：90.0％です[3]。このように，病的近視は加齢とともに増加します。40〜50歳代以上から矯正視力の良好な症例が減少し，近視性網脈絡膜萎縮に基づく視力低下，中心暗点や変視症を訴えるようになり，文字処理など日常生活への不安が大きな問題となります。

●ロービジョンケア

1）心のケア
　視覚障害者が手持ち式拡大鏡（ルーペ）や単眼鏡を実際に使用しなければ，ど

表7-1　近視性眼底病変の分類（厚生省網膜脈絡膜萎縮調査研究班による）

① びまん性萎縮病変（D） 　a. 点状線状病変（D_1） 　b. 面状病変（D_2） ② 限局性萎縮病変（P） 　a. 斑点状病変（P_1） 　b. 斑状病変（P_2）	③ 黄斑部出血（H） 　a. 血管新生型黄斑部出血（H_N） 　　（活動期 H_{N1}，瘢痕期 H_{N2}） 　b. 単純型黄斑部出血（H_S） 　　（活動期 H_{S1}，瘢痕期 H_{S2}）

＊屈折異常で，「高度」とか「強度」という場合があります。その定義はさまざまですが，±6.0D以上とすることが多い。

うすることもできません。特に高齢者では，家族やヘルパーの力でそれらを使用しなくても日常生活を過ごせることが多々あります。したがって，視覚障害者自身がルーペなどを使う気持ちになることが大切で，そのようになるよう指導訓練しなくてはなりません。そのためには，まず障害者がどのように見えているかを理解し，言葉で説明できるかが重要です。それができれば，視覚障害者から信頼を得る第1ハードルをクリアできます。対応に苦慮した事例を239ページにあげておきました。

2）訴えに対する対応

見えない（近く）：
- 近用眼鏡の装着が原則ですが，多くの場合，それを使用せず近づけてみています（第3章「補助具の選択によるQOLと視機能の増強」を参照）。
- 対座法による視野の意識化（偏心視訓練は高齢になるほど難しく根気のいる訓練です。見えるところと見えないところが隣接しているため，見えないところが気になります。粘り強くやります）。
- eye movement訓練を行うことでさらに本などが読みやすくなる。
- 拡大鏡（ルーペ）の選択とその使用方法をじっくりと時間をかけて行います。特に高齢者には，焦点距離を教えることが肝要です。「拡大鏡（ルーペ）を本につけ，ゆっくりと持ち上げ，ピントが合った所が焦点距離です。わからなくなったらもう一度本に拡大鏡（ルーペ）をつけてやりなおしましょう」と語りかけてください。また，眼を動かさず，台を動かす拡大読書器の方が高齢者には使いやすいようです。
- タイポスコープなど

（遠く）：
- 矯正眼鏡を装着して，必要なら単眼鏡を用いる。
- 対座法による視野の意識化（偏心視訓練）
- eye movement訓練を行うことでさらに単眼鏡など操作が容易になります。

E 網膜剝離

強度近視で忘れてはならない疾患に，網膜剝離があります。

「糸くずが飛ぶ」「黒いものが見える」「輪が見える」などを訴えて来院する人がいます。「すぐに消えます」「青空を見ると見える」などの訴えをしますが，視力は正常で，視野も正常ならば，眼科医はまず後部硝子体剝離を念頭に置きます。

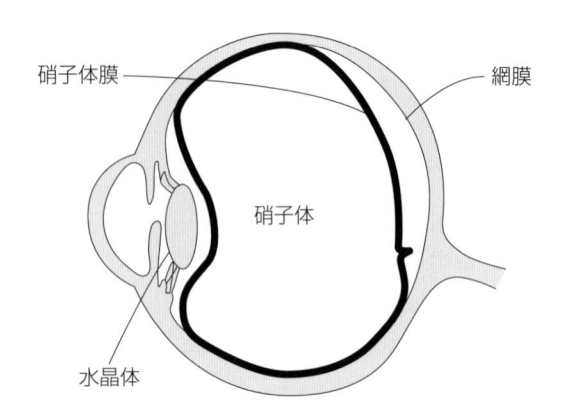

図7-6 後部硝子体剥離

ではこの後部硝子体剥離とはなんでしょう。

　硝子体は水晶体の後にあって，ドロドロしたゲルで袋（膜）に入っています（図7-6）。元来，硝子体の袋は網膜と視神経乳頭部，黄斑部と周辺部の3か所で癒着しています。年齢とともにこの硝子体は液化し，近視があるとより早く硝子体液化は進みます。このようにして硝子体膜は網膜から離れ（後部硝子体剥離），硝子体膜の影が網膜上に映るために飛蚊症が生じます。したがって，たいがいの場合は病的ではありません。

　しかし，飛蚊症の中には恐ろしい眼疾患も潜んでいます。網膜剥離や眼底出血です。まず，後部硝子体剥離が起こり，その際，癒着部の網膜を剥ぎ取って，網膜に穴（裂孔）が開きます。そこから液化した硝子体液が神経網膜と色素上皮細胞層の間に流れ込みます。この状態を網膜剥離といいます（図7-7）。この裂孔原性網膜剥離の年齢分布は，20歳代と50歳代の2峰性で，白内障手術をしている人に多く生じます。どんどん飛蚊症がひどくなったり，眼を閉じても光が見えたら要注意です。

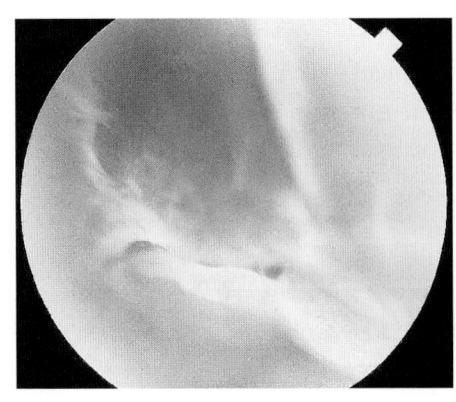

図7-7 網膜剥離

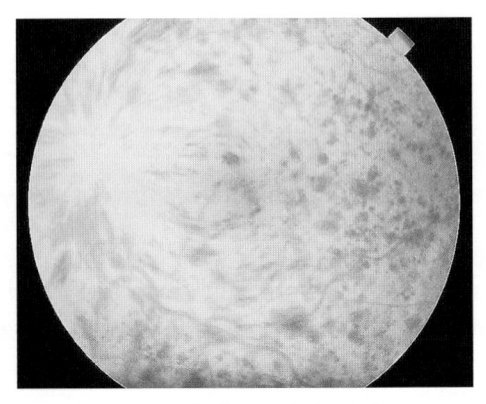

図7-8 網膜中心静脈閉塞症

また，赤い飛蚊症は，硝子体出血の可能性が大です。後部硝子体剥離が起こり，網膜とその血管が引きちぎられ，出血する網膜剥離が考えられます。視野障害がどんどん中央に及んでくると，それは網膜剥離が黄斑部にまで近づいてきたことを意味します。黄斑部（中心窩）が一度剥離すると手術が成功しても視力の回復は困難です。ですから，できるだけ早く眼科を受診してください。

糖尿病網膜症，加齢黄斑変性，網膜中心静脈閉塞症（図 7-8）などでも赤い飛蚊症は生じますが，これらの場合は大量に出血し，視力が極端に低下します。出血後しばらくは内服薬などで経過を観察しますが，最近の眼科手術の進歩で，硝子体出血や混濁は除去できるようになりました。後部硝子体剥離，網膜剥離，加齢黄斑変性などの眼科的な経過観察も重要ですが，糖尿病網膜症や高血圧の合併症である網膜中心静脈閉塞症などでは，内科的管理が肝要です。

病気を嫌い，恐れるのではなく，病気と長く付き合うつもりで生活すべきだと思います。心のケアを含むケアの大切さがここにあります。

●ロービジョンケア

早期に発見され，適切な手術をされた網膜剥離の治癒率は90％以上です。この疾患は，早期発見，早期手術が大原則です。しかし，残念ながら，視力不良となった例もあります。また，不幸に両眼とも網膜剥離になり，高度の視覚障害や失明に陥った患者もいます。このように両眼を病んだ人に，まず心のケアを中心にロービジョンケアを開始する必要があります。「いかがですか」とまず声をかけてみましょう。そして，「新聞は読めますか」「歩けますか」「眩しくありませんか」など生活の場面での具体的な質問をすることが大切です。

「何か困ったことはありませんか」と問うと，たいがいは「ない」とつれない答えが返ってきます。「声かけ」ひとつにもやさしい心づかいが大切です。何回も手術をしている人は，水晶体（白内障）を摘出されていることが多く，まぶしさはかなり強くあります。遮光眼鏡が有効で，やさしく，楽に見えます。

F 白内障

白内障の7割以上が老人性白内障ですが，他に先天白内障，糖尿病白内障，アトピー性皮膚炎など皮膚疾患に併発した白内障，薬剤毒性白内障（ステロイド白内障，向精神薬性白内障）や放射線白内障などがあります。最も多い老人性白内障は，明らかな原因がなく，加齢性変化による後天性の水晶体混濁です。50歳を過ぎると50％～60％に白内障があり，60歳代では70％，70歳代で80％，80歳代では90％以上に発生しているといわれ，ほとんどすべての人が大なり小なりもつことになります。また，小児の視覚障害で問題になる先天白内障は，風疹症候群，Lowe症候群，ダウン症など，知的障害の眼合併症としてみられること

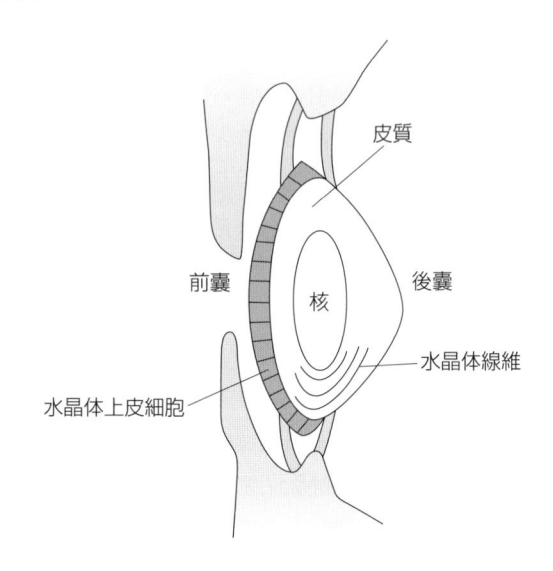

図 7-9　水晶体の解剖

もあります。先天白内障では、小眼球、内斜視、眼球振盪、散瞳不良があると、視力予後が悪いといわれています。特に片眼性のものは、形態覚遮断弱視をつくるので、できるだけ早く手術すべきだとされています。しかし、日常視を重視するロービジョンの立場から考えてみると、むしろ両眼性の視覚管理が問題だと思います。

　この水晶体は、嚢、皮質、核から構成され、水晶体嚢は前嚢（上皮細胞）と後嚢（基底膜）に分けられます（図 7-9）。皮質は、年をとっても絶えず若い水晶体線維が供給されていますが、水晶体核は、年をとるにしたがい、大きくなり、硬くなります。このため水晶体の弾力性は失われます。網膜にピントを合わせる調節は、水晶体の前後に突出しようとする弾力性によって起こる生理現象です。この調節力は年をとることで減少します。これが老視、つまり老眼です。この水晶体核の硬化がさらに進んだものが、核白内障といわれる状態で、老人性白内障でよくみられます。もう1つ多い老人性白内障のタイプは、後嚢混濁で、水晶体上皮細胞が水晶体線維を形成することを中断し、増殖して後嚢下に進み、重層化した腫大な細胞となり、その結果混濁となります。このような白内障の発生機構について、現在その詳細は不明ですが、日々研究されており、近い将来解明されるでしょう。

　したがって白内障の薬物治療は、根本的には現代医学では困難です。そこでもっぱら外科的治療が行われています。古くから水晶体を硝子体内に落下させる手術が行われていましたが、近年、水晶体を眼内から摘出する手術が行われ、1975年ごろは、水晶体を水晶体嚢ごと摘出する全摘出術が盛んに施行されていました。その当時は、術後の矯正法としては眼鏡をもっぱら使用していました。

片眼の白内障では，左右のレンズの度数が違い過ぎ，左右の像の大きさが異なるため（不等像）装用できません．コンタクトレンズの進歩によりこの問題を解決できました．高齢者にとってコンタクトレンズの取り扱いは難しく，連続装用のコンタクトレンズが開発されました．しかし，寝たきりの高齢者の場合，長期に装用し続ける例もあり，角膜感染症が多発しました．一方，眼光学的には，眼鏡よりコンタクトレンズ，コンタクトレンズより眼内レンズのほうが優れていることは明らかですので，眼内レンズの開発が盛んに行われ，材質もここ数年飛躍的に発達しました．水晶体の摘出法も，水晶体囊外摘出術から超音波乳化吸引術へと，劇的に技術革新されました．傷口も約3mmと小さく，感染の危険も少なくなり，無縫合手術も可能となり，乱視の発生も少なくなりました．しかし，水晶体を摘出したのですから調節機能はもう永遠にありませんので，白内障手術後はだれもが視覚障害者（機能障害者）です．

　小児の白内障手術では，眼内レンズを挿入すべきか否かは，いまだ結論はでていませんが，光学的利点から，眼内レンズ挿入が最近は多くなっています．現在，先天白内障術後の矯正方法は，学童期になるとコンタクトレンズより眼鏡装用の方が多いようで，見る距離によっていくつもの眼鏡が必要となります．しかし，学童では眼鏡の使い分けは難しく，遠見も近見もほどほど見える1つの眼鏡ですませてしまうことが多々あります．さらに，眼鏡装用してもしなくても，同じ視力との理由から，眼鏡装用が中止された例にも遭遇します．このとき気をつけなければならないのは，眼球が成長とともに大きくなり，屈折力が変化することで，古い眼鏡は合わなくなっていることもあります．すなわち，眼鏡の度数は変わるということを念頭に置いてください．また，先天白内障の晩期合併症には，緑内障と網膜剝離があり，定期的な眼科受診が必要です．

　では，現在最も光学的に優れている眼内レンズの度数はどのように決定するのでしょう．高齢者の場合，多くは1m先のテレビやお孫さんにピントが合うように計算し，眼内レンズの度数を決めます．この場合，遠くも，手元もピントは合っていません．一方，就学・就労年齢層では，5m先の遠方にピントを合わせますので，近用眼鏡は必要です．場合によっては中間距離用の眼鏡も使います．このように眼内レンズの度数は各自のライフスタイルに合わせて決定します．現在の白内障手術は，安全で日帰り手術も可能ですので，自分が日常生活上不自由だなと感じたら，視力に関係なく手術をすればよいと断言できる時代となりました．

　しかし，中には糖尿病網膜症や加齢黄斑変性症などの眼疾患のため，術後視力回復の困難な例や，高齢などで全身的に手術ができない人もいます．このような場合はロービジョンケアの対象となり，くふうをすれば多くの例では日常生活は可能となります．

●ロービジョンケア

1）白内障手術後は，老人性にしろ，先天性の白内障でも屈折矯正するのは当然です。遠用や近用の眼鏡，コンタクトレンズ（眼内レンズ挿入眼であっても）は必需品です。その上で，遠見や近見視力が0.5なければ拡大鏡（ルーペ）や単眼鏡が必要となってきます。詳しくは，第6章学童期のロービジョンケアや高齢者のロービジョンケアを参照してください。

2）訴えに対する対応

　　まぶしさ：遮光眼鏡，カラーコンタクトレンズ，照明，色セロファン，コントラスト

　　文字が読めない：・白黒反転（コントラスト・ポラリティ効果），黒紙と白ボールペン，デジタルコピー
　　　　　　　　　　・太い輪郭線，高倍率のライト付き拡大鏡，弱視眼鏡，拡大読書器

G　ベーチェット病

　ベーチェット病は，口腔アフタ性潰瘍，皮膚症状（結節性紅斑，皮下の血栓性静脈炎，毛嚢性皮疹，痤瘡性皮疹），外陰部潰瘍，眼症状（前房蓄膿性虹彩毛様体炎，網膜ぶどう膜炎）の4つが主症状の再発性・慢性疾患で，その発現率は99％，90％，78％，63％です。また，副症状として，関節炎，精巣上体炎（副睾丸炎），消化器病変，血管病変，中枢神経病変があります。上記の4主症状が出現したものを，①完全型，②不完全型（a．3主症状または2主症状と2副症状，b．定型的眼症状と1主症状あるいは2副症状）と診断します。特殊病型には，潰瘍性病変の腸管型，血管型や神経型ベーチェット病などがあります。そして，皮膚の針反応陽性，白血球増加，炎症反応陽性やヒト主要組織適合遺伝子抗原（HLA-B51）の陽性所見などが参考になります。

　前房蓄膿性虹彩毛様体炎や網膜ぶどう膜炎を激しく再発を繰り返すうちに，緑内障や白内障を併発し，その予後は不良です。

　原因は不明ですが，疾患感受性遺伝子として，HLA-B51や，口腔内常在菌の*Streptococcus sanguis*との関連が示唆されています。

●ロービジョンケア

1）失明の不安があり，心のケアが大切です。中年の発症が多く，仕事の継続など就労問題が大きく，早い時期からロービジョンケアを開始し，メディカルソーシャルワーカーにつなげる必要があります。

2）ぶどう膜炎が遷延化し，再燃すると白内障や緑内障になり，視覚障害が著しくなります。このような例では，日常生活訓練，コミュニケーション訓練（コ

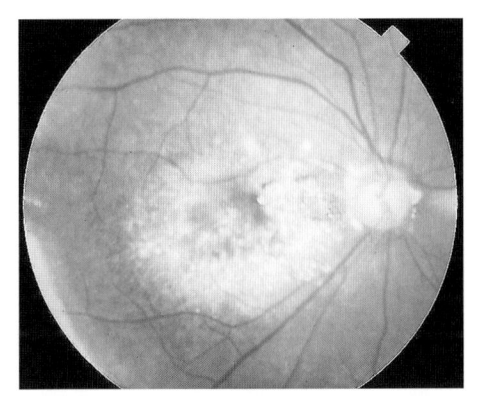

図 7-10　加齢黄斑変性

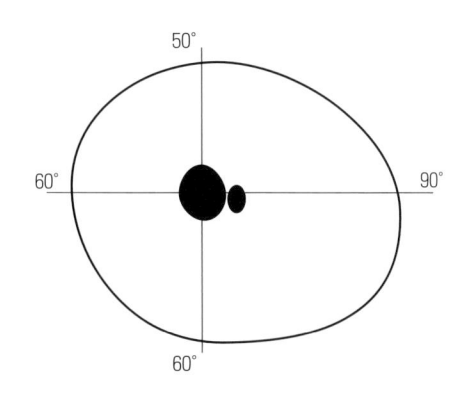

図 7-11　中心暗点

ンピュータ，点字），歩行訓練などが必要となります。

H 加齢黄斑変性

　黄斑は網膜の真ん中にあり，視力に最も関係ある部位です。この黄斑に老化のため異常な血管が生えたり，萎縮したりして網膜を傷める疾患が加齢黄斑変性です（図 7-10）。50 歳代以降に起こりやすく，視野の中央がぼやけたり（中心暗点：図 7-11），ゆがんで（変視症）見えたりします。初期には片眼に発症しますが，その程度も軽いため，年のせいにして見逃されることも少なくありません。進行すると高度に視力も低下し，両眼に発症すると日常生活が困難になります。

　この疾患の発生機序は，まず，加齢による網膜色素上皮の働きが低下し，老廃物がたまります。その老廃物に刺激され脈絡膜から異常な血管が発生します。この脈絡膜新生血管（CNV）はもろくて，血液や水分が漏れ，網膜が浮腫状態になり，黄斑の機能が低下します（図 7-12）。欧米では失明原因の第 1 位で，わが国の最近の疫学調査でも 50 歳以上の住民の 13.6％ に初期病変が，0.87％ に加齢黄斑変性が認められ，加齢とともに有病率が有意に増加します。これを 2001 年の日本人の 50 歳以上に換算すると，初期病変は 648 万人，加齢黄斑変性患者は

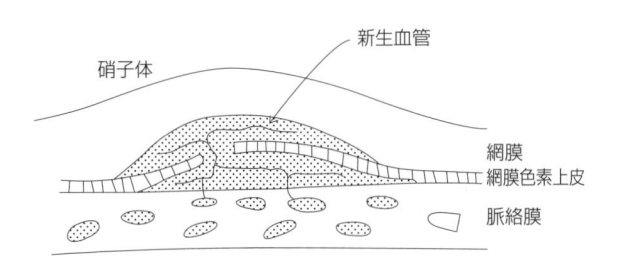

図 7-12　脈絡膜新生血管の生え方

43万人にものぼると推測されます。男性に多く、喫煙歴のある人は発症の危険性が高くなります。

最近開発された Scanning Laser Ophthalmoscope などで、インドシアニングリーン色素を用いた眼底写真検査は、CNV を見つけるのに非常に有用です。この CNV は従来のレーザー光線で破壊できますが、周囲組織への損傷は大きく、その適応は CNV が黄斑の中心部にない場合に限られていました。最近開発された光線力学療法（PDT）は CNV が中心窩付近にある場合も可能です。この治療方法は光感受性物質を静脈投与し、病巣に色素が集積したときに微弱な出力のレーザーを照射し、活性酸素を発生させ病巣を破壊する治療法です。レーザーによる病巣周囲の破壊が格段に少ないのが特徴で、視力低下を制御します。そのほか、直接血管膜を外科的に除去したり、硝子体中に薬物を注入したり、放射線療法も試みられています。このように、加齢黄斑変性に対する治療法がこの2, 3年で大きく変わりました。

予防法に関しては、抗酸化物質（ビタミンC、ビタミンE、ベータカロチン）や亜鉛がよいといわれていますが、その摂取で肺癌や前立腺癌の発症率が高くなるとの報告もあります。また、紫外線（UV-B）が悪くサングラスをかけるべきだともいわれています。

いずれにしろ、中心暗点や変視症の症状が出現したら、すぐに眼科を受診することが大切です。一般的には、失明（指の本数がわからない状態を含む）することはまれで、身体障害者手帳にも該当しない人が多数いますが、日常生活では非常に困っています。本や新聞が読めなかったり、仕事に支障が生じることも多々あります。

● ロービジョンケア

1）中心暗点のため、歩行などの日常生活はなんとかできますが、文字処理に大きな問題があります。
2）訴えに対する対応
　見たいものが見えない：・対座法による暗点の意識化（偏心視訓練、いつも用いる視野の部分を意識化：図 2-19, 4-1, 4-2 参照）
　　　　　（暗点に対して、耳側、鼻側、上側、下側のいずれが見やすいか）
　　　　　・各種拡大鏡（高倍率の拡大鏡）、拡大読書器、タイポスコープ
　文字が読めない：・対座法による視野の意識化（偏心視訓練、eye movement 訓練）
　　　　　（暗点に対して、耳側、鼻側、上側、下側のいずれが見

やすいか）

横書き（左から右方向に読む）できれば暗点の右側を用いる。または下方を用いる。

縦書き（右から左方向に読む）できれば暗点の左側を用いる。

・照明，ライト付き拡大鏡

特に，行とばし：・対座法による視野の意識化（偏心視訓練，eye movement 訓練）

・タイポスコープ，カラー定規などを用いる。

遠くが見えない：対座法による視野の意識化（偏心視訓練，eye movement 訓練）と単眼鏡の訓練

I 黄斑ジストロフィ

　小児にみられる黄斑ジストロフィの代表は，錐体ジストロフィとStargardt-黄色斑眼底群，卵黄様黄斑ジストロフィなどです。ここで用いている「ジストロフィ」という用語には進行するものの意味も含まれます。つまり，錐体ジストロフィは進行・悪化しますが，同じ錐体の病気である全色盲（杆体1色型色覚）は進行・悪化しません。

1 錐体ジストロフィ

　進行性の高度の錐体機能障害を生ずるもので，後に杆体の機能異常を伴う場合には錐体杆体ジストロフィと呼ばれます。幼少時より視力低下が出現し，進行すると0.1〜0.05程度となり，羞明や色覚異常を伴います。典型例では黄斑部の標的黄斑（bull's eye lesion）を呈しますが，非特異的な萎縮病変や眼底にはほとんど変化のないものもあり，弱視との鑑別が大切です。したがって診断には網膜電図（electroretinogram：ERG）が重要で，錐体ジストロフィでは錐体ERG（明順応下で行う錐体機能検査）とフリッカーERG（点滅下で行う錐体機能検査）の波形は消失していますが，杆体ERG（暗順応下で行う杆体機能検査）では波形は保たれています（第2章B-11「目の電気生理検査」の項，p. 61参照）。これらのERGパターンは全色盲や青錐体1色型色覚でもみられます。しかし，本症はあくまでも進行性であり，常染色体優性遺伝が多いようです。一方，停止性である全色盲は常染色体劣性で，青錐体1色型色覚はX染色体遺伝です。このようにERG所見では区別できませんが，経過観察と遺伝形式でかなり疾患を絞り込めます。しかし，これらいずれの疾患の治療方法はなく，ロービジョンケアの対象となります。

2 Stargardt-黄色斑眼底群

　黄斑部の視細胞と網膜色素上皮の萎縮病巣とその周囲の網膜色素上皮細胞のびまん性リポフスチンの蓄積で，常染色体劣性遺伝疾患であるが，優性遺伝も報告されています。黄斑萎縮から初発する若年型は徐々に悪化し視力は 0.1 前後となります。進行してから黄斑部に萎縮が出現するものは 40 歳をすぎて視力は低下します。色覚異常も伴い，通常の ERG と眼球電図（electrooculogram：EOG）は正常ですが，広範に病巣が及ぶと異常となります。治療法はありませんので，ロービジョンケアが大切です。

3 卵黄様黄斑ジストロフィ

　広範な網膜色素上皮ジストロフィで，常染色体優性遺伝疾患です。変視症や小中心暗点を自覚しますが，視力はさまざまで，一生片眼は視力 0.5 以上を保てることが多く，EOG の L/D 比の低下が特徴的な所見です。治療法はなく，経過中，脈絡膜新生血管を合併することがあります。新生血管が中心窩からずれているとレーザー光線で破壊できますが，多くの場合，中心窩付近に新生血管ができ，自然退縮もあり経過観察します。一生を通し，1 眼は読書も可能ですが，急激な視力低下や変視の悪化があれば，急ぎ来院するように日ごろから話しておくことが大切です。また，EOG 検査は 100％ 本疾患の有無を判定できますので，希望があれば眼底病変のない家族にも行います。

● ロービジョンケア

1）加齢黄斑変性とは異なり，先天性または小さいときに発症しますから，自然に固視点はある程度確立しています。遊びや歩行などの日常生活は何ら問題なく過ごしています。しかし，文字処理に大きな問題があります。ルーペや単眼鏡は学校でも必需品ですから，盲学校，弱視学級や通級教室担当者とも連絡を密にしましょう。

2）訴えに対する対応

　　まぶしい：特に錐体ジストロフィでは，まぶしさが強く目を開けてくれない場合も多々あります。この状況をかんがみて 2005 年 4 月から，補装具として遮光眼鏡が認められるようになりました。しかし，いじめの対象となることもあります。幼少時には帽子やサンバイザーなどですませることもあり，大きくなるとカラーコンタクトレンズの装着も考慮します。

　　見たいものが見えない：暗点の意識化（暗点に対して耳側，鼻側，上側，下側のいずれかがみやすいか）

　　　　　　　　　　　　偏心視訓練（中心外固視訓練）を行うことでいつも用いる視野の部分を意識化

各種ルーペ（高倍率のルーペ），拡大読書器，タイポスコープ，リーディングバー

文字が読めない：・視野の意識化（偏心視訓練，eye movement 訓練）（暗点に対して耳側，鼻側，上側，下側のいずれかがみやすいか）
・横書き（左から右方向に読む）：できれば暗点の左側を用いる。
・縦書き（右から左方向に読む）：できれば暗点の右側を用いる。

行とばしをする：対座法による視野の意識化（偏心視訓練，eye movement 訓練）
タイポスコープ，リーディングバー，カラー定規などを用いる。

遠くが見えない：視野の意識化（偏心視訓練，eye movement 訓練）と単眼鏡の訓練

J 全色盲（杆体1色型色覚）

　常染色体劣性遺伝で，その頻度は0.003％ときわめてまれです。杆体機能は正常ですが，錐体機能不全の状態です。錐体ジストロフィも類似の所見を示しますが，本症は停止性疾患であり，進行性の疾患である錐体ジストロフィとは異なります。錐体機能不全の程度により，完全型と不全型があります。本症の眼底には特徴的な異常所見はなく，中心窩や黄斑反射が減弱する程度です。また遠視を伴うことが多く，遠視性弱視と間違えられることもあります。視力は完全型では0.1以下のことが多く，不全型では0.3～0.7程度です。また，羞明，眼振や昼盲などの症状がみられます。色覚検査では不規則な異常パターンを呈します。
　錐体系と杆体系を分離したERG検査が重要で，杆体ERGはほぼ正常ですが，錐体ERGは完全型ではほぼ消失，不全型ではわずかに残存しています。この所見は錐体ジストロフィでも同様です。

●ロービジョンケア

1）盲学校においては比較的頻度の高い疾患のようです。本症はあくまでも停止性であり，進行性である錐体ジストロフィとは自ずと対応や支援の仕方が違います。患児は先天性で，一度獲得した生活の技術で過ごせます。しかし，錐体ジストロフィでは，視力低下，視野異常や夜盲が進行しますので，それに対応した支援が必要です。しかし，最も大切なことは，見えなくなっていく不安などに対する心のケアです。

2）訴えに対する対応

必要なら，矯正眼鏡（遠視）をまずかけます。まぶしさや読み書きに関しては，黄斑ジストロフィと同様に対応してください。

K 白子症

白子症は，遺伝性アミノ酸代謝異常により眼と皮膚のメラニン形成不全症候群で，眼皮膚白子症と眼白子症に分けられます。黄斑低形成や眼球振盪のため，視力は0.2以下で，羞明は強く，視交叉で，半交叉ではなくすべての線維が交叉します。すなわち，右眼の神経線維は左半球へ，左眼の線維は右半球に投影する視路の異常があります。また，強度近視や強度遠視や乱視を呈します。

眼皮膚白子症は，チロシナーゼ陰性（ⅠA型）とチロシナーゼ陽性（Ⅱ型）の眼皮膚白子症が最も多く，両者は常染色体劣性遺伝形式をとります。ⅠA型は典型的な白子症で，強い羞明と振子様眼振を示し，色素欠乏による所見は最も強く，改善しません。また，Ⅱ型はチロシナーゼ陽性ですが不活性となっています。加齢とともに色素沈着していくので，低色素の程度は軽くなります。Chediak-東症候群やHermansky-Pudlak症候群は，生命予後が悪く，特にChediak-東症候群は早期に死に至ることもあります。

一方，眼白子症の多くは，1型（Nettleship-Fall型）で，眼所見は眼皮膚白子症と同様です。その遺伝形式はX染色体連鎖劣性で，保因者（母親）の視力は正常であるが，虹彩に軽度の低色素や，眼底にはまばらな軽度低色素がみられます。

●ロービジョンケア
1）屈折矯正をし，拡大鏡（ルーペ）や単眼鏡も必要に応じ処方します。
2）まぶしさに対しては，遮光眼鏡が有効で，視覚障害者用補装具として認められています。しかし，年齢や外見上の問題が多いようで，虹彩付きコンタクトレンズやカラーコンタクトレンズの装用を試みていますが，見えにくいためコンタクトレンズの取り扱いが難しいこともあります。このような場合，つばの広い帽子をかぶることを勧めます。
3）皮膚癌の予防のため，紫外線防御も重要です。

L 先天無虹彩症

生来虹彩の発育が極めて悪く，虹彩は隅角に痕跡的にみられるのみです。瞳孔領がまっ黒で，極大散瞳しているようにみえます。一般に，羞明，眼球振盪，弱視，黄斑低形成，緑内障，白内障を伴うことが多い。眼の発生の時期に出現する

PAX6, PAX2, PAX3, HESX などの遺伝子の変異が報告されています。

● ロービジョンケア
1) 屈折矯正をし, 拡大鏡 (ルーペ) や単眼鏡も必要に応じて処方します。
2) まぶしさに対する対応：補装具として遮光眼鏡の申請は可能で, 使用を試みますが, 年齢や外見上の問題にて困難な場合が多いようです。このような場合, 虹彩付きコンタクトレンズ, カラーコンタクトレンズやつばの長い帽子をかぶることを勧めます。
3) 20% に腎臓の Wilms 腫瘍を合併, 中枢神経系, 骨格筋の異常なども起こる。

M 未熟児網膜症

未熟児網膜症とは, 早産のため網膜血管が十分に発育しないうちに生まれ, そのため, 網膜血管のない網膜が低酸素状態となって, 血管新生を促す成長因子が, その網膜血管末梢部に働きかけ, 増殖性変化を生じ, 牽引性網膜剝離を起こす疾患です。

最近の医療の発達により, 低体重児でも生存可能となってきています。しかし, 在胎 32 週以下で, 1,000 g 以下の超低体重児の場合, 呼吸器障害のため高濃度酸素が与えられることが多く, 脳性麻痺と未熟児網膜症の発症が問題となります。

未熟児網膜症は 10 歳以後でも光凝固斑付近に裂孔が生じ網膜剝離を発症することもあり, 定期的な眼科受診が必要です。

● ロービジョンケア
1) 他覚的屈折検査

活動期を過ぎ, 瘢痕期に至った患児に対応することになります (表 7-2, 3)。従来より視力予後の悪いのは瘢痕 2 期よりといわれています (図 7-13)。ロービジョンケアの第一歩は, 屈折矯正であることを, すでに何回も述べていますが, 多くの未熟児の場合, 他覚的屈折検査がなされていません。筆者らの調査では, 未熟児網膜症発症例には, 3 歳以前から強度近視などの屈折異常児が半

表 7-2 未熟児網膜症の瘢痕期分類

瘢痕期 1 度：眼底後極には変化なく, 周辺部に軽度の瘢痕がある。視力良好。
2 度：眼底後極部に牽引性変化 (牽引乳頭, 黄斑外方偏位や色素沈着) と周辺部に著明な瘢痕, 白色増殖組織などがある。視力は良好のものからかなり不良のものまで, さまざまである。
3 度：乳頭から周辺へ強いひだを形成する (鎌状剝離)。
4 度：部分的網膜剝離。
5 度：網膜全剝離や白色瞳孔。

表7-3 瘢痕期の鑑別診断

① 家族性滲出性硝子体網膜症：家族性，未熟児ではない。両眼性。
② 色素失調症
③ 網膜芽細胞腫：未熟児ではない。片眼性もある。
④ 第1次硝子体過形成遺残：未熟児ではない。片眼性と両眼性。小眼球。
⑤ その他：白色瞳孔をきたす疾患。

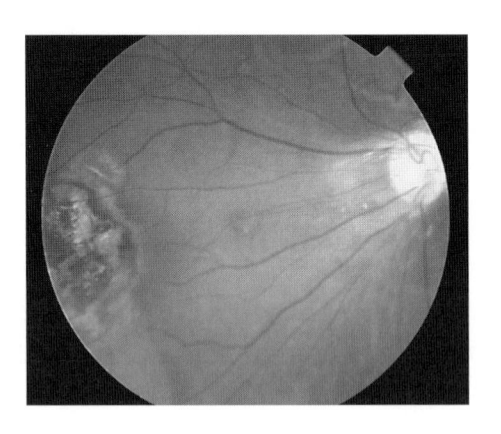

図7-13 未熟児網膜症（瘢痕期）

数近くいることが判明しています[4]。しかし眼鏡を装用している子どもはわずかです。視覚的発達で最も重要な3か月～3歳の時期にきれいな光（像）が投影されておらず，その後の視覚の発達に多大の悪影響を及ぼしています。

2）乳幼児の場合，療育の中でのケアが大切なので，第6章A「乳幼児のロービジョンケア」の項を参照してください。特に，重度の障害や重複障害児の場合，盲学校の早期教育相談（0～3歳までの視覚障害児の育児相談）につなげます。

3）小学校入学までに，拡大鏡（ルーペ）や単眼鏡を使えるように努力します。

4）入学以前から弱視学級，通級教室や盲学校の視覚障害専門教員と連携をとる。

N 視神経萎縮

　視神経萎縮はいわゆる疾患名ではなく，視神経疾患の最終段階に現れる視神経の蒼白な状態を示す所見名です。したがって，視力が光覚なし～1.2程度のものもあります。特に，脳性まひなど知的障害児・者では視神経が蒼白な方が多く，安易に視神経萎縮との診断が下される傾向があります。しかし，彼らは日常生活上何ら支障なく暮らしている場合もあり，何らかの視機能障害があって，初めて視神経萎縮とすべきだと考えます。したがって詳細な眼科検査（視力・視野検査，色覚検査，視覚誘発脳波：VEP検査など）が難しいとき，その診断は十分に注

意すべきです。視神経萎縮の「萎縮」という病名を聞くだけで，家族の頭は真っ白となり，その後の話は全く耳に入らないことが多々あります。「萎縮」以外にも「変性」なども同様で，これらの日本語は意味的透明性が高く，患者や家族に与えるダメージは強いようです。したがって病名を告げるときには，心理的配慮を十分にすべきです。ちなみに英語では，神経炎は「optic neuritis」，網膜色素変性症は「retinitis pigmentosa」と言い，この -itis は炎症の意味です。炎症なら治療できるとも理解できますので，患者はソフトにまずその病名を受け入れることが可能です。しかし，「萎縮」や「変性」には治らないとのニュアンスが含まれており，この違いの意味するところを十分に理解して対応しなくてはなりません。

視神経萎縮は元の疾患と視神経乳頭の所見から，①単性萎縮（球後視神経炎，遺伝性視神経症，視神経外傷，外側膝状体より下位の頭蓋内視路障害），②炎性萎縮（視神経炎，多発性硬化症などの脱髄性疾患による視神経炎，うっ血乳頭），③網膜性萎縮（網膜中心動脈閉塞症，網膜炎），④緑内障性萎縮に大別できます。ロービジョンケア上，問題となる遺伝性視神経萎縮には，①常染色体劣性視神経萎縮，②常染色体優性視神経萎縮，③レーベル遺伝性視神経症（レーベル病）などがあります。

レーベル病は，比較的若い男性に，両眼の急激な視力低下が生じ，視神経が次第に萎縮していく疾患で，対応が難しいと思いますので説明します。レーベル病は1988年，WallaceらによってミトコンドリアDNAの突然変異によることが明らかにされました。このミトコンドリアは細胞のエネルギー源となる小器官で，筋肉や脳に豊富です。したがってこれらにも異常がでることもあり，Kearns-Sayre症候群(網膜色素変性症，外眼筋麻痺，心室ブロック)は有名です。レーベル病の原因治療として遺伝子治療が考えられていますが，まだ実現は難しいので，エネルギーを供給するための代謝を活性化させるコエンザイムQ10やビタミンC，ビタミンB_2などが投与されています。しかし，それらには劇的な効果はなく，アルコール，タバコ，外傷や他の視神経炎が発症の危険因子で，これらを取り除くことも大切です。視力は発症直後に0.1～0.2に急激に低下し，その後も1,2年間はゆっくり低下する場合が多いようです。そしてその後，多少回復することもありますが，健常者とほぼ同様の日常生活を営むことができるのは10％以下です。

ミトコンドリアDNAは卵子からのみ受け継がれる母系遺伝で，母親はしばしば罪悪感にさいなまれます。このような場合，心理カウンセリングは患者本人には無論のこと，母親に対しても積極的に行う必要があります。遺伝子検査により予後も予測可能となり，遺伝子検査は診断上有益ですが，家族が生命保険に入るときの告知問題などで，著しい不利をこうむることもあります。このように，遺伝子検査を行う場合，医療側はその後に患者や家族がこうむる可能性まで十分配

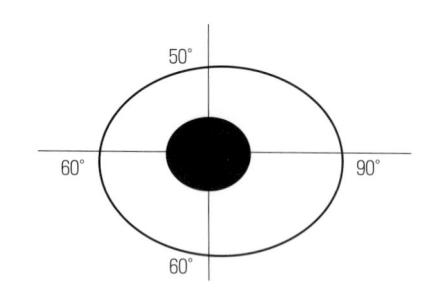

図 7-14 中心暗点　　　　　　　　図 7-15 視野狭窄

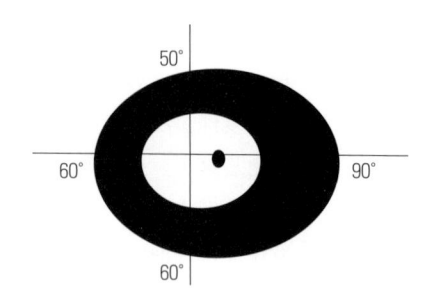

慮しなければなりません。単なる遺伝相談ではなく，心のケアや支援を行う遺伝カウンセリング，ロービジョンケアを行うべきです。遺伝カウンセリングに関するやさしい参考書として，藤田　潤編『みんな知りたい遺伝子のはなし』（京都新聞出版センター）があります。

●ロービジョンケア
1）ロービジョンケアの導入は確定診断や遺伝子検査を行った眼科主治医が行うことで円滑になされます[5]。
2）具体的なロービジョンケアは原因疾患によって異なりますので，各疾患のところを参照してください。
3）視野異常も原因疾患によってさまざまですが，レーベル病では中心暗点のため，文字処理に大きな問題があります（図 7-14）。その暗点が，絶対暗点か比較暗点かによって，また暗点の大きさによっても見え方が違い，その訓練の難しさは異なります。訴えに対する対応は，偏心視が確立し，上手に眼を使えれば改善しますので，加齢黄斑変性などを参考にしてください。
4）視野狭窄の場合，周辺視野からの情報が少なくなりますので，歩行など日常生活での注意が必要です。特に狭窄が半径10°以内になると，歩行以外に文字処理にも極度に支障がでてきます（図 7-15）。

O　その他

1　無眼球・小眼球

　　無眼球は，臨床的に，眼窩内に眼球が認められない状態をいいます。先天的に無眼球の場合，早い時期から義眼を入れ，眼窩の発達に努めなければなりません。両眼ともに無眼球なら，視覚からの情報は獲得できませんので，視覚的模倣が困難です。このため，知的面や運動面でも遅れてしまいます。したがって，聴覚や触覚など他の感覚を用いて発達を促していくハビリテーションが重要で，早い時

期から積極的にリハビリテーションスタッフや教育関係者などがかかわる必要があります。

一方，小眼球は，眼球が通常の大きさより小さい状態の総称で，組織の発生や発育の以上によって生じます。また，小眼球は白内障，虹彩コロボーマや第1次硝子体過形成遺残など先天異常に伴うことも多く，その原因を検索する必要があります。極度に小さければ，義眼の対象となりますが，見えているか，見えていないかがはっきりしない乳幼児の場合，家族に義眼の装着には抵抗感が強いようです。この場合，透明義眼を入れることもあります。強度遠視が多いようで，閉塞緑内障にもなりやく，定期的な眼科受診が必要です。

● ロービジョンケア
1）ハビリテーションが重要で，療育に早くつなぐべきです。
2）眼窩骨の発達を促すため，早期に義眼も考慮します。
3）小眼球の場合，眼鏡が有用なこともあります。

2 水晶体位置異常

先天性の位置異常は水晶体偏位（ectopia lentis），後天性ものを水晶体脱臼（luxatio lentis, lens subluxation）と呼び区別します。水晶体が本来の位置より，瞳孔領にあるときは亜脱臼，瞳孔領より完全に偏位しているときは脱臼という。

原因によって，遺伝性，外傷性，特発性の3つに分けます。遺伝性のMarfan症候群，Weil-Marchesani症候群やホモシスチン尿症は有名で，中胚葉発育異常として，チン帯に発育不全があるために起こります（**表7-4**）。水晶体偏位が軽度では症状はありませんが，前方偏位の進行に伴い近視は強くなり，水晶体の傾斜による乱視も生じます。このような屈折変動や単眼性複視などがみられます。

表7-4 遺伝性水晶体偏位の鑑別

疾患	Marfan症候群	Weil-Marchesani症候群	ホモシスチン尿症
遺伝	常染色体優性	常染色体優性 常染色体劣性	常染色体劣性
知的障害	なし	なし	あり
水晶体偏位	60〜80％ 上方・上外方 進行は稀	しばしば（小球状水晶体）	90％ 下方 進行性
骨格（体型）	くも指 脊柱側彎症	短指 短軀	くも指 骨粗鬆症
心血管系	大動脈弁閉鎖不全 解離性大動脈瘤	なし	動静脈血栓症
尿	ハイドロキシプロリン	正常	ホモシスチン

手術適応は，①前房内（亜）脱臼，②成熟または過熟白内障，③高度の視力障害，④水晶体偏位の増悪などがある場合で，水晶体の完全摘出を行います。しかし，硝子体中への完全脱臼したとき，緑内障，眼内炎や網膜浮腫などがある場合以外は積極的な手術適応とはなりません。術後に網膜剥離など合併症を起こすこともあります。

● ロービジョンケア
1）屈折矯正をまず試み，小児の場合弱視を予防する。
2）羞明に対し，遮光眼鏡を考慮する。

3　VDT症候群（テクノストレス眼症），調節障害（外傷性頭頸部症候群：むち打ち症を含む）

VDT（Visual or Video Display Terminals）作業による眼精疲労など，眼症状，頸肩腕症状や精神神経症状を呈する症候群です。この場合，照明および採光は特に大切です。室内はできるだけ明暗の対照が著しくなく，まぶしさを生じないように注意し，画面は500 lux以下，書類およびキーボードは300～1,000 luxにします。グレアにも配慮した作業環境を作ることが重要です。また，作業時間も1時間を超えないようにし，10～15分の休憩をとり，姿勢にも注意しましょう。

筆者は，VDT作業専用の近々眼鏡に，遮光眼鏡（CCP400-AC）を使用しております。この遮光眼鏡はむち打ち症などによる調節障害者にも効果的です。

4　突然1眼になった人へのケア

先天異常による1眼の人は，細かい手仕事や歩行なども問題なくできます。しかし，交通事故などにより突然1眼になった者は，たとえその眼の視力が良好であっても，立体視ができません。糸通しや包丁が使えなくなり，料理ができないと悩みます。また，歩行も，特に階段の昇降が難しくなります。このような場合，人間の能力はすばらしく，しばらくすると自然にできるようになりますが，受傷初期において患者は非常に戸惑います。そこで筆者らは，日常生活や職場での作業工程を検討し，困難が生じている事項を訓練します。例えば，糸通しやビーズ通しやトランプ遊びをするのも大変よいことです。

また，片眼の白内障手術後で両眼視ができない場合にも，同様の訓練をすると非常に喜ばれます。

文献

1) 早川むつ子，藤木慶子，松村美代，他：原発性定型網膜色素変性の遺伝的異質性と予後に関する18施設調査．臨眼 46：1025-1029，1992．
2) 所　敬，丸尾敏夫，金井　淳，他：病的近視診断の手引き．厚生省特定疾患網膜脈絡膜萎縮

症調査研究班報告書, pp 1-14, 1987.
3) 大野京子：病的近視. 石橋達朗(編)：新図説臨床眼科講座, 第6巻, 加齢と眼, pp 180-185, メジカルビュー社, 1999.
4) 髙橋　広, 周　正喜, 里村典子, 他：障害児・者の屈折異常者の頻度, 臨眼 54：1099-1104, 2000.
5) 髙橋　広, 山田信也：柳川リハビリテーション病院におけるロービジョンケア, 第10報 ロービジョンケアにおける眼科主治医の役割. ーレーベル遺伝性視神経症の場合. 臨眼 59：1281-1286, 2005.

第8章 他の障害をもった人への対応

A 視覚障害をもつ知的障害児・者

　第6章A「乳幼児のロービジョンケア」の項でも述べましたが，18歳未満の視覚障害児の7割は知的障害をもつ重複障害児で，視覚障害のみの単独障害児は3割にすぎません。重要なことは，視覚障害のため知的障害が生じたのか，知的障害に視覚障害が併発したのかを区別することです。

　よく見えないと，お母さんの歩き方が見えません。そのため，自己の身体をどのようにまねすれば，立てるかがわかりません。また，お母さんの口元が見えず，どのようにすれば，言葉をしゃべれるのかもわかりません。この結果，身体運動発達遅延や精神発達遅延が生じます。いかに，視覚的模倣が大切であるかがここにあります。

　したがって，視覚障害をもつ乳幼児に出会ったら，この点を留意してみていきましょう。

　会話，移動，衣服の着脱，食事や排泄などが自立できているかが重要です。しかし，乳幼児期では，視覚単独障害者か，重複障害者かの区別はつきませんので，子どもの可能性を信じて療育が必要です。医師以外に，保母，看護師，理学療法士，作業療法士，言語聴覚士，臨床心理士，教員などとの連携が，その子の将来の決め手になります。次に取りあげる高齢知的障害者のロービジョンケアも，基本的には乳幼児のロービジョンケアと同様の考え方ですので，第6章A，Hの項を参考にしてください。

1 高齢知的障害者の問題点

　高齢者の眼科医療やロービジョンケアの重要性が増し，介護分野でも大きな課題となってきています。また，アルツハイマー病をはじめとする老人性認知症も問題となっています。そこで，老人保健施設で視覚障害者について考えてみました。

九州・柳川リハビリテーション病院に併設している老人保健施設に，長期入所している老人を対象に，2000年7～10月の4か月間に65～99歳の83名（男性18名，女性65名）の眼科健診を行いました。問診では，眼科的症状や全身合併症以外に，眼科受診状況やADL，認知症の状況などを聞き，眼科検査（視力，眼位，眼球運動，瞳孔，眼圧，徹照，細隙灯顕微鏡や眼底検査）を実施しました。

健診の結果，異常なしは1名のみで，残りの82名（99％）には異常を認めました。そのうち69名（83％）に白内障があり，14名（17％）が白内障手術の適応となる人たちでした。また，すでに白内障手術を受けていた者は9名（11％），網膜出血5名（6％で，糖尿病などはなく原因精査中），緑内障3名（4％），加齢黄斑変性3名（4％），ぶどう膜炎1名，開散麻痺1名，糸状角膜炎1名などです。83名中現在眼科受診をしているものは8名（10％）にすぎず，ほとんどの者が眼科を受診していませんでした。

認知症をもった者は59名（71％）で，自発的訴えが乏しく，眼科受診に時間がかかりました。このためか，他の施設でも人手の問題や介護保険上支払いの問題から積極的な眼科ケアがなされていないのが現状のようです。そこで，どのような場合に積極的に眼科受診を促すかを検討するため，入所者からの訴えと，施設職員の異常所見の把握を別個に問診しました。図8-1のごとく，症状の訴えも異常所見もなかった34名（41％）や症状の訴えがなく異常所見のみを認めた10名（12％）は，年1回の健診となった者が各々53％，50％と半数に及びました。

一方，症状の訴えはあるが職員が異常を認めない者が26名（31％）で，両者で異常を認めた者は13名（16％）で，各々35％，31％しか年1回の健診になら

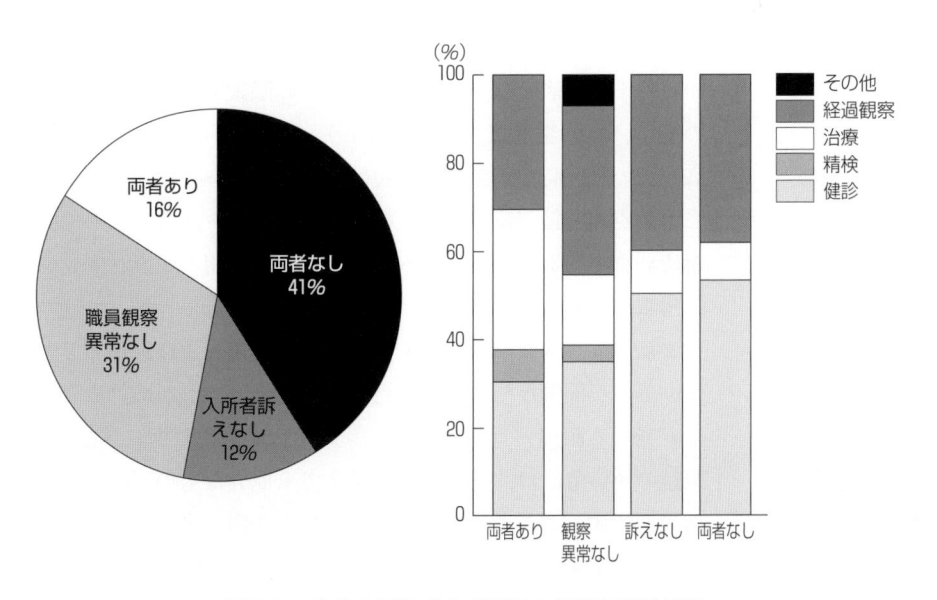

図8-1　症状の訴えおよび所見の把握と健診結果

ず，言い換えれば65％，69％が継続的な眼科医療を要する人たちでした。このように，たとえ認知症を伴う人たちの訴えであっても真摯に受けとめ，また職員が異常所見を的確に把握できれば，早期に眼疾患を発見できる可能性があることを示唆しています。

このように，老人保健施設や老人ホームでのロービジョンケアを含む眼科医療は，不十分です。これらの施設では，いまだ白内障がおもな視力障害の原因眼疾患であり，眼科医療の光を当てるべきです。わが国における視覚障害者の原因疾患としての白内障の減少は，わが国の眼科水準の向上に伴い，急速に進んでいます。眼科受診の機会の少ない老人保健施設や老人ホームなどでは，白内障が問題であることをわれわれは再確認すべきだと思います。そのためには，障害者が表出されている言葉にもならない訴えをも感じることができることが肝要です。この感性をつねに磨くことが大切です。そして，手術適応は，健常者と全く同様に考えるべきで，日常生活上支障があれば，白内障手術を行うべく努力する必要があります。知的障害者の場合，多くは矯正眼鏡を用いることはできません。しかし，最初からできないとあきらめるのではなく，屈折矯正を試みるべきです。もしできたなら表情は一変します。筆者らは多数の笑顔を見てきました。

以上のように，乳幼児をはじめとする知的障害者の眼科医療の確立と推進は急務ですが，これらを担う病院や施設が少ないのも事実で，ましてロービジョンケアを行っているところはわずかです。

B 視覚障害をもつ肢体不自由児・者

ロービジョンケアにおいて肢体不自由者でまず問題となるのは，眼鏡の装用です。自分で眼鏡をかけたり，外したりができませんので，視覚障害のない中高齢の肢体不自由者では，できるだけ1つの眼鏡ですますことが肝要です。遠近両用の眼鏡，特に累進焦点（境目なし）のレンズがよいのですが，健常者でも，40歳過ぎの早い時期からこの眼鏡はかけ始めないと使えません。使えないときは，二重焦点の眼鏡（遠くと近くの2か所でピントが合うもので，境目のある眼鏡）を使います。もちろん，白内障術後でも遠見用コンタクトレンズ使用の場合は，近用眼鏡が必要です。

また，コンタクトレンズ未使用では，遠用および近用の2つ眼鏡が必要ですが，使い分けが面倒なため，先天白内障術後ではたいがいの場合，近くも遠くもほどほど見える眼鏡（コンタクトレンズ）1つですませているのが現状です。2つの眼鏡の使い分けは，全身的に健常者でも厄介なもので，肢体不自由者ではなおさら大変です。このように矯正すれば視力が出る者であっても，多くの問題点をかかえています。まして，拡大鏡（ルーペ）や単眼鏡などの光学的補助具の必要な肢体不自由のロービジョン者にとっては，その使用は困難です。

図 8-2 拡大読書器の使用訓練　　　図 8-3 単眼鏡の工夫

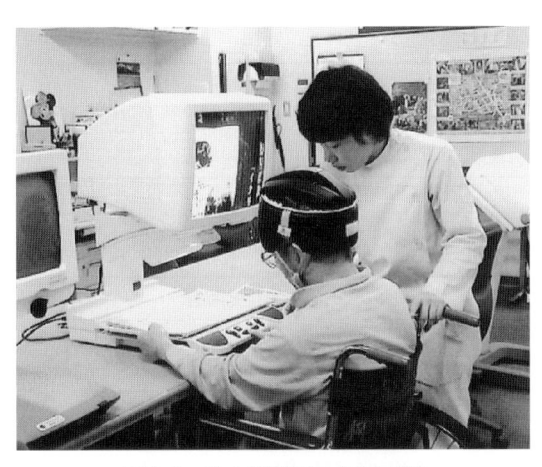

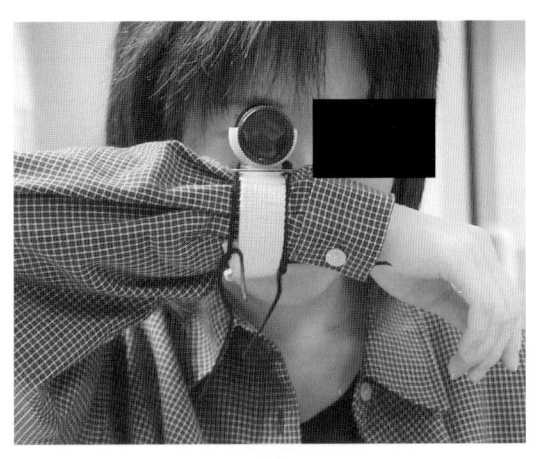

　したがって近見時は、シート式の大きな拡大鏡が理想的ですが、低倍率のものしかありません。高倍率が必要になると、卓上式の拡大鏡（ルーペ）をすすめていますが、これも拡大鏡を動かす必要があり大変苦労されます。その点、拡大読書器は便利です。しかし、高倍率になるほど操作が煩雑になり大変です。肢体不自由者にとってはできるだけ単純な動作ですませることが肝要です。脳幹梗塞後遺症（体幹失調、肢運動失調、構音障害、両眼動眼神経麻痺、両眼白内障）のため拡大鏡などを固定できない症例でも、手元操作可能な拡大読書器を用い、作業療法士との共同訓練で、読書可能となった例もあります（図 8-2）。また、脳性麻痺と左片麻痺のある者にも同様に拡大読書器の使用をすすめ、使用訓練を行っています。
　一方、遠見用補助具はもっと大変です。遠用固定式の弱視眼鏡は重く使用に耐えません。そこで、筆者らは腕に固定できる単眼鏡を試作し、その使用の訓練をしています（図 8-3）。

C 盲ろう者のロービジョンケア

　視覚と聴覚の重複障害は盲ろうと呼ばれ、その障害程度により、① 全盲ろう、② 弱視ろう、③ 全盲難聴、④ 弱視難聴の 4 つに大別され、また受障時期・順序によっても、早期と中途障害に区分されています[1,2]（表 8-1, 2）。これら盲ろう者は、重複障害ゆえにコミュニケーションが非常に難しく、日常生活において極度に支障が生じることが多くあります。盲ろう者数は正確には把握できていませんが、米国では 10,000 人といわれ、スウェーデンでは 1,200 人で、視覚障害者と聴覚障害者の総計の 12％ にあたり、そのうちの 50％ はロービジョン者と難聴者です[3]。

表 8-1　盲ろうの障害程度分類

分類	全盲（まったく見えない）	弱視（少しは見える）
ろう（まったく聞こえない）	全盲ろう	弱視ろう
難聴（少しは聞こえる）	全盲難聴	弱視難聴

表 8-2　盲ろうの受障時期・順序別分類

分類	早期視覚障害	中途視覚障害
早期聴覚障害	早期視覚障害・早期聴覚障害	中途視覚障害・早期聴覚障害
中途聴覚障害	早期視覚障害・中途聴覚障害	中途視覚障害・中途聴覚障害

　わが国の盲ろう者数は，厚生労働省 2012 年度障害者総合福祉推進事業「盲ろう者に関する実態調査報告書」では約 14,000 人と推定されていますが，実際に全国盲ろう者協会に登録されている盲ろう者は 2015 年 3 月末の時点では 934 人にすぎません[4]。これは現行の身体障害者手帳制度が視覚障害や聴覚障害といった単一障害に重点が置かれ，重複障害について理解が乏しいため，その実態把握が困難であるためと考えられています。まして，単一障害者に他の障害が加わった（重複障害）ときに，再度障害を認定する利点がないとの誤った考え方をもつ者が多く，事実，税金など公的なサービスはどのような障害でも同様のサービスが受けられます。しかし，視覚障害者用の補助具や日常生活用具の支給は，視覚障害の認定が条件で，補聴器なども聴覚障害の認定がなければ，給付されません。このような簡単な制度の認識さえ乏しいのが現状です。特に，1，2 級といった重度の障害者では，この制度を誤解している者が多く，このため他の障害が加わっても身体障害者手帳の再交付を受ける者は少なく，日常生活上非常に苦労している者が多いのに困惑します。

　盲ろう者の場合，日常生活用具の給付制度の中で，「視覚障害及び聴覚障害の重度重複障害者（原則として視覚障害 2 級以上，かつ聴覚障害 2 級以上）の身体障害者であって，必要と認められる者」に対し，点字ディスプレイ（図 4-10）の給付を受けることができるようになっています。また特別障害者手当金が両眼の視力 0.04 以下で両耳の聴力 100 デシベル以上の場合支給されます（残念ながら視野障害 2 級は対象となりません）。

　1997 年に行った北九州市内 19 病院眼科における視覚障害者の実態調査でも，11 人（2％）が眼も耳も不自由だと訴え，そのうち 7 人（64％）が 70 歳以上の高齢者でした。中途失明者が大多数で，86％ が日常生活で不自由を感じており，高齢化が急速に進むわが国では，今後大きな問題になることを指摘しました[5]。

　盲ろう者に関する報告は，医療分野では，耳鼻科領域での音響呈示や人工内耳に関する報告はありますが，眼科領域でのケアに関する報告はほとんどありません[5-8]。一方，教育分野では，主にアッシャー症候群について多くの報告がなさ

れていますが[9-11]，福祉分野でも報告が散見される程度です[12,13]。これらの報告では，暗所での懐中電灯の使用法や照明法を工夫したり，グレアに対しては，遮光眼鏡を使用することをすすめており，手話や口話では，高コントラストの服装や口紅などにも配慮することが取りあげられており，特に，コミュニケーション障害から生じる問題が重要で，視覚障害担当者と聴覚障害担当者が有機的に連携していく必要があると提言されています。

盲ろう者のコミュニケーション手段は15種類ぐらいあるといわれ，一般に用いられているものには，指文字（Finger Spelling），手話（Sign Language），手書き文字（掌文字Print-on-palm），点字（Braille：指点字を含む）があります[1,2]。どの手段を用いるかは，受障時期や順序によって異なり，またそれらの障害の程度によっても違ってきます。しかし，いずれの場合でも，コミュニケーションが問題となり，診療や訓練などのケアの場面でも，コミュニケーションがうまくとれず，普段の生活でも人づき合いが少なく，本人がかたくなな性格に陥りやすい特徴をもっています。そのため自己の視覚，特に視野について，他人との比較を論じることはほとんどなく，すべての人と同じ程度の視野だと誤って認識していることが多いようです。

視野狭窄が半径10°以内となると，日常生活上支障やコミュニケーション障害が生じるといわれていますが，自分には問題ないと，患者自身が思い込んでいることが多々あります。ケアのごく初期では，このような誤解があることすらわれわれは把握できませんでした。通常の2倍以上の時間を費やしても，ニーズの掌握やケア目的の理解が進まず，ケア自体がどうしても不十分になってしまいます。そこで，最近コンピュータを使用してコミュニケーションを図っています（図

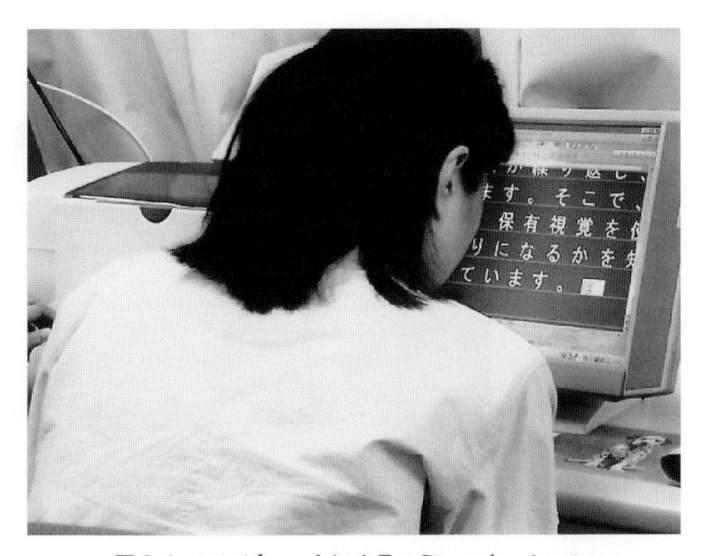

図8-4　コンピュータによるコミュニケーション

8-4)。画面を白黒反転し，約40ポイントの白文字を使用しています。手話などよりかなり速く，かつ正確に伝わり，またそれを印刷すれば，患者や訓練士の記録として保管もできるので，非常に有効なものと考えています。しかし，このような方法でも，ロービジョンケアに対しての信頼を得るのに時間を要し，この手段も使えなくなるのではないかとの不安は，視覚障害者以上に盲ろう者には強いのも現実です。そのため，もっと視覚が悪くなっても使える手段，点字などをさりげなく呈示していくことは重要です。

　歩行訓練時においても，聴覚障害による情報はほとんど得ることはできません。例えば，車の音は聞こえないので，より安全な方法が求められ，現在の視覚障害より悪化することを想定して指導しています。つまり，現状より視覚情報量が少なくなった状況でも対応できるように，白杖による道路の縁堰や点字ブロックなど，触視覚は徹底的に訓練し，夜間歩行時には懐中電灯の反射光の利用法も十分に指導します。

　また，多くの場合，幼少時から両親への依存度は高く，過保護になっており，特に，母親との絆は非常に強く，他の兄弟とは必ずしも親密なものではありません。このため，他人がその関係の中に入ることを拒否することもあります。それゆえに，ロービジョンクリニックへの受診も自発的なものではなく，どちらかといえば受動的です。われわれが経験した事例は，支援団体や学校（聾学級）からの紹介や他の理由で眼科を受診しロービジョンケアの対象となった症例でした。このような複雑な家庭環境をも理解しなければ，真に役立つケアはできないと考えています。したがって，ときには母親と対立する覚悟も必要です。子どもが，自立し頑張っている姿をみれば，家族に対する一時の非礼は許容されるものと信

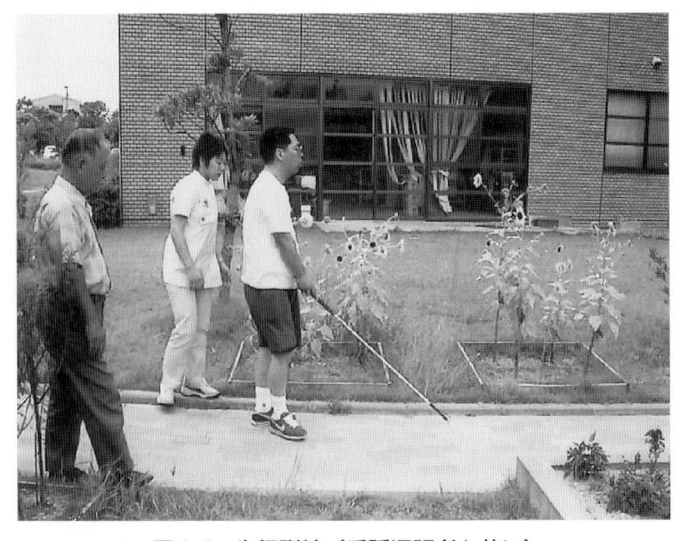

図8-5　歩行訓練（手話通訳者と共に）

じています。われわれがいかに情熱をもって，真心から将来における自立を目ざしケアするかが試されています。信頼を得るのに時間はかかりますが，一度信頼を得ると加速度的にケアが行えます（図8-5）。

このように，時間をかけコミュニケーションを図ることは非常に大切で，盲ろう者に対するロービジョンケアの成功の鍵です。そして，このことが本人や家族への心のケアともなり，有効な歩行や日常生活訓練につながっていくと確信しています。

盲ろう者，とくに聴覚障害が視覚障害をもつことは手話などのコミュニケーション手段の消失を意味することもあります。したがって病名や失明の告知には十分な配慮が必要です[8]。眼科では聴覚障害者に網膜色素変性が発症した事例によく遭遇しますが，彼らの苦悩は計り知れず，うつ状態に陥ることは容易に推測できます。それゆえ，我々晴眼者は盲ろう体験を通じてコミュニケーション障害がいかなるものか体験しておくべきです[14]。

◇全国盲ろう者協会　〒162-0042　東京都新宿区早稲田町67　早稲田クローハンビル3階
　　☎ 03-5287-1140　　FAX 03-5287-1141
　　http://www.jdba.or.jp/

D　脳梗塞・脳腫瘍患者（半盲および半側空間無視）のロービジョンケア

半盲，特に左同名半盲は，視交叉以後の視路の障害にて起こり，本読み，歩行，食事などの日常生活で支障が生じています。しかし，その原因は脳梗塞や脳腫瘍などで，理学療法士や作業療法士などによるリハビリテーションが行われ，眼科医療がこの領域のリハビリテーションに関与したことはほとんどありません。われわれは，山田が推進している「保有視野の自覚」にもとづくeye movement訓練を，半盲や半側空間無視患者に対しても行い，効果のあった例があります。左同名半盲では，行の初めや，文頭がわからず，読めても文脈がとれないことが多いようです。また，歩行中左にあるものによくぶつかります。このような場合，まず保有の視野を自覚することから始まります。左側視野が見えないことに気づき，眼を左に動かす習慣を養う訓練です。この訓練方法の詳細は第4章B「視野拡大のための訓練」の項を参照してください。

例えば，後頭葉神経膠腫術後の左同名半盲患者に，保有視野の自覚を促した後，eye movement訓練や読み訓練を行いました。その結果，読み速度は有意に早くなり，また眼球運動ソフトやアキュテスト（スポーツビジョンで使用する眼と手の共応機能検査）でも改善し，日常業務に復帰されています。また，左半側空間無視を伴う左同名半盲患者にも同様の訓練以外に，日常生活場面での眼の動かし方を積極的に訓練したところ，読みは無論のこと，歩行などの日常生活もほと

んど支障なくできるようになりました．近方視では大きく眼を動かし，遠方視では眼の動きは小さいことを理解させることは成功の鍵となります．このような高次脳機能障害の事例で，ある程度上記の訓練や理学療法・作業療法や言語聴覚療法などのリハビリテーションが終了した場合は，積極的に日常生活の場に戻しています．とくに盲学校などの規則正しい生活や反復学習が効果的であった事例もあります．わが国の高次脳機能障害のリハビリテーションは始まったばかりです．リハビリスタッフらとも協力してもっと効果的なロービジョンケアができるのではないかと考え，模索しています．

文献

1) 矢部健三，福島 智：東京盲ろう者友の会の歩み(3)．視覚障害リハビリテーション協会紀要 3：45-50，1996．
2) 福島 智：盲ろう者とノーマライゼーション，明石書店，1997．
3) Boennberg J, Borg E：A review and evaluation of research on the deaf-blind from perceptual, communicative, social and rehabilitative perspectives. Scand Audiol 30：67-77, 2001.
4) 全国盲ろう者協会：平成26年度諸統計資料．協会だより 26，2015．
5) 髙橋 広：北九州市内19病院眼科における視覚障害者の実態調査．第2報 視覚障害者の日常生活状況．眼紀 50：425-429，1999．
6) 新井千賀子，中澤恵江，富田和夫，他：自覚的応答が困難な重複障害者の遮光眼鏡の選定．日本視能訓練士協会誌 28：263-266，2000．
7) 髙橋 広，花井良江，土井涼子，髙椋志保，堀田和世，岩屋憲子，山田信也：柳川リハビリテーション病院におけるロービジョンケア第6報―盲ろう者に対するロービジョンケア．眼紀 53：553-557，2002．
8) 髙橋 広：私のロービジョンケア3 病名・失明の告知 臨眼 57：1182-1185，2003．
9) Stenstrom I：Educational programming for the Usher's syndrome child from a swedish ophthalmologist's point of view. 盲ろう教育研究紀要 3：1-7, 1995.
10) Fillman RD, Leguire LE, Sheridan M：Considerations for serving adolescents with Usher's syndrome. 盲ろう教育研究紀要 3：8-12, 1995.
11) 水谷みどり，宮下幸江，水谷厚彦，他：視覚と聴覚に進行性の障害がある児童の見え方ときこえ方を考慮した環境整備の取り組み．盲ろう教育研究紀要 3：18-27，1995．
12) 三輪レイ子，村上琢磨：眼と耳の感覚障害者への援助―両障害がともに重度である事例．東京都心身障害者福祉センター研究報告書 28：1-7，1998．
13) 三輪レイ子，渋谷敦子：眼と耳の感覚障害者への援助(2)―眼が重度で耳が中程度の事例．東京都心身障害者福祉センター研究報告書 29：1-6，1999．
14) 髙橋 広：私のロービジョンケア12 障害学―盲ろう体験のすすめ―臨眼 58：432-435，2004．

第9章 看護・介護で必要な援助とくふう

A ロービジョンケアにおける看護の役割

　視覚に障害をもつことは，光を失うだけではなく，今まで積み上げてきた経験，職業，楽しみ，将来の保障など，自分の中で占めていた大きな部分が崩れていくことを意味しています。同時に患者はもちろんのこと，周囲の人たちまで，できなくなってしまうことを数えがちになります。それが，社会的な役割や家族の中心的な役割を担っている年代であれば，問題は深刻です。そして，程度の差はありますが，不自由な生活を強いられるばかりか，新たな生活＝生き方を再構築する必要にせまられます。

　視覚障害者に起こりやすい問題としては，次のことが挙げられます。
① 危険物を察知できないことによる事故
② 日常生活の不便さからくる生活の不活発化
③ 情報の獲得と活用が困難
④ 移動が困難
⑤ 家庭や社会における役割の遂行が困難
⑥ 経済能力が不安定
⑦ 対人関係のひずみ
⑧ 社会的恩恵の機会が制限される
⑨ 成長発達遅延の危険性
⑩ 不安，恐怖感，孤独感，絶望感などの心的苦痛
⑪ 家族に対する罪悪感
⑫ 他者への強い依存

　これらの問題は，いくつか絡み合って出てきます。

　ロービジョンを問わず，健康とは「持てる力を充分に活用できている状態」であり，看護とは「あらゆる場面で患者の持てる力に働きかけ，その力を引き出し，強めていくこと」です[1,2]。言い換えれば，「人々が健康的な生活を営み，その人

らしく生きることを支援すること」です。

これを踏まえ，ロービジョンケアにおける看護の役割は，上記のような視覚障害に伴う不安や苦しみを理解し，患者が新たな生活を受け入れ，自分に適した生活の工夫ができ，その人らしく輝いていけるように援助することです。

したがって，外来，入院を問わず患者や家族に最もかかわる機会が多く，関係をもちやすい立場にある看護・介護者は，病気の経過，現在の視機能の程度，障害に対する反応，加えて家族の思いなどを把握し，患者が障害をもちながらも生活に適応できるように支援しなければなりません。言い換えれば，その人が「視覚に障害をもちながらも，持てる力を充分発揮でき，QOLの向上をめざし，自分らしい生活ができる」ように援助する役割を担っているのです。

B 視覚障害者への援助の基本

1 障害状況の把握

看護実践は，看護者の観察能力と情報収集能力に左右されるといっても過言でありません。特に，ロービジョン者の見え方の状況は，外見からは理解できないことから，対象をどうとらえるかが，看護の質を問う鍵になります。

1 病気・障害の経過の把握

障害が事故などにより，突然起こったものか，あるいは，病気の進行とともに徐々に起こったものかにより，障害の受け止めや立ち向かう姿勢が違ってきます。具体的にいえば，事故の責任が，自己によるものか他者によるものかによっても受け止め方に差がでます。病気による場合も，急激に視力を失う人，病気の進行とともに徐々に低下していく人とさまざまで，そのことが，視覚だけでなく，その人の生活や生き方，価値観にまで影響を及ぼすのです。したがって，障害となった原因・経過は，看護を展開する際に大切な情報となります。

2 視機能の程度の把握

検査結果の数字が同じでも，見え方は1人ひとり違います。そのため，言葉でうまく伝えられない患者でも，目ごろの行動から，「手探りでコップをもった」「部屋の入り口辺りまで見えているようだ」「この程度の距離ならわかるようだ」など，実際の視機能の観察が重要となります。

また，訓練室でできる活動を日々の生活行動に取り入れたり，「している活動」（実際病棟で生活している行動）を増やしたりするには，できる活動としている活動にずれがないかを観察・評価する必要があります。訓練室ではあんなに一生懸命「できる」のに，病室ではなぜ「していない」のか，またはその逆の「して

いる」のになぜ「できない」のかを評価します[3-5]。

　看護の役割は，その情報を医師やその他の職種の人へ提供し，「できる活動」「している活動」を増やすことにつなぐ一翼です。

3 障害に対する反応の把握

　患者には，ある事象を良い方に受け止める人と悪い方に受け止める人があり，多様です。今後，ロービジョンケアを進めるにあたり，障害を「どう受け止め」「どのように頭の中に描いているか」「今後，どうしたいと思っているのか」「どんな手助けを必要としているか」を確認することが重要となります。しかし，実際，医師にはそれを把握する時間的余裕はありません。やはり，それは，看護者の役割といえます。

●「死」の宣告と同じくらいの衝撃を受ける人

　視覚は他の感覚からの情報を統一して認識させる役割をもっているため，視覚を急に失うと情報が分散され，心理的に不安定になるといわれています。

　また，「視覚のそう失は，死を意味するとし，本人の意識の有無にかかわらず，今までの生活によって得た自己像に対する打撃であり，さらには，人間の存在そのものに対する打撃である」ことから，徐々に失明の危機状態にある人にとっては，文字の読み書きや歩行はどうなるのか，仕事はどうなるのかなど，先行きが不安になり，涙が溢れ出て「いっそのこと死んでしまいたい」と一度は"死"を意識するといいます[6,7]。

　死を考えた動機について最も多いのは，「仕事や生活が困難になったとき」であり，次いで「病気が進行したとき」「障害が現れたとき」「見えなくなったとき」の順となっています[8]。したがって，今どのような時期なのか，アセスメントすべきです。

●「障害者」という言葉に抵抗がある人

　年金をもらえるのにその手続きをとらないのは，「障害者」という言葉を受け入れられないからという人がいます。また，子どもがいじめにあうのではないかと思い，白杖を使って歩くことを何年もためらっている人もいます。自分の眼の状況を家族にも言えず，同僚にも相談できず，1人で耐えているのです。

　身体障害者手帳の交付を受けることに強い抵抗があったという人も少なくありません。

●辛さを受け止めてもらいたい人

　失明や視力の低下を医師から宣告された場合，「もう生きる力も出てこない」や「もうこれ以上がんばれない」という人がいます。しかし，この言葉は単に絶

望を意味しているのではなく，本当はどうしていいのかわからず「もっと話を聞いてほしい，この辛い気持ちを受け止めてほしい，わかってほしい」と思う気持ちの表れとも受け取れます。

看護者は，生活の援助を通して，いろいろな角度（1日の過ごし方，患者同士の会話，家族との会話など）から，表情や仕草（手で机の角や洋服の裾をいじる，髪をいじる，視線が定まらない・落ち着きがないなど）を観察し，今どういう時期にいるのかをアセスメントし，実践へつなげていくことが必要です。日ごろの患者の状況を良く知っている看護者であればこそわかる反応です。

2 心の内を話せる環境の提供

生活の再構築に向ける要素は，「人との交わりを楽しめるか」や，「家族の役割・距離，生活の保障，職場での人間関係」などに左右されます。

看護・介護者は病気とかかわっているのではなく，病気を患っている人，つまり，人とかかわっていることを常に心におくことです。その上で不安や苦しみの理解に努め，安全，安楽を考え，できる行動，している行動に着目した上での，生活の工夫への援助が求められます。ある患者に，病棟看護師，外来看護師，ケースワーカー，内科の医師が連携し，かかわりましたが，無茶な生活が続きました。事例検討を行う中でこの患者の"生活の実態"を知った上で，生活や暮らしと結びつけてのかかわりが必要だったのではないかという反省が聞かれました。

また，看護が必要とするニーズや問題となる状況があっても，本来，その人自身がニーズを満たし，解決できる，あるいは解決しようとする力はあるものです。そこに着目し，その力を引き出す援助，かかわりが求められます。そのため，意識して，心の内を話せる環境・時間をつくり，カウンセリング，コーチング技術を駆使し，心の内を引き出してみましょう。しかし，患者がせっかく話してみようと思う気持ちになっても「看護師は忙しそうで声がかけづらい」と，いわれることも事実です。

したがって，看護・介護者は計画の中に，あらかじめその時間をつくり，話を傾聴する姿勢をもつことを意識すべきです。そして，ちょっと腰をかけ，同じ目線で話せる環境を是非つくってほしいのです。そのためには，まず相談室を設けることです。そこでは，常に"患者の生活の上に看護がある"ということを忘れないことです。

■ 事例　爪切りがきっかけに

個室に入院中の患者の指先が汚れていたことに気づいた看護師は，その患者が見えづらいようだったので，「指先が汚れていますね。手を洗いましょうか」と手浴をすすめました。手浴の後，今まで自分でできていたのに「爪切って！」と手を差し出したのです。看護師は〈自立の妨げになるのでは〉と考えましたが，

断りきれず爪切りをしました。その後，その患者は1人暮らしで寂しいことなど心の内を話すようになったのです。

つまり，この「爪切って！」は，爪を切ってもらうのが目的なのではなく，「あなたになら，私の心を許せるわ」といった気持ちの表現とも受け取れます。この事例からわかるように，患者の言葉だけにとらわれず，患者の本当のニーズは何かを追求する姿勢が求められます[9]。

看護とは，その人の「心を動かす」活動です。話を聞くということは，話すのを待っていればいいものではなく，「話してみよう」と思えるような環境（物的・人的）を作ることなのです。

3 仲間（同病者）との出会いの提供

仲間の「いつでも相談にのるから」という言葉や話を聞いてもらえる場があると，どんな薬よりも気持ちが楽になりやすいようです。また，ロービジョン者の交流会は低迷した心理状態を改善することにより，生活の質（QOL）を高めるという報告もあります[10]。

その人に合った患者会や関係機関・団体などにつなげることにより，看護者としてはできない面のフォローが期待できます。特に視覚障害者については，関係者の役割の分担と連携が障害の受容や自立に関係してくるといえます。

4 変化のある生活の提供

看護は人が本来もっているその力を引き出し，その人らしく生きることを支援するのです。その人の本来もっている力を引き出すには，環境を変えてみることも効果があります。「変化は回復の手段である」ともいわれ，変化のある生活の大切さが指摘されています[11]。

「病人の周囲に変化がないことがその病人にとっては神経の消耗の原因になる」という発想，「変化が病人の生命に活力を与える。喜びも楽しみも与える」とし，生活に変化を与えることが，回復過程を助ける要因になるという思考に注目すべきです。しかし，視覚に障害がある場合，自ら変化を創るのは厳しい状況にあります。

したがって，看護・介護者が「患者の生活に変化を創り出すこと」「患者のレクリエーション活動を助けること」を業務の中に意識づけることです。大きな変化でなくてもいいのです。例えば，「花を飾る」「外の景色を話す」など，小さなことでいいのです。変化のある生活を意識して提供すること，それがすべての看護の基本であり，ロービジョンケアの一歩といえます。

5 保健医療福祉チームとの連携・調整

治療的環境を整えるには，医療関係者が一致団結して，同じ方向を向いて進む

ことが大切です。そのためには，看護・介護者のもつ情報を提供し，チーム全体が円滑に機能できるように連携・調整的役割を担うことが必要です。

＊できる活動（訓練・評価時の能力）〈理学・作業療法士，言語聴覚士〉を知り，
＊している活動（実生活での実行状況）〈看護・介護職〉に生かす。

これらの活動が連携により，将来の実生活においての「する活動」を増やすことにつながります。

医師やその他の職種の人へ，「している活動」の内容を提供することも大切な看護の役割なのです。

C 病院外来における課題と援助

患者が外来看護師に求めているのは，「安心感を与えてほしい」「共感してほしい」「声をかけてほしい」「療養意欲を高めてほしい」「知識・技術を提供してほしい」などであり，ロービジョン者に対しても同じことがいえます。

つまり，ロービジョンケアは特別なケアではないのです。

1 待合室の環境および待合室でのかかわり

1 文字認識の不便さに対する援助

視覚障害者が不便に感じていることは，最も多いのが，受診や検査のための書類の記入です。次に多いのが，薬や会計の番号表示，診療科の場所表示，目的の場所への移動，処方箋の番号表示，窓口の場所となっています[12]。

以下，具体的な内容を挙げると，

＊受付票や問診票など，自分で記入する書類は，文字が小さく，記入欄も小さいので記入できない。
＊コンピュータ式受付機の画面表示は液晶パネルなので，表示が見えない。
＊診療科の場所表示や案内表示が見えないので，目的の場所への移動に不便を感じる。
＊掲示物の内容がわからず，予約診療の日を間違えるなど，情報入手に不便を感じる。
＊会計や薬の順番を示す電光掲示板は，表示位置も高く，文字が小さいので見にくい。

以上のことから，ロービジョン者は特に文字認識に不便を感じていることがわかります。したがって，早めに声をかけて，人的サービス（代読，代筆，案内誘導）や環境（音声アナウンス，明るい照明）の整備など，文字処理の不便さを軽減する援助が必要です。

また，注意事項などの掲示物に関しては，貼ってあるから読んでいるだろうと思わずに，大切なことは口頭でも伝えるようにします。

2 張り詰めた緊張を和らげる援助

　外来を訪れる人の多くは，多かれ少なかれ，どのような検査や処置が行われ，どのように診断されるのか，期待と不安が入り混じった状況にあります。そのため，患者が病院内に入った時点から，患者が今おかれている状況を把握し，その張り詰めた緊張をほぐしてあげることが重要な役割です。

　できるだけ早く声をかけてあげること，そして患者の目線で話すこと，できればそのとき，肩に手をそえることで患者を安心させましょう。スキンシップを心がけたいものです。また，告知の際には，必ず看護者が同席するようにし，その後のフォローにあたります。

　不安な気持ちが癒されるような環境作りには，気持ちが休まるような音楽を流すなども良いでしょう。

3 安全な環境の保障

　中心の視野はあるが周辺が見えない視野障害の患者は，文字は読めても物にぶつかったり，物を探せなかったりという問題があります。時々「看護者が目隠しして患者が通る道は安全か」をチェックして，環境を整備し，援助方法を考えることが大切です。

　ある程度見える人でも，点眼や軟膏を塗布した後は，かなり見えにくくなり危険です。また，高齢者はちょっとした段差により転倒します。椅子や物の配置にも気配りが必要です。ちょっと聞いてみたいと思っても，「看護師がどこにいるのかわからない」「看護師を見つけても忙しそうだから」と声をかけたくてもかけられないでいることがあります。そのため，時々こちらから声をかけるようにしたいものです。

2　検査・処置・診察時のかかわり＝医師と患者との潤滑油

　検査や処置はどうしても機械的になりがちです。見えにくいあるいは見えにくくなった自分を意識して，辛くなっている患者の心を察知し，声をかけてみてください。あなたの声かけが辛さを軽減するはずです。

　初めて受ける検査や処置に対しては，不安が強かったり，費用について心配したりと落ち着きません。どれくらい費用がかかるのか，丁寧に説明することが大切です。

　検査のために用いる点眼薬によっては，一時的に見えにくくなり，元に戻るのに時間がかかる場合があります。元の見え方に戻るのに数時間かかっても大丈夫なのかについても，よく確認し，医師と相談しながら進めることが大切です。

　また，家族と一緒に来院していることも多いので，家族をどれくらい待たせるかについても患者は心配します。検査の内容はもちろんですが，どれくらい時間がかかるのか，医師に確認し，説明しましょう。

眼科の検査室や処置室は暗かったり，狭かったりし，晴眼者でも移動するのに困難な状況です。椅子や測定する位置まで誘導する際には，「こちらへ」とか「あちらへ」だけでなく，「ご一緒しましょう」と言って同道し，肩に触れたりするなどで安心感をもたせるようにします。

　診察がスムーズにいくように援助するのも看護者の役割です。診断に対して納得できない人や何回受診してもいつも検査ばかりで，そのためか症状はどんどん悪化していったと訴える人。「症状の進行を早めたのは，検査のたびに，強い光を当てられたから」と，病気の進行が早まったのは検査や処置によるものと思っている人もいます。症状が一向によくならないと，患者は医師に不信感をもつようになります。

　3人の医師の意見を聞いてようやく自分の病気や病状を理解する人もいるのです。一度説明したから理解しているはずだと思わないで，患者の1人ひとりの気持ちを捉え，医師と患者・家族の潤滑油となり，「患者が医師に自分の思いを伝えられるように」あるいは「医師の説明が理解できるように」助けることも看護の役割といえます。

■事例　受診が楽しみな夫婦

　「先生に会えるのが楽しみ」「先生の人柄が好き」と言う夫婦。医師の「心配してたんだよ」の言葉に温かさを感じるといいます。あるとき，次の受診日の予約をすることになった際，医師から「来月，病院で年2回のコンサートがあるんだよ。その日にあわせて予約を入れておこうか」と言われたそうです。その細やかな心くばりにその夫婦は感動していました。これこそ，その人の生活に潤いを与える，心のケアそのものだといえます。

　安心感を与え，支え，励まし，その人のことを思い，その人の心のただ中に入るケア。「ロービジョンケア」は特別なものではありません。「看護の心をもっている人」「その人の生活を考えられる人」であれば，決して難しいことではないといえます。

3　面談室や相談室の提供

　待合室の一角に，小さくてもいいので，面談室や相談室を取り入れてみましょう。「いろいろ相談したかったが，後にはたくさんの患者が待っていることを考えると話せない」とか，「"中待合室"で待っていると医師との会話が聞こえてくる。他人には聞かれたくないので話せない」という声も聞きます。ゆっくりと話を聞いてもらいたいと思っている人には，面談室や相談室を提供したりするなど，配慮が必要です。

　自分の気持ちをあらわに出して，泣ける場が必要なのです。そこは，医療者との会話・相談だけではなく，患者・家族が交流する場として，「出会いの広場」

のような感覚で利用できれば情報交換の場になります。そして，そこには，いつでも・誰でも手にとって見ることができる本やパンフレットを置いたり，交流会開催の資料を置いたりすることで，待ち時間の利用ができます。

4　診察後のかかわり

　診察が終わったら，帰る前に今の時点における気持ちをゆっくり聞く時間をもつようにします。看護者の方から，「何か言いたいことはないですか」や「気になっていることはないですか」と声をかけてみましょう。患者はあなたの声かけを待っています。その際，肩に手を添えれば信頼関係も生まれてきます。

　診察後は，"明るく帰る人"と"暗く帰る人"に大きく分かれる場合が多いようです。

　「受診した際，私を待っていたものは，医師の気安めのような言葉と，病名の告知，そして落胆の2文字でした。薬もいただけず，1か月先の再診予約をしただけで帰されました。しかし，明日から仕事が待っています。この日の状態で仕事に出るのは辛く不安」と語っていた患者もいます。このように悶々とした気持ちで帰る人もいるのです。

　また，「治らないと言われたけれど，薬を投与されたのだから，続けていれば治るんだと思い込んでいた」と，希望を抱きながら帰る人もいます。

　「ちょっと相談したかったのに」や「こんなに検査をされた」「こんなに請求された」など，よくあることです。受診＝診断のみということのないよう，その後のケアを大切にしたいものです。

　外来看護師に要求されるものは，患者・家族の「表情を読み取る力」「サインを見逃さない力」ともいえます。

　「ここに来て良かった」と思わせるのは看護師のかかわりに左右されるといっても過言ではありません。患者・家族が病院を出るまで"安全と安心"で支えたいものです。

　ところで，費用については，患者側からはなかなか質問できないものです。疾患によっては，特定疾患治療研究の対象となるものや，医療費の現物給付の助成対象となるものがあります。種々のサービスを提供するためにケースワーカーを紹介したり，不安や素朴な疑問にも答えてくれるサークルを紹介するなど，安心して行動できるような援助が必要です。

D　病棟における課題と援助

1　入院中，起こりうる問題

　視覚障害者にとって，入院生活の中で，最も影響を及ぼすのは，〈食事〉〈排泄〉

〈運動〉〈清潔〉〈意思の伝達〉であるといえます。「食事の内容がよくわからない」「進む方向がわからない」「トイレに行ったら部屋に戻れなくなった」などよく聞かれる声です。しかし，一口に視覚障害といっても，かなり見える人，視野は狭いが部分的にはっきり見える人など見え方はさまざまです。せっかく「トイレや洗面所に近い部屋」「入り口に近いベッド」を配慮しても，視覚に障害があると音に敏感になるためか，「音が気になって眠れない」などと訴える人もいます。

他患者とのトラブルも案外，多いものです。その内容は，
＊床に物を落とす
＊ロッカーや隣のベッドにぶつかる
＊廊下で他患者にぶつかる
＊ラジオや時計の音が「うるさい」と言われる
＊トイレや洗面所の使い方が汚い

オーバーテーブルは狭いうえに，柵がありません。したがって，自分がコップをどこに置いたのか，位置がわかりづらいものです。

また，看護処置が優先され，患者からのサインを見逃したり，後回しにされがちです。患者のサインを受け止めるよう意識することを心がけましょう。

2 生活環境の調整——安心で安全な生活の保障

視覚障害者のベッドの位置を決める際に考慮することは，1日に数回利用するトイレや洗面所へ安全に，安心して行けることです。そして，部屋への出入りが自由にできることです。したがって，入院時には1人ひとりの見え方や考え方を聞き取ることが必要です。部屋・ベッドを決める際は，患者とよく話し合ってみることが大切です。話し合いをすることで，単にベッドを決めるだけではなく，私たちにどのような援助を望んでいるのかも見えてきます。まぶしさがなければ，廊下側の暗い所よりは，窓側の明るい所のほうが良いこともあります。

＊ベッドの高さやオーバーテーブルの高さも患者と良く話し合って決めましょう。
＊使用頻度による物品の配置や収納を考え，整理を手伝いましょう。
＊てすりの整備，廊下に置いている物品をできるだけ減らしましょう。
＊オーバーテーブルに物を置く場合は，何かの空き箱を利用し，その中に小物を納めるといいでしょう。
＊今までどんな工夫をしていたのか聞いてみましょう。

患者の意に沿えない場合は，そのことを理解してもらい，患者が納得した上で，入院生活が送れるようにしたいものです。

視覚障害の程度によっては，うっすら影が見えて，誰かが部屋に入って来たことを感じても，誰が入って来たのかわからず，声をかけられないでいることがあります。そのため，訪室時は，「看護師の○○です」と声をかけてから用件を話

します。そして，できれば「今日は良いお天気で空が真っ青」だとか，花がきれいに咲いている状況など，外の様子を話題にしてみましょう。現実感覚を呼び覚ましてくれる人々の話は有難いものなのです。

退室する際には退室することを告げてください。まだ看護者がいると思って一生懸命話していることがあります。患者の失望の原因にもなります。

3 生活のリズムを整える

患者の入院前の仕事の内容や生活行動を把握し，個々がもっている能力や生活における工夫を入院生活にも生かせるようにします。更衣・洗面・排泄・食事など，生活リズムが整えられれば，睡眠の確保，時間の感覚が養われ，その人の生活習慣に近づくことができます。そのことが自立を促すことになるのです。

4 同室者・他患者への理解が得られるように配慮

同室者とのトラブルは，患者を孤立させる原因になります。入院時のオリエンテーションは，その患者の問題の解決のためだけではなく，同室者の理解が得られるような配慮が大切です。

同室者に紹介するときは，可能であれば，患者1人ひとりと握手をさせて紹介してあげると助かります。そして，「隣のベッドは昨日入院されたOさんで，向かいのベッドはPさんです」とイメージしやすいように教えましょう。

5 退院後の生活の再構築に向けて

患者や家族と共に，退院後の生活についてイメージ化を図ります。そして，それに向かって何が，どこまで，どのようにできればいいのか一緒に考えます。仲間の紹介をしてあげることも効果があります。見えない仲間といるときは何も感じないのに，見える人たちと一緒だと，"孤独"を感じるといいます。「孤独」とは，疎外されていると思う意識なのかもしれません。

同病者と語り，体験談を聞くことで，病気を受容することの大切さや，自分より比較的悪いのに頑張っている多くの人を知り，心が癒されていったといいます。また，視覚に障害のある人々に会い，話をするだけでも感激し，どうして1人でくよくよ悩んでいたのかと，今までの自分を振り返る人もいます。

自宅にいるのが嫌で，あちこち歩き回り，いろんな人に出会ったことが，一番の支えとなっている人や，抵抗があった白杖だったが，サークルの仲間が使っているのをみて自然に受け入れるようになった人。同じ苦しみ，楽しみをもつ仲間と話すことで孤独感，恐怖感が和らぐといいます。入院中から仲間と出会える機会を作るのも，看護者の大きな役割です。

退院後にも役立ちそうな情報を吹き込んだカセットテープをプレゼントすることも喜ばれます。看護師の声が患者・家族との距離を縮めることでしょう。

6 レクリエーション活動を助ける[13-15]

　保有している機能が活用できるよう，1日の過ごし方に変化を与える工夫が必要です。それには「ちょっとした書きもの，あるいはちょっとした掃除など」の活動を与えるといいのです。「こうした手先の仕事が，どんなに救いになっているか，またこれを奪われると，一種独特の苛立ちが募って，それが病人を苦しめることになる」といわれるように，これができる場合，何よりの救いとなるはずです。

　また，「美しい景色を見せること，いろいろな花やかわいらしい品々などを，その変化に気を配りつつ見せること，そうした配慮によって患者の神経は安らぎを得る。また，陽光が射してくるだけで神経が鎮まることも多い」などから，できるだけ患者を外に連れ出し，草花に触れさせ，鳥の声を聞かせ，自然のあたたかさや柔らかさを感じさせてください。「よく見えないから」とか，「危ないから」「うまく誘導できないから」などと考えがちですが，患者は"心の目"で充分見ることができるといい，楽しんでいます。

　この散歩は，歩行訓練という意味ではなく，ゆっくり接する良い機会でもあります。このとき，悶々とした心の内を見せてくれるかもしれません。その際，階段は危ないとか時間がかかるなどの理由でエレベーターを勧めるのではなく，本人に確認してみてください。退院して，職場復帰時の通勤時，足腰の衰えに気づいたという声も聞きます。病気の部分は眼であり，全身ではないのです。その人の持てる力を入院時から十分活用できるようにします。

E 家族への支援

　今後の生活や仕事のことで悩むのは障害者本人だけではありません。

　家族の誰かが病気になるということは，本人が苦しみを背負うだけでなく，周囲の家族にも心理的な苦しみをもたらし，日常的な生活を送る基盤をも揺るがしかねないことになります。

　視覚障害の場合，障害の程度が外見上わかりにくく，共に生活している家族でさえもどのくらい見えているのか理解しづらい状況にあります。そのため，家族は，どう接したらいいのか悩み，心理的に不安定になり，障害者本人に影響を及ぼすことになります。

　そこで，看護者には家族に対しても看護を展開することが求められることから，家族の思い，反応を把握する必要があります[16, 17]。

1 家族が抱える問題

　患者と家族の思いは必ずしも一致するとは限りません。患者本人が受け入れて

も，家族が受け入れられない場合もあります。私たちは，視覚障害者が入院してきたとき，看護者は「家族が障害者本人を支えている」「ご家族の方にやってもらいましょう」や「ご家族の方ならわかっているはずだから」と考えがちです。ところが，患者は家族にあまり今の状況を話さないようです。家族だからこそ話さない，話せないこともあるようです。そのため家族は，

「どの程度見えているのか，どのように見えているのかわからないし，聞けない」

「どう接していいかわからないので，何でもやってあげてしまう」

「受診の日は帰ってくるまで心配で落ち着かない」

「これから先のことをどのように考えていけばいいのかわからない」

「家族としてできることは何か」

「職場でどんなふうに仕事をしているのか，本人に聞けない」

「職場での人間関係が心配」

など，悩みを抱え，心配と不安，焦りでピリピリしているともいえます。

2 家族のサインを受けとめることからロービジョンケアは始まる

家族は，前項で挙げた問題を抱えながら，その問題をどこにもっていけばいいのかわからない状況にあるといえます。

看護師や医師に対する家族の声をみると（**表 9-1, 2**），次の 5 項目にまとめられます。

1）本人の思いも家族の思いもよく聴いてほしい。
2）きちんとした説明・対応をしてほしい。
3）ゆっくり話せる雰囲気がほしい。
4）家族にも温かい言葉をかけてほしい。
5）制度や補助具，患者会のことなど，各種の情報を教えてほしい。

これらは，診察時，看護者が傍にいて，「家族の出すサインを受け止めよう」と意識することで，ほとんどの内容が解決の方向に向かうと思われます。

表 9-1 看護師に対する家族の声

1) 3か所の開業医に行ったが，看護師からの声かけや援助は受けた記憶がない。
2) 数箇所の開業医を回ったが，社会的資源やロービジョンのことは全く話してくれなかったし，待合室に掲示もなかった。
3) 患者のQOLを高めるような社会的資源，ロービジョンケアに知識・関心をもってもらいたい。
4) こんな患者さんがいるとか，こんな会があるとか教えてほしい。
5) 病気のことをもっと理解してほしい。
6) 家族も不安なので，家族として何ができるかを教えてほしい。
7) どこの病院へ行っても同じだと言われたら，それ以上相談できなかった。
8) 診察室に入るまでに椅子があったりするので，手を貸してもらえると助かる。

表 9-2　医師に対する家族の声

1) 病気の進行が止まりますように，できることは何でもしてほしい。
2) 希望のもてる声かけをしてほしい。
3) 夫は発病して 30 年近くになるが，完全に視力を失うのか，いまだ明確なことは何も言ってもらえないので，今後のどのようになるのか不安。
4) 患者の訴えをよく聴いてあげてほしい。訴えの多い夫に対し，面倒くさそうに対応していた。
5) 白くボーっとしていると言う夫の訴えを精神的なこととしてかたづけられた。眼科医には助けてもらえないと思った。
6) 自分の手におえないのであれば，どこに相談に行けばいいのか示唆してもらいたかった。
7) 「もう治療することは特にないので，仕事を休む必要もないし，安静にする必要もない」「症状としては治っています。しかし，治るイコール見えるではありません」「徐々に広がるかもしれませんが，まず，治ることはないでしょう」そう言われても……
8) 小学生のころから弱視で通院していた娘は，専門学校の 2 年次になったとき，「50 歳ころに失明する」と言われ，ショックを受け退学した。進路を考える前に言ってほしかった。これから先が心配。
9) 発病時に詳しい病状を教えてほしかった。知っていれば進路も考えられた。
10) 治る見込みがないという段階で，今後のことや，どこに行けば情報が得られるのか，教えてほしい。
11) 患者・家族の会の存在や補助具などの情報を教えてほしい。
12) 夫の診察時，同席したが，私たちが求めているものとは違うと思いながらもそれ以上何も言えなかった。言える雰囲気ではなかった。
13) 「一番しんどいのはご本人様ですからね」と言われ，当然そうなのはわかっているが，一生懸命がんばっている私も，心労・不安でいっぱいなのにと悲しかった。

また，医師に向けられた不満（表 9-2）も，医師が直接問題を解決しようと思わなくても，看護者のかかわりで解決できることがほとんどです。

まずは，次のことから始めてみましょう。

＊家族の声に耳を傾ける。
＊家族が何に悩み，苦しんでいるかを知る。
（親子・夫婦・兄弟間での悩み，仕事・経済面での悩みなど）

「自分に向けられた看護者の笑顔」と「自分にかけられた看護者の温かい言葉」は，心の癒しにつながります。家族もあなたの声かけを待っているのです。

3 家族が求める援助，本来のケアの姿とは

"家族もその人らしく輝く"ためには，家族が「持てる力」を発揮できるように，看護者は「家族の心や生活を支える」ことが必要です。

そのためには，以下のことが重要です。

1 社会資源の情報と交流の場を提供する

家族の声をみると，看護師に求めているもの（表 9-1）は優しさだけではありません。家族の不安・思いを汲みとって，その上で解決できる方向性を示すこと，行動できる形で示すことが必要です。

具体的には，
1) 他職種への紹介，患者の会・家族の会の紹介をする。

患者・家族の会に対して，家族は次のように期待しています。

＊病院や開業医に患者団体の存在をアピールしてほしい。

＊仕事のこと，日常生活のことなどみんなで考え，何でも相談できる会であってほしい。

＊会に行って話をすると落ち着く。会に行って元気をもらっている。

＊本人たちだけではなく，家族の思いを話せる場がほしい。

したがって，看護者はこの家族の思いを汲んで，会との連絡・調整をしてほしいのです。

2) 思いを話す場を提供する。

できれば，定期的に学習会を開き，同じ障害をもった人の家族が，どのような工夫をし，苦しみを乗り越えてきたのか，それぞれの思いを聞いたり，話したりでき，心のより所，安寧を求める場を提供する必要があります。

3) 社会資源の情報を提供する。

提供する内容は，以下のようなものです。

＊障害者本人に行われるリハビリテーションの内容について

＊誘導法，会話の仕方，食事の際の工夫など，生活用品や生活面での工夫について

＊対面朗読，テープ図書，104無料電話番号案内，医療費助成など，各種サービスについて（生活便利帳には25項目のサービス内容が掲載されている[18]）。

＊患者の会，家族の会や催し物の紹介など

また，拡大読書器，テープレコーダーの活用，音声時計，体重計，体温計などを使って見せたり，触れさせたりすることは，今は必要がなくても，いつかそのことを思い出し，明るい気持ちに変えることにもつながっていくはずです。

＊活用できる福祉制度についても説明しておくことが必要です。

2 患者と家族，そして医師との潤滑油となる

医師に対する家族の思いは，看護者が介入することで，問題の解決につながるか，問題が深刻にならずにすむことがほとんどです（表9-2）。また，患者の思い，あるいは家族の思いを引き出して伝えながら，調整していくこともケアなのです。したがって，看護者の方から「病気以外のことでもいいんですよ。何か話したいことは」と診察の後でも声をかけてみることです。また，家族から声をかけやすい環境づくりに心がけることです。話し上手より，むしろ聞き上手を心がけてみましょう。

3 家族に対する"訓練"を計画・実施する

　障害者本人には，施設への通所や入所などで「リハビリテーションプログラム」が計画され，実施されていますが，障害者本人を最も身近で支えなければならない家族に対しては，ケアされていないのが現状です。

　キャロルは"家族に対する援助"の中で「失明者の家族も過酷な打撃に苦しみ，多くのものを失ったという事実」にも着目しなければらないとし，家族に対する援助の必要性を述べています。そして，「家族に対する訓練は絶対に行わなければならない。家族に今後いかにすべきかを教えることも，家庭復帰に当たって必要なこと」[19]と，家族に対する訓練の必要性を指摘しています。

　妻の一言で胸の苦しさが軽くなった人や，写真撮影が趣味となり，被写体は妻の説明があってシャッターを押し，撮影後も妻の助けによりイメージして選び，個展を開く人もいます。やはり，そこには家族の支援があって初めて生き生きと輝けるのだと思います。

　どのようなことがあっても家族は，患者の最も良い理解者でなければなりません。家族の気持ちが安定していることによって，患者本人は救われるのです。そのため，「家族が障害を受け入れることができるように」「家族が安心して障害者本人と向き合えるように」，家族へのリハビリテーションプログラムの必要性を感じます。家族に疑似体験を計画してみるのも理解につながる方法です。

F 看護師が出会った事例

　私たちは必ずしも失明告知がなされないとロービジョンケアは開始できないと考えてはいません。以下の事例は失明の告知がなされたときの看護師の対応を紹介したものです。

1 1人暮らしで失明を告知されたOさんとのかかわり

　Oさんは50代後半の女性。離婚後，娘と2人暮らしでしたが，娘が家出して行方がわからなくなってしまってからは，1人暮らしで，飲食業，マージャン店など働き口を転々とし，当時はビルの清掃業をしていました。6人兄弟の三女として育ち，自分をかわいがってくれた兄2人は癌で死亡，姉が2人いますが疎遠で，キーパーソンは弟でした。

　Oさんが視力低下を自覚したのは，入院する2か月前でした。両耳側が見えなくなり自転車や人が急に自分の前に現れるような感じがしたそうです。目が悪いのかなと思ったのですが放置していました。両耳側の視野狭窄を自覚していましたが放置し，知人の勧めでやっと当院を受診しました。受診したときにすぐ入院を勧められましたが，経済的な理由から断わり，帰ってしまいました。

1 入院時のかかわり

その後，再診日に受診しないため，担当医が電話をするとようやく弟に付き添われて来院し，緊急入院しました。入院時の視力は両眼共に0.01で初診時よりさらに悪化していました。

看護師は「入院できて良かった！　不安だったでしょう」と声をかけ，「入院中の生活もこれからのことも看護師と一緒に考えていきましょう」と励ましました。

入院当初はさらに視力が低下したため，食事や服薬も介助を要しましたが，説明すると少しずつ自分でできることが増えていきました。

2 失明告知前のかかわり

検査や治療の結果，原因はもともと緑内障があったが放置していたため，次第に進行して絶対緑内障になったのではないかと考えられました。そして，医師が視力回復は望めないと診断したため，看護師はまず弟と面談しました。そして，本人への説明をどのようにするのがよいか意見を聞きました。弟は自分が生活の面倒をみるのは不可能であると言い，本人にはっきり言ってほしいといいました。看護師も患者の将来を考えると頼れる人がいない以上，本人が現状を受け止めることができるように支援することが最も必要であると考えました。

担当医と話し合い，患者への失明告知をいつ，どのようにするべきかを決めました。そして，告知の場には看護師も同席し告知後のメンタルケアをさせてほしいと申し入れました。視力障害の自覚からわずか2,3か月で障害を受容することができるのかどうか，また患者がどのような反応を示すのか心配でした。しかし，決して孤独な思いはさせないという看護の姿勢をもって傾聴し声かけをしてきましたので，信頼関係はできていました。

3 失明の告知

告知の日，診察室で担当医と患者，そして看護師が同席しました。担当医は丁寧に経過と検査結果を説明し，「これからもっとよくなってまた自転車に乗ったりするように回復することは難しい」と言いました。そして身体障害者手帳の申請について説明しました。最後に，担当医は「Oさん，何か質問はありませんか？　これからのことは僕や看護師さんとよく相談していきましょうね」と言いました。Oさんは「先生がわざわざ私に電話してくれてすごくうれしかった。そしてこの病院に入院できてほんとに良かった。ありがとうございました」と深々と頭を下げられました。

告知後は看護師から社会資源の活用として地域の福祉課に相談することや生活保護の申請をすることを提案しました。弟も同意したので，地域のケースワーカーと連絡をとりました。生活保護の申請と身体障害者手帳の申請手続きを弟が

してくれました。また，今，退院しても1人での在宅生活に困難があると判断し，自宅に戻らず生活訓練施設に入った方が良いということになりました。地域のケースワーカーの協力で訓練所への入所の手配，訓練後は生活保護規定のアパートを借りることができるなどの説明を聞き，Oさんは安心して施設にいくことができました。

4 患者との信頼関係が患者の障害受容を可能にした

　告知場面は医師と患者の信頼関係の下に，患者を支える家族とそれを支える看護師が立ち会うことが患者の受容過程に大きく影響すると考えます。失明という患者の人生を一転する告知だから，場所，時間，医療者の姿勢，きめ細やかな配慮が重要です。病室に戻ると患者は「自分が思っていることと先生の言うことは一致していた」と言いました。患者が少しでも現状を受け止めることができるように医師，看護師，その他のコメディカルスタッフが連携してケアすることが大切であると学んだ事例でした。

2 糖尿病網膜症 H さんの事例

　Hさんは30代後半の独身男性。食品会社経理担当，3人兄弟の次男で両親と3人暮らしでした。20代から会社の検診で尿糖を指摘されていましたが放置，今回，眼底出血し入院しました。増殖糖尿病網膜症と診断され手術を勧められ，糖尿病の治療と教育のためのはじめての入院です。

　眼科の看護師が手術の受け止めについて質問すると「仕方ないです。自分が悪いんですから……」と答えました。入院後からHさんはインシュリンが導入になっていました。手術後しばらくはさらに見えにくくなることを説明して，インシュリン注射の打ち方などを練習しました。無口なHさんとコミュニケーションを深めるために看護師は毎日Hさんと話をする時間を作りました。糖尿病と目の関係を話し，これ以上進行させないためには血糖をしっかりコントロールするしかないと説明しました。

　最初に右眼の硝子体手術を行い，半年後に左眼に同様の手術をしました。手術後，視力は右0.05，左0.07まで回復しました。Hさんの仕事はコンピュータで細かい数字をみるため，視能訓練士からルーペの紹介をしてもらったり，拡大読書器についても実践的な説明を受けました。そして，補助具を買うためにも身体障害者手帳を申請した方がよいだろうと説明し，3級を申請しました。ケースワーカーへの面談を申し込み，社会資源の活用を説明してもらいました。また，おとなしいHさんなので，困ったことがあったら，いつでも看護師に相談していいことを繰り返し伝えました。そして，朝早く夜も遅い生活状況の中でインシュリン4回法を打ち続けることは無理があると思われたため，サマリーで外来看護師に継続看護を依頼しました。外来の看護師に顔を覚えてもらうために，H

さんをつれて外来看護師に直接紹介して歩きました。

　Hさんの眼は網膜症がかなり進行していましたが，勤務を継続しがんばっていました。外来受診日には病棟に立ち寄り状況を話してくれていました。静かに話をするHさんの話を聞いていると看護師のアドバイスを聞いてくれているように思っていましたが，検査データーの悪化がみられ，腎機能が低下して肺に水が貯まったり，下肢に浮腫がみられるようになりました。仕事で無理をしていると思い，セーブするようにアドバイスしましたが「僕から仕事をとったら何にも残らないから，やれるとこまでやりたい」と言って聞き入れようとしませんでした。外来看護師や内科医と何度か話し合いをしながら見守ってきましたが，このままではまもなく透析導入になるのではないかという事態まできていました。それでもHさんは会社に通い，帰りにはお酒を飲んで帰ってくることもしばしばあったと後に聞きました。

　ある日，ICUにHさんが運ばれてきました。ICUに駆けつけると，人工呼吸器が取り付けられていました。ICUの看護師は眼を守るためにあらゆる工夫をして角膜が乾かないようにケアしました。1か月後に奇跡的に一命を取り留めましたが，記憶があいまいなど正常な意識状態に回復するまで約半年以上かかりました。また，右足外側と背部，頭部に褥創を形成し形成外科で手術するほどの傷に悪化しました。そのため腓骨神経麻痺により第1関節が動かなくなりました。必死のリハビリで現在は杖をついてやっと歩けるようになりました。そして，片眼だけはなんとか字が読める程度の視力が残りました。

　Hさんは「仕事をとったら何も残らない」と言って無茶な生活を続けていましたが，結果的にこのような生活態度を続けさせてしまったことについて，看護師はアプローチの仕方を間違ったのではないかと悩んだ事例でもありました。

3 失明の不安を強く訴えたFさん

　Fさんは30代後半の男性。2人兄弟。食品関係の会社に勤務していましたが視力障害のため退職しました。結婚して入院中に第1子が誕生しました。

　Fさんは2か月前から突然左目が見えなくなり，視神経炎の診断で他院で入院治療しました。パルス療法で一時的に視力回復しましたが，2週間後には再発し他眼にも同様の症状が出現したため，当院を受診しました。ステロイドを減らすと見えなくなるから早くパルス治療をしてほしいと訴えました。しかし，他院で既に相当量のステロイド剤が投与されていたため，休薬期間をおかなければステロイドの投与はできませんでした。Fさんは1日1日視力が低下していくと訴え，失明への不安で，半ばパニックになっていました。看護師は，自分たちに今できることはFさんの訴えを傾聴すること，全員でFさんを見守り，本人の希望にできるだけ見合うケアをすることと考え，接していきました。Fさんの訴える失明への不安と治療再開へのもどかしさに，共感的に接するようにしました。

その後，ようやく待ちに待った念願のパルス療法を行いましたが視力の回復はなく，入院時よりも更に悪化していきました。もうすぐ生まれてくる「自分の子どもの顔を見てやることもできないのか」と怒りをあらわにする場面もありました。

　一方，両親の不安も大きく，看護師は面会時には声をかけ，1週間の様子を伝えるなどしてコミュニケーションを図りました。両親は「とにかく自分たちには何もできない，先生や看護師さんに頼るだけです」と深々と頭を下げて帰られました。

　すべての治療を終えたところで担当医から「やるべきことはやったがまだ効果がみられない。このまま入院していても仕方がないので退院して様子をみましょう。今後は自宅に帰り人間の持つ自然治癒力を待ちながら通院で治療していきましょう」と説明されました。

　Fさんは「自分の夢は店をもってバーテンダーをすることだった」と看護師に話し，これから何をして妻や子供を養っていけばいいのかわからないと泣きました。Fさんが落ち着くのを待って，中途で視力を失った方がどのような方法で社会復帰しているのか，社会福祉制度や身体障害者手帳について話しました。そして，Fさんの夢はあきらめないでもっていてほしい，どんなことがあっても道はあるのだからと励ましました。本人，両親が希望したので身体障害者手帳の申請とケースワーカーとの面談の申し込みをしました。

　Fさんは治療効果がなかったことに絶望しましたが，「なんとしても見えるようになりたい。あきらめたくない」と言いました。そして，入院患者から紹介された針治療を受けてみたいと看護師に相談してきました。医師に報告して許可をもらい患者に伝えると，退院して早く針治療を受けたいと針治療に期待して退院されました。

　1年ほどたったある日，障害年金の相談がありました。フリーター歴が長いFさんは保険期間が1か月不足のため障害年金を受けることができないと悩んでいました。「何度も確認したが無理だった。子供を抱えこれから社会復帰するためにもほしかった」と言いました。

　障害年金に詳しい方に連絡をとり相談したところ，Fさんと直接電話で話をしてくださり，その結果，親に障害が起こった場合，児童扶養手当が出るが手続きされていないことがわかりました。すぐに手続きをしたFさんは少しでも助かると大変喜びました。そして「なぜ，このようなことを自分の住む地域の社会福祉課などがもっと早くに教えてくれないのだろう」と悔しさを訴えました。

　この事例はその後，一時，子どもの顔が少しわかる程度になりましたが，他の神経学的症状が出て，多発性硬化症に移行しました。こうした経過をみても，患者の立場に立った国の福祉制度による支援は大切であり，地域の社会福祉課がもっと親身になってもらいたいと思います。

この事例では家族をもった男性が自分だけのことでなく，家族の生活を背負っているだけに苦悩は大きいと思いました。しかし，泣いてばかりはいられないという現実が彼を強くし，障害受容を助けたと思われます。社会福祉制度の問題も「看護師だから知らなくて当然」という姿勢では患者への支援はできないと感じさせられました。

文献

1) 金井一薫：ナイチンゲール看護論・入門，現代社，103-111，1993.
2) フローレンス・ナイチンゲール著，湯槇ます監修，薄井担子訳：ナイチンゲール著作集 第二巻，現代社，p.128，2000.
3) 上田　敏：リハビリテーションを考える．青木書店，244-247，2000.
4) 上田　敏：国際生活機能分類（ICF）とリハビリテーション医学の課題，リハ医学 40：737-743，2003.
5) 髙橋　広：ロービジョン者の「できる活動」「している活動」とは，そして「する活動」へ展開するには，眼科ケア 7：222-229，2005.
6) トーマス・J・キャロル．樋口正純訳：失明，日本盲人福祉委員会，p.21，1977.
7) タートルの会編集：中途失明〜それでも朝はくる〜，まほろば，13-22，1997.
8) 山田幸男：糖尿病チーム医療の実際─患者さんと共に歩む，糖尿病ケア p.162，2003.
9) アーネスティン・ウイーデンバック著．外口玉子・池田明子訳：臨床看護の本質，患者援助の技術，現代社，15-26，2005.
10) 守本典子：ロービジョン者の生活の質の向上に交流会が果たす役割の検討，眼紀 53，575-580，2002.
11) フローレンス・ナイチンゲール著，湯槇ます・薄井坦子・小玉香津子他訳：改訂第6版，看護覚え書，現代社，104-111，2000.
12) 弱視者不便さ調査報告書〈見えにくいことによる不便さとは〉，(財) 共用品推進機構　視覚情報障害版，2000.
13) ヴァージニア・ヘンダーソン著，湯槇ます・小玉香津子訳：看護の基本となるもの，日本看護協会出版会，67-69，1999.
14) 前掲書11) 104-111
15) 前掲書6) 123-127，208-211.
16) 工藤良子：ロービジョンケアの第一歩はサインを受けとめることから〜家族もあなたの声掛けを待っています〜，眼科ケア 7：236-240，2005.
17) 中途視覚障害者の復職を考える会編集：支える家族たち，途中失明Ⅱ〜陽はまた昇る〜，大活字，136-149，2003.
18) 弱視者問題研究会・日本網膜色素変性症協会・中途視覚障害者の復職を考える会編集：ロービジョンのための生活便利張─見えにくい・見えなくなってきた人へ─，大活字，36-61，2002.
19) 前掲書6) 143-144

巻末付録・1

1 弱視レンズの光学に関する基礎知識

1 弱視レンズの倍率（光学機器の倍率）

　手持ち式拡大鏡や単眼鏡など弱視レンズの倍率は，そのレンズを通して見たときと，レンズなしで直接見たときの視角の比で表わします。すなわち，レンズを通して見たときに視角が何倍になるかという数値で，通常はレンズの度数から計算されます。

　一方，拡大率，拡大能という用語は網膜像の拡大を意味し，物体と網膜像との比です。おなじ弱視レンズを使っても使う位置や屈折異常により拡大率は異なります。

2 手持ち式拡大鏡の倍率

1）明視の距離と基準拡大率

　「明視の距離」は25 cmで，人が自然に見ることができる距離とされています。その距離に対象を置いたときを網膜像の大きさを基準とし，対象を拡大鏡である凸レンズの焦点に置いたときの網膜像の大きさとの比を基準拡大率といいます。この場合の倍率は次式で得られます。

$$m = \frac{D}{4}$$

　mは倍率，Dはレンズの度数です。式で凸レンズの度数を4で割っていますが，これは「明視の距離」との比較を意味しています。25 cmをDに置きかえますと4Dになりますが，これと拡大鏡の度数を比較して，倍率としています。

　網膜像の大きさは視角に比例しますが，その視角は視距離に反比例します。たとえば視距離が2倍になりますと，視角は半分になり，倍率は0.5倍になります。逆に視距離が半分になりますと視角は2倍になり，倍率は2倍になります。

　正視眼で無調節である場合，無限遠方にピントが合っています。言い替えますと，平行光線が眼に入ったときに網膜にピントが合っている状態です。

　一方，凸レンズでは焦点から出た光線はレンズを通過後に平行になります。対象をレンズの焦点の位置に置き，その凸レンズを通して対象を見たとき，正視眼で無調節であれば網膜に結像します。すなわちピントの合った像が得られます。これを利用しますと無調節のまま，短い視距離で対象を見ることと同じ効果が得られ，結果として拡大像が得られます。

　たとえば，+20 Dの凸レンズを用いたとします。このレンズの焦点距離は5 cmです。レンズの前方5 cmの位置に対象を置き，レンズを通して見たとき，

正視眼であれば無調節でピントが合った像が得られます。この像は視距離5cmで見たときの像と同じ視角となります。基準となる25cmと比較しますと，距離が5分の1になっていますので，視角は5倍となり，倍率は5倍ということになります。上の式で計算した結果と一致します。

なお，眼とレンズの間は平行光線となり，その距離に関係なく倍率は5倍になります。ただし，レンズを通してみることができる視野の広さは，レンズが眼から離れるほど狭くなります。

2）未矯正の屈折異常がある場合の倍率

未矯正の屈折異常がある場合は，眼前に拡大鏡を置くことを前提に倍率を計算します。倍率は次式で得られます

$$m = \frac{対象を見るのに必要な視力}{矯正視力} + \frac{屈折異常（D）}{4}$$

mは倍率です。Dは近視側を−，遠視側を＋で表します。

［例］：矯正視力が（0.1）で−8Dの近視が矯正されていない場合，必要な視力を0.5としますと，手持ち式拡大鏡は何倍が必要でしょうか。

$$m = \frac{0.5}{0.1} + \frac{-8}{4} = 3$$

で3倍となります。

近視眼は正視眼と比べて相対的に屈折力が強い眼です。正視眼に凸レンズを加えた眼であるともいえます。−8Dの近視ということは，8Dだけ屈折力を弱くすると正視眼と同じ屈折力になるという意味です。この例では視力から計算して5倍の拡大が必要で，それを度数に置きかえますと＋20Dとなります。しかし，未矯正の状態は正視眼に＋8Dを加えた状態ですので，残り＋12D分を追加すれば合計で＋20Dになります。追加の＋12Dを倍率で表現しますと3倍になります。

この例は視距離でも説明できます。−8Dの近視の遠点は眼前12.5cmです。遠点というのは調節なしではっきりと見ることができる点です。この近視眼の眼前に＋12Dを置きますと12.5cmにあった遠点，すなわち無調節ではっきりと見ることができる点が，5cmまで近づきます。＋8Dに＋12Dが加わり，＋20Dとなったときの焦点距離です。この場合，拡大鏡を眼前に置くということで，眼とレンズの間の距離は無視します。

3）その他の倍率

「明視の距離」は一般的に用いられている基準ですが，40cmを基準として倍率を計算する場合もあります。また，対象を焦点距離内に置き，レンズを極力眼に近づけて見ることを前提とする場合もあります。同じレンズであっても倍率の

表示が変わることになりますので注意が必要です。

3 単眼鏡の光学

1）種類と倍率

単眼鏡にはケプラー型とガリレイ型の2つの型があります。前者は対物レンズで作られた実像を接眼レンズの凸レンズで拡大してみている構造であるのに対し，後者は接眼レンズが凹レンズとなっています。両者を比較すると**表 付録-1**のようになります。単眼鏡を通して見たときの対象の視角と，単眼鏡なしで見たときの視角の比が倍率ですが，接眼レンズと対物レンズのディオプターの比で計算できます。

2）屈折異常と見え方

未矯正の屈折異常がある場合には像の拡大率に関係し，その効果はガリレイ型とケプラー型では逆です（**表 付録-2**）。これは接眼レンズの度数が一部屈折異常の矯正に使われる結果，対物レンズと接眼レンズのディオプターの比が変化したためと考えると理解しやすいと思われます。

3）単眼鏡の明るさ

ケプラー型の単眼鏡を明るい方向に向け，接眼レンズのすぐ後方にトレシングペーパーなど，半透明なスクリーンを置くと円形の像が得られます。これは対物レンズの実像で，その円像が射出瞳です。単眼鏡に入った光はすべてここを通過して眼内に入ります。そのためこの面積が大きいほど眼内に入る光が多くなり，像が明るいことになります。

射出瞳の直径をひとみ径といい，これを2乗した値が光明度あるいは「明るさ」です。前述のようにこの値が高いほど明るいことになります。ひとみ径の単位はmmですが，光明度には単位はありません。ひとみ径が大きいほど像が明るくなりますが，実際には瞳孔を通過できた光だけが眼内に入るため，瞳孔径より大きいひとみ径は光束の一部が無駄になります。また，ひとみ径を大きくするためには対物レンズの口径を大きくする必要があり，単眼鏡のサイズも大きくな

表 付録-1　ガリレイ型とケプラー型の比較

種別	対物レンズ	接眼レンズ	長所	短所
ガリレイ型	凸	凹	コンパクトで軽い	倍率が低く視野が狭い
ケプラー型	凸	凸	高倍率広視野で明るい	大きく，重い

表 付録-2　ガリレイ型とケプラー型の拡大率の比較

種別	強度近視	強度遠視
ガリレイ型	拡大率低下	拡大率増加
ケプラー型	拡大率増加	拡大率低下

り使いにくいものとなります。

4）単眼鏡の視野

　射出瞳を瞳孔面に一致させることで，単眼鏡の視野が最も広くなります。ケプラー型の単眼鏡では目当てゴムで調整します。ガリレイ型の単眼鏡ではこの点は単眼鏡内に作られるため，瞳孔面と一致させることはできず，視野は狭くなります。接眼レンズに目を近づけることで補います。

　なお，単眼鏡の視野の広さを決めているのは，ケプラー型では視野レンズであり，対物レンズの有効径ではありません。ガリレイ型では対物レンズの有効径と光学系の長さが影響しています。

5）単眼鏡の表示

　単眼鏡には倍率と口径が表示されています。倍率が8倍，対物レンズの有効径が20 mmの場合，8×20と書き，8倍20と読みます。この場合，ひとみ径は2.5 mmで光明度は6.25です。おなじ倍率8倍で対物レンズの有効径30 mmであれば8×30と書き，8倍30と読みます。この場合，ひとみ径は3.75 mmで光明度は14になります。

6）単眼鏡に近用アタッチメントを付けたときの倍率

　単眼鏡の先に近用アタッチメントを取り付けることで単眼鏡を近見に用いることができます。焦点の合う距離は取り付けたレンズの焦点距離で，倍率は（単眼鏡の倍率）×（近用レンズ度数/4）になります。

巻末付録・2　社会福祉サービス

		乳幼児期 0歳 — 6 / 少年期 15 — 18 / 成人期 20	関係機関
制度活用のための相談機関	児童相談所		
	福祉事務所		
	保健所		
	身体障害者福祉センター		
	身体障害者更生相談所		
	精神薄弱者更生相談所		
	教育センター（特殊教育センター）		
	公共職業安定所・地域障害者職業センター		
	社会福祉協議会		
	家庭児童相談室		
手帳	身体障害者手帳		福祉相談所
	療育手帳		児童相談所等
保険・医療	育成相談		保健所
	未熟児養育医療		保健所
	心身障害児（者）医療費助成		区市町村の担当課
	更生医療		福祉事務所
	難病の医療費助成		保健所
保育・医療	肢体不自由児・難聴幼児・精薄児通園施設		児童相談所
	保育所（障害児保育事業）	3歳	福祉相談所
	盲・ろう・養護学校（教育相談）		教育委員会
	障害児学級（特殊学級）		教育委員会
日常生活援助	ホームヘルパー（家庭奉仕員）		福祉事務所
	補装具交付・日常生活用具の給付		福祉事務所等
	緊急一時保護		実施施設・福祉事務所等
	視覚障害者社会参加事業		福祉事務所
	盲導犬の貸与		福祉事務所
所得補償	児童・特別児童扶養手当		区市町村役所
	自治体独自の手当制度		区市町村役所
	国民年金（障害年金・障害福祉年金）		区市町村役所
	厚生年金（障害年金・障害手当金）		社会保険事務所
	労働者災害補償保険		労働基準監督署
	障害児福祉手当・特別障害者手当（旧福祉手当）		区市町村役所
	心身障害者扶養共済制度		福祉事務所等
税減免	所得税・住民税・贈与税等		税務署・勤務先等
	自動車税・自動車取得税		自動車税事務所
職業・労働	障害者職業訓練校		公共職業安定所
	身体障害者・精神薄弱者福祉工場		公共職業安定所
	職業適応訓練		公共職業安定所
	身体障害者雇用主への援助		障害者雇用促進協会
住宅	公営住宅への優先入居		区市町村役所等
	住宅金融公庫融資制度		取り扱い銀行等
交通	運賃の割引	12歳	乗車券発売口
	国内航空運賃の割引		搭乗券発売口等
	有料道路料金割引制度		福祉事務所等
	駐車ステッカーの交付		警察署
情報・コミュニケーション	盲人用郵便物の無料制度		郵便局
	放送受信料免除		福祉事務所等
	点字図書館		点字図書館
	手話通訳・手話奉仕員		福祉事務所等
施設	重症心身障害児施設		児童相談所
	視覚障害者更生施設・視力障害センター		福祉事務所
	身体障害者（通所）授産施設		福祉事務所
	重度身体障害者授産施設		福祉事務所
	盲人ホーム	65歳	盲人ホーム
	盲老人ホーム		福祉事務所

（盲人ガイドヘルパー派遣，婦人家庭生活訓練，盲青年社会生活教室開催，中途失明者緊急生活訓練，点字ワープロ講習会など障害者の生活と権利を守る全国連絡協議会編：知っておきたい障害者福祉制度活用のすべて．pp 4-5，労働旬報社，1989 より引用改変）

索引

＊を付している頁には事例が掲載されている。
——のあとに，(カンマ)をつけてつないだ言葉は逆引きである。

数字

2 点弁別閾　145
3 つのコツ
　——，視野拡大訓練をうまくする　134
　——，偏心視をうまく行う　128
20 歳以後発症　98
20 歳前発症　100
370 方式　211, 214

欧文

a 波　61
b 波　61
CCP-YG　120
CCP-YL　120
CCTV　124
Chediak-東症候群　268
D 判定　214
DNA　82, 271
EDTRS チャート　44
ENG　63
EOG　34, 60, 63
ERG　34, 60, 61, 265, 267
ERG 波形　62-64
eye movement　133
eye movement 訓練　30, 51, 130, 135, 239, 283
FIM　26
HbA_{1c}　248
IC レコーダー　182
ICF　19
ICIDH　17
IH　168
jump convergence　135
Kearns-Sayre 症候群　271
log MAR 値　42
log MAR チャート　42
Lowe 症候群　259
M システム　78
Marfan 症候群　273
MNREAD-J　45, 79
MTF　45, 54
op 波　61
PDT　264
preferential looking（PL）法　45
QOL（quality of life）　29, 32, 142
scanning 法　135
sensory awakening　141
spotting 法　135
Stargardt-黄色斑眼底群　54*, 266
Teller acuity cards　45
tracing 法　135
tracking 法　135
VDT 症候群　274
VEP　34, 60, 66
Vision 2020　243
Weil-Marchesani 症候群　273
Wilms 腫瘍　269
X 連鎖性劣性遺伝　81

和文

あ

アクセシビリティ機能　150
アッシャー症候群　190*, 280
暗順応　236
暗所　236
暗点の自覚法　129
アンパンマン　187

い

医学的弱視　15
萎縮　271
遺伝　81, 255
遺伝カウンセリング　81, 88, 272
遺伝形式　81
遺伝子　81
遺伝子検査　271
遺伝子診断　89
遺伝相談　272
「医」と「醫」　29
医の心　28
衣服　175
医療の役割分化　22
色コントラスト　56
インクルーシブ教育　90, 91

う

雲霧法　48

え

遠見視力　41
遠視　48

お

黄斑ジストロフィ　265
黄斑低形成　268
オクターブ　45
オペラグラス　195
音声　152
音声ソフト　182
音声ブラウザ　153

か

介護　285
介護保険　100
外傷性頭頸部症候群　274
開放隅角緑内障　250
カウンセリング　27, 271
核型　81
学習　202
学習環境　207
拡大教科書　94
拡大教材　205
拡大ソフト　182
拡大読書器　124, 195, 206, 279
学童　199
角度拡大法　107
角膜反射像　54
家族への支援　296
家族性滲出性硝子体網膜症　270
家族の声　297
学校医　211, 214
学校健診　213
学校保健　211
活性酸素　264
活動向上訓練　26
滑動性眼球運動　128
髪の手入れ　172
画面音声化　153
カラーコンタクトレンズ　31
ガリレイ型　308

索引

加齢　233
加齢黄斑変性　53*, 239, 263
カレンダー　132
カレンダー訓練　131
癌　243*
眼科医の役割　28
感覚器　142
感覚の目覚め　141
眼科リハビリテーション　20
眼球電図　34, 60, 63
眼球癆　125*
看護業務　24
看護師　243, 301
感性　186
眼精疲労　234
杆体　253
杆体1色型色覚　267
杆体ERG　61
眼内レンズ　261

き

義眼　125, 273
基準拡大率　306
基礎的ロービジョンケア　21
基礎年金　97
輝度　119
機能障害　17
機能的視覚　38
機能的自立度評価法　26
逆単眼鏡　110
逆単眼鏡法　116
キャップ　113
嗅覚　146
嗅覚訓練　146
求心性視野狭窄　16, 133
牛乳パック　128, 131
教育支援計画　94
教育相談　270
教育措置　92
教育的弱視　15, 211
教育的ニーズ　91
矯正眼鏡　104
強度近視　256
居住環境　177
近見視力　41
近見視力表　44
近見チャート　46
近視　48
近点限界　77
近用アタッチメント　309

く

空間周波数　45
空間周波数特性　54
靴下の整理　177
屈折異常　48, 104, 187, 192
屈折異常弱視　15

屈折異常と卓上式拡大鏡　110
屈折矯正　104
屈折検査　48
グループ　143
グレア　57
グレア障害　71
クロックポジション　162

け

形態覚遮断弱視　15, 260
携帯電話　181
化粧　173
ケプラー型　308
言語聴覚士　23
言語聴覚療法　283

こ

行為の分析　142
光学的補助具　106
高校入試　213, 216
虹彩コロボーマ　273
高次脳機能　133
高次脳機能障害　283
厚生年金　97, 100
光線力学療法　264
後天性色覚異常　58
高等教育機関　217
後部硝子体剥離　258
高齢者　233, 243
国際障害分類　17
国際生活機能分類　19
国民年金　98
固視検査　54
コーチング　27, 28, 226
コーディネート　175
子に対する加算額　99
孤発例　81, 87
コミュニケーション手段　281
コミュニケーション障害　281
コミュニケーションの「3C」　27
雇用　221, 230
コンサルティング　27
コンタクトレンズ　31, 104, 105, 261
コントラスト　71, 162, 163, 165, 168, 195
コントラスト感度曲線　55
コントラストポラリティ効果　234
コンピュータ　149, 181

さ

最小可読域　40
最小可読視標　75
最小識別域　40
最小視認域　40
最小分離域　40

最大視認力　44, 75, 76
最大読書速度　79
彩度対比　56, 234
再発確率　88
最良読字力　44
作業距離　108, 113
作業に必要な視力　107
作業療法　283
作業療法士　24
参加　19
サングラス　193
3歳児健診　37
サンバイザー　193
三療　222

し

視運動性眼振　45
支援団体　226
紫外線　254, 264, 268
視角　42
視覚管理　211
視覚障害児　185, 213
視覚障害者の原因疾患　10
視覚障害者用器機　123
視覚障害専門教員　215
視覚障害単独児　212
視覚の発達　36
視覚誘発電位　34, 60, 64
色覚異常　57
色覚検査　59
色弱　58
色相対比　56, 234
視機能評価　67, 72, 189, 201
視機能評価の活用　67
事業主の責務　231
視距離　71, 72
事象関連電位　36
視神経萎縮　270
視神経炎　303*
視対象の大きさ　72
肢体不自由児・者　278
実践的ロービジョンケア　22
失明　14
失明の告知　67, 283, 301
失明の不安　303
しているADL　127, 143
している活動　25, 27
指導計画　95
視能訓練士　23
縞視力　45
視野　234
社会的失明　16
社会的弱視　15
社会的不利　18
視野拡大　116, 132
視野狭窄の実感　134
弱視学級　93, 214

弱視眼鏡　113
弱視レンズ　106, 192
弱視レンズの倍率　107, 306
視野検査　76
遮光眼鏡　118, 193, 254, 266, 268, 274
遮光レンズの特性　193
斜視弱視　15
視野障害　16
周囲の理解　201
就学　200
就学基準　91
就学校選択　200
就学指導委員会　211, 215
就学相談会　215
就学手続き　211
就業　221, 222
就職活動　221
重度重複障害　280
重度重複障害者　102
羞明　57, 118, 193, 254, 267, 268
修理　178
就労支援機器　230
就労支援のためのロードマップ　229
受験特別措置　219
主治医　272
受障時期　281
受診勧告書　214
手話　281
手話通訳者　282
障害学生　217
障害基礎年金　97
障害厚生年金　97
障害指標　16
障害者基本法　228
障害者雇用促進（開発）協会　229
障害者雇用促進協会　224
障害者雇用促進法　228
障害受容　67, 189, 226, 302
障害手当金　97
障害等級と年金額　99
障害年金　304
障害の目安　99
奨学金　220
小眼球　125, 272
硝子体出血　259
小数視力　42
常染色体優性遺伝　81, 84
常染色体劣性遺伝　81, 84
焦点距離　113
照度　41, 119
衝動性眼球運動　128
傷病手当　102
照明　70, 73, 148, 178
照明器具　178

照明法　148
職域年金　97
職業　221
職業訓練　222, 223
職業継続　222
職業リハビリテーション　221
色光検査　59
助成金　229
触感覚訓練　145
白子症　268
私立大学　219
視力　40
視力の発達　191
視力表　41
白黒反転　71
白黒反転効果　234
進学率　217
心身機能　19
身体構造　19
身体障害者手帳　17, 95, 189
診断書　95-97, 102, 228
心理的なケア　67
心理面への配慮　206

す
水晶体　260
水晶体位置異常　273
水晶体脱臼　273
水晶体偏位　273
錐体　253
錐体ERG　61
錐体ジストロフィ　30*, 267
推定視力　72
スクリーンリーダ　153
すこやか食生活協会　167
スペクトル　193
スマートサイト　18
スマホ　181
するADL　127
する活動　26

せ
生活環境　294
正常眼圧緑内障　250
生殖細胞　82
静的文字処理有効視野評価　77
洗顔　170
全国盲ろう者協会　283
全色盲　58, 265, 267
染色体　81
洗濯　174
センター試験　218
先端的ロービジョンケア　22
先天性色覚異常　58
先天性の位置異常　273
先天白内障　259
先天無虹彩症　268

全人間的復権　67

そ
掃除　177
相対的距離拡大法　107, 249
相対的文字拡大法　107

た
第1次硝子体過形成遺残　197*, 270
大学　217
大学院　221
大学入試センター試験　219
体細胞　82
対数視力　42
対比視力表　44
タイポスコープ　71, 206, 209
タイマー時計　181
ダウン症　80*, 187
他覚的屈折検査　187
卓上式拡大鏡　110, 195
脱髄性疾患　271
タートル　224, 231, 232
多発性硬化症　271
単眼鏡　114, 204, 279, 308

ち
地域障害者職業センター　224, 229
知的障害児（・者）　270, 276
中心暗点　133
中心外固視　127
中心固視　127, 128
中途視覚障害者　221
中途視覚障害者の復職を考える会　231
昼盲　267
聴覚訓練　144
聴覚障害　144, 279
調光レンズ　193
調節　234
調節障害　274
重複障害　79, 279
重複障害児　80*, 212
チョークの色　209
チロシナーゼ　268

つ
通級による指導　92, 93
通常の学級　93
爪切り　172

て
できるADL　127, 143
できる活動　26
テクノストレス眼症　274
手持ち式拡大鏡　108, 109

電気眼振図　63
点字　152
点字化ソフト　153
点字教科書　94
点字ディスプレイ　280
点字ピンディスプレイ　153
電磁調理器　168
電話　180

と
トイレ　179
投射拡大法　107
動体視力　233
動体視力検査　47
糖尿病網膜症　247, 303*
糖尿病療養指導士　249
透明義眼　126
同名半盲　283
特別支援学級　93
特殊教育　90
読書　182
読書視力　79
読書チャート　45, 78, 108
特別支援学校　92
特別支援教育　90, 91
特別支援教室　92, 93
特別支給　97
特別障害者手当（金）　102, 280
突然変異　83

な
内科医　249
難聴　279

に
ニーズ達成に必要な視力　108
日常生活　202
日常生活用具　122, 280
日本ライトハウス　224
入試　219
入浴　174
認知症　277
認定基準　99
認定就学者　211

ね
年金　97
年金制度の体系　98
年金の併給　101
年金の前倒し　97

の
脳梗塞　283
脳性麻痺　269
能力障害　17

は
ハイパワープラスレンズ眼鏡　114
配偶者加給年金　99
排泄　179
杯体1色型色覚　265
白杖　157
白内障　235, 241*, 244*, 259, 278
ハビリテーション　185
歯磨き　171
バリアフリー支援室　220
ハローワーク　229
伴性遺伝　81
半側空間無視　133, 283
半盲　133, 283

ひ
ピアカウンセリング　226
光ファイバールーペ　111, 112, 117
髭剃り　171
非光学的補助具　121
ひとみ径　308
皮膚　145
飛蚊症　258
被保険者　97, 98
病院外来　290
病気療養　102
標的黄斑　265
病的近視　256
病棟　293

ふ
不快グレア　235
複視　60
復職　223, 226
不同視（性）弱視　15, 252
不能グレア　235
プライマリーロービジョンケア　20
フラッシュERG　61
プリズム法　116
フリッカーERG　61
分限免職　224
分数視力　42

へ
併給　100, 101
閉塞隅角緑内障　250
ベーチェット病　262
ヘテロ接合　84, 85
ベル　181
便器　179
偏光レンズ　193
変視症　263
偏心視　127
偏心視訓練　51, 127, 239

変性　271
変調伝達関数　45, 54
ペンライト　128

ほ
保因者　84
防御姿勢　156
報酬比例年金　97, 98
母系遺伝　271
歩行訓練　157
歩行訓練士　23
補助具　75, 194, 203
補装具　122
補聴器　280
ホモシスチン尿症　273
ホモ接合　85
保有視機能　12

ま
マイナスルーペ　116
まぶしさ　118, 148, 193, 235, 266, 268
まぶしさとクリアさ　120

み
見える視野　128
味覚訓練　147
未熟児網膜症　269
ミトコンドリア　271
ミネソタ読書チャート　45, 79
耳掃除　173
脈絡膜新生血管　263

む
無眼球　272
むち打ち症　274

め
明視の距離　306
明順応　236
明度対比　56, 234
眼鏡　187, 261, 278
　──，強度の凸レンズ　114
　──，遮光　118, 119
　──，パノラマ　138, 139
メディカルソーシャルワーカー　24
眼の健康　211
眼の構造　34

も
盲　15
盲学校　92, 93
盲導犬　122, 159
網膜色素変性症　31*, 253, 271
網膜色素変性の原因遺伝子　82
網膜中心静脈閉塞症　258

網膜電図　34, 60, 265
網膜剝離　257
網脈絡膜萎縮　238*, 256
盲ろう　279
文字処理能力　213
文字認識　290
モデル就業規則　228

や
山田式マイナスレンズ　136
夜盲　253

ゆ
優性　82
優性遺伝　83
誘導　156
ユニバーサル・デザイン　123
指点字　281
指文字　281

よ
養護教諭　211, 214
余暇　182
読みに必要な視力　108
読める視野　128

ら
ライフステージ　30
ラジオ放送　231
ラドルックス　41

卵黄様黄斑ジストロフィ　266
乱視　48
ランチョンマット　162

り
理学療法　283
理学療法士　23
律動様小波異常型　62
律動様小波　61
リーディングスリット　206
療育　186, 188
療育手帳　96
両眼視機能　60
療養　102
緑内障　225*, 250, 301*
緑内障気質　252
理療　222
臨界文字サイズ　79

れ
劣性　82
劣性遺伝　82, 83
レーベル遺伝性視神経症　223*, 271
連携　26, 189, 211, 223, 225
　――，関係機関との　196
　――，関係機関の　210
　――，保健医療福祉チームとの　289

ろ
老眼（老視）　234
老人性白内障　259
老人保健施設　241, 278
老人ホーム　241, 278
労働相談　230
ロドプシン遺伝子　82
ロービジョン眼球運動訓練道場　137

疾患索引（該当事例を提示）

Stargardt-黄色斑眼底群　54
アッシャー症候群　190
加齢黄斑変性　53
癌　243
眼球癆　125
視神経炎　303
重複障害児　80
錐体ジストロフィ　30
第1次硝子体過形成遺残　197
ダウン症　80
糖尿病網膜症　303
白内障　241, 244
網膜色素変性症　31
網脈絡膜萎縮　238
緑内障　225, 301
レーベル遺伝性視神経症　223